高等职业教育护理类专业新形态教材

# 基础护理技能实训

主　编　张金凤

副主编　赵　杰　李　欣

编　委　刘红霞　陈　鹤　苏　晗

　　　　郭仁秀　宫　萍　姜典卓

　　　　姜延菊　刘　园　于　飞

　　　　刘　源　连永利　殷慧智

　　　　李　婷

北京理工大学出版社
BEIJING INSTITUTE OF TECHNOLOGY PRESS

## 内 容 简 介

本书以构建全员、全程、全课程育人格局的形式将课程与思想政治理论课同向同行，以职业素养和职业能力提升为本位，将知识目标、能力目标、素质目标设置在具体的工作任务中，采用一体化教学模式编写。主要内容包括床单位整理、生命体征护理、冷热疗法、给药法、静脉输液输血、标本采集、急危重症护理等。每一种技能知识点均运用富有逻辑性的图表整体展现，其囊括的知识内容体系具有层次分明、组织性强、便于记忆理解的特点。

本书可作为高职高专院校护理专业和助产专业的教材，也可作为国家护士执业资格考试的参考书。

**图书在版编目（CIP）数据**

基础护理技能实训 / 张金凤主编.-- 北京：北京
理工大学出版社，2024.10（2025.1重印）.
ISBN 978-7-5763-4265-9

Ⅰ．R47

中国国家版本馆CIP数据核字第2024XK8785号

责任编辑：阎少华　　　　　文案编辑：阎少华
责任校对：周瑞红　　　　　责任印制：王美丽

**出版发行** / 北京理工大学出版社有限责任公司

社　　　址 / 北京市丰台区四合庄路6号

邮　　　编 / 100070

电　　　话 /（010）68914026（教材售后服务热线）
　　　　　　（010）63726648（课件资源服务热线）

网　　　址 / http：//www.bitpress.com.cn

版 印 次 / 2025年1月第1版第2次印刷

印　　　刷 / 河北鑫彩博图印刷有限公司

开　　　本 / 787 mm×1092 mm　1/16

印　　　张 / 17

字　　　数 / 358千字

定　　　价 / 55.00元

# 前言

## Foreword

  "基础护理技能实训"是高等卫生职业教育的专业核心课程。本教材的编写以习近平新时代中国特色社会主义思想为指导，深入贯彻落实党的二十大精神，紧跟时代步伐，适应医疗卫生事业发展的新要求。随着医疗技术的不断发展和人们对健康需求的不断提高，护理工作在现代社会中扮演着越来越重要的角色。本教材的编写不仅旨在适应校企合作、产教融合的发展趋势，还着力于满足企业对高素质护理人才的需求，全面提高学生的实践能力和综合素质。通过本教材的实训教学，使高等职业院校护生进入临床能够尽快地适应岗位工作，结合护士执业资格考试的实际需求，本着贴近临床、实用、够用、好用的原则而编写，在提高护生技能操作水平的同时，更加注重培养护生"以人为本"的职业理念。

  本书具有以下特色。

  1. 定位准：紧扣培养目标定位编写，即以服务为宗旨、以就业为导向、以岗位需求为标准。教材内容的深度和广度真正体现了引而不发、宽而不深、浅显易懂，理论联系实践，理论知识强调"必需、够用"，符合高等职业技术教育生源的特点和就业的需求。

  2. 内容新：根据"宽口径、重实用"的思路优化课程结构，精选教学内容。本书内容全部为护理工作中常用的操作技术。生动的工作情景呈现给护生启发其思考，根据临床工作过程提出工作任务，明确要完成的工作任务及应达到的效果、要求，以护理程序为框架，使护生学会做什么和做到什么程度的科学工作方法，充分调动护生的主观能动性和学习积极性，培养护生的临床思维及决策能力，真正做到"毕业就上岗"，与临床"零距离"，力求使学生专业素质的内涵得到拓宽。

3. 结构新：体现在五个方面，第一，教材的每个任务都以护理程序为框架；第二，教材的每个任务均配有操作流程，使学生一目了然；第三，在每个任务中应用标准化沟通模式（SBAR），引导护生正确运用有效的沟通方法，培养护生的临床思维、决策、沟通能力；第四，在每个任务的操作流程中，解释和指导用语贯穿始终，充分体现了护理人文关怀；第五，每个任务的实施阶段都列出操作评价标准表，方便学生准确掌握护理技能和教师评价。

4. 数字化：本教材积极融入数字化元素，利用现代信息技术手段，如二维码链接视频教程为学生提供更加丰富、便捷的学习资源。通过数字化手段，学生可以随时随地进行学习，提高学习效率和实践操作能力。同时，数字化特色也使教材更加贴近现代学生的学习习惯和需求，增强了教材的实用性和吸引力。

本书为校企合作教材，企业编者均来自四平市中心人民医院教学团队。编写人员共同努力和精诚合作，为本书的编写付出了大量的心血。编者参考了多种教材和专著，在此谨向原著作者对本书作出的贡献表示衷心的感谢。

编者虽然竭尽全力，但由于能力和水平有限，书中难免存在不足之处，恳请各位读者批评指正，以促进本书日臻完善。

编　者

# 目录

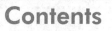

## Contents

# 任务一 铺床法

**临床情境** ▶▶▶

**案例**

王某，男，28岁，主诉右下腹痛、恶心、呕吐2天。疼痛开始时较轻，逐渐加重，不能忍受，呕吐频繁，伴有发热。没有其他疾病史和手术史。体检发现其右下腹有明显压痛和反跳痛，腹部稍凸，肠鸣音欠佳。腹部CT显示右下腹有阑尾周围脂肪浸润，结肠居中。诊断急性阑尾炎。治疗：病人收入医院进行治疗。经术前准备后，进行开腹阑尾切除术，并清理腹腔内的炎性渗出物。手术后病人恢复良好，病情稳定，鼓励其尽早下床活动，术后第3天即可康复出院。护士根据病人病情准备床单位。

**工作任务**

1. 根据病人病情正确选择铺床法。

2. 铺床过程中应用力学原理达到节力原则。

3. 床单位应整洁美观。

# 一、应用护理程序为病人制订护理方案

## 1. 铺床法基础知识

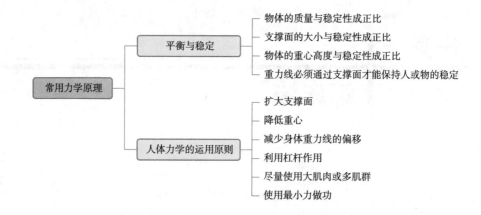

常用力学原理
- 平衡与稳定
  - 物体的质量与稳定性成正比
  - 支撑面的大小与稳定性成正比
  - 物体的重心高度与稳定性成正比
  - 重力线必须通过支撑面才能保持人或物的稳定
- 人体力学的运用原则
  - 扩大支撑面
  - 降低重心
  - 减少身体重力线的偏移
  - 利用杠杆作用
  - 尽量使用大肌肉或多肌群
  - 使用最小力做功

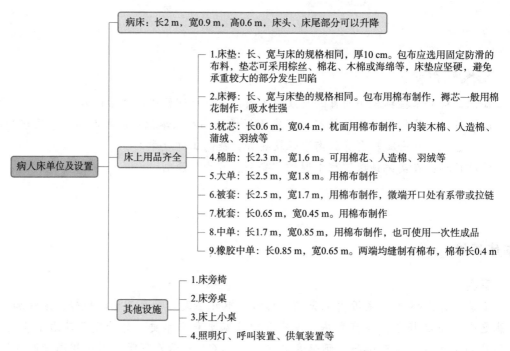

病人床单位及设置
- 病床：长2 m，宽0.9 m，高0.6 m，床头、床尾部分可以升降
- 床上用品齐全
  1. 床垫：长、宽与床的规格相同，厚10 cm。包布应选用固定防滑的布料，垫芯可采用棕丝、棉花、木棉或海绵等，床垫应坚硬，避免承重较大的部分发生凹陷
  2. 床褥：长、宽与床垫的规格相同。包布用棉布制作，褥芯一般用棉花制作，吸水性强
  3. 枕芯：长0.6 m，宽0.4 m，枕面用棉布制作，内装木棉、人造棉、蒲绒、羽绒等
  4. 棉胎：长2.3 m，宽1.6 m。可用棉花、人造棉、羽绒等
  5. 大单：长2.5 m，宽1.8 m。用棉布制作
  6. 被套：长2.5 m，宽1.7 m，用棉布制作，微端开口处有系带或拉链
  7. 枕套：长0.65 m，宽0.45 m。用棉布制作
  8. 中单：长1.7 m，宽0.85 m，用棉布制作，也可使用一次性成品
  9. 橡胶中单：长0.85 m，宽0.65 m。两端均缝制有棉布，棉布长0.4 m
- 其他设施
  1. 床旁椅
  2. 床旁桌
  3. 床上小桌
  4. 照明灯、呼叫装置、供氧装置等

## 2. 基本技能

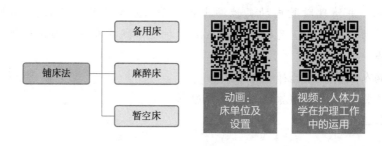

铺床法
- 备用床
- 麻醉床
- 暂空床

动画：床单位及设置

视频：人体力学在护理工作中的运用

### 3. 应用护理程序为病人制订铺床方案

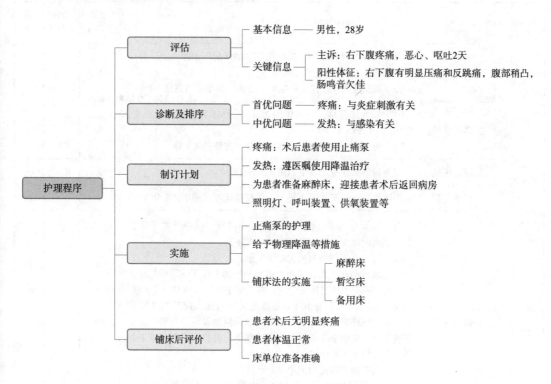

## 二、护理措施实施阶段——铺床法护理技术操作评分标准及流程

### (一) 铺麻醉床

#### 1. 铺麻醉床操作规程及评价标准

| 项目 | | 操作规程及评价标准 | 分值（分） | 扣分（分） | 备注 |
|---|---|---|---|---|---|
| 操作前准备（18分） | 护士素质 | 护士着装整齐，仪表端庄（1分） | 1 | | |
| | 评估指导 | 1. 病人病情是否允许暂离床活动或外出检查（2分）<br>2. 新入院病人神志、诊断、病情、是否有伤口或引流管等情况（2分）<br>3. 床旁设施，如呼叫装置、照明灯是否完好，供氧及负压吸引管道是否通畅，有无漏气（2分） | 6 | | |
| | 护士准备 | 衣帽整洁（1分），洗手（1分），戴口罩（1分） | 3 | | |
| | 用物准备 | 床（有脚轮的床，应先固定，调整床的高度）、床垫、床褥（2分）<br>车上层：大单、中单、橡胶单、棉胎或毛毯、被套、枕套、枕芯（2分）<br>车下层：医用垃圾桶、生活垃圾桶（2分） | 6 | | |
| | 环境准备 | 病室内无病人进行治疗或进餐，环境整洁、通风等（2分） | 2 | | |

| 项目 | 操作规程及评价标准 | | 分值（分） | 扣分（分） | 备注 |
|---|---|---|---|---|---|
| 操作过程（62分） | 1. 备齐用物 | （1）备齐并叠好用物，按使用先后顺序放于治疗车上，并推至病床边（3分）<br>（2）有脚轮的床，固定脚轮闸，必要时调整床的高度（3分） | 6 | | |
| | 2. 移开桌椅 | （1）移开床旁桌、距离床约20 cm；移床旁椅至床尾正中，距床约15 cm（3分）<br>（2）置用物于床尾椅上，将枕头放于方便处（3分） | 6 | | |
| | 3. 翻转床垫 | 避免局部长期受压发生凹陷（2分） | 2 | | |
| | 4. 铺平床褥 | 将床褥齐床头平放于床垫上，下拉至床尾，铺平（2分） | 2 | | |
| | 5. 铺好大单 | （1）将大单的横、纵中线对齐床面的横、纵中线放于床褥上，依次向床头、床尾打开大单（3分）<br>（2）再打开近侧和对侧大单（3分）<br>（3）铺近侧床头角，先将大单散开平铺于床头，一手托起床垫一角，另一手伸过床头中线，将大单平整折入床垫下（3分）<br>（4）在距离床头约30 cm处提起大单边缘，使其与床沿垂直，呈一等腰三角形平铺于床面。以床沿为界将三角形分为上下两部分，先将下半部分平塞于床垫下，再将上半部分垂下并平塞入床垫下（3分）<br>（5）同法铺好床尾角大单（3分）<br>（6）双手同时拉平、拉紧大单中部边缘，平整塞入床垫下（2分）<br>（7）转至对侧，同法铺好对侧大单（2分） | 19 | | |
| | 6. 铺橡胶单及中单 | （1）将橡胶中单和中单的纵中线与床面的纵中线对齐，上缘与床头平齐放置，逐层打开，两单边缘下垂部分一并平塞入床垫下（2分）<br>（2）于床头铺另一条橡胶单和中单，将橡胶中单和中单的纵中线与床面的纵中线对齐，上缘与床头平齐放置，逐渐打开，两单边缘下垂部分一并平塞入床垫下（2分） | 4 | | |
| | 7. 套好被套（S法） | （1）将被套的纵中线对齐床面的纵中线，头端齐床头放置，分别向床尾、床两侧打开铺平（3分）<br>（2）将被套尾端开口处上层打开至1/3处，将折好的S形棉胎（或毛毯）放于开口处（3分）<br>（3）拉棉胎上缘中部至被套头端中部，分别套好床头两角，使棉胎两侧与被套侧缘平齐，于床尾处拉平棉胎及被套，系好带子或拉上拉链（3分） | 9 | | |
| | 8. 折叠被筒 | （1）同备用床将盖被两侧边缘向内折叠与床沿齐，尾端向内折叠与床尾齐（2分）<br>（2）将盖被三折叠于一侧床边，开口向门，便于将病人移到床上（2分） | 4 | | |
| | 9. 套上枕套 | 于床尾处套好枕套，系带，开口背门，横立于床头（2分） | 2 | | |

续表

| 项目 | | 操作规程及评价标准 | 分值（分） | 扣分（分） | 备注 |
|---|---|---|---|---|---|
| 操作过程（62分） | 10. 放麻醉盘 | 将麻醉护理盘放在床旁桌上，其余用物按需要放于合适位置，便于取用（2分） | 2 | | |
| | 11. 移回桌椅 | 将床旁桌椅移回原处（2分） | 2 | | |
| | 12. 整理用物 | （1）推车离开病室（2分）<br>（2）整理用物，洗手（2分） | 4 | | |
| 注意事项（12分） | | 1. 符合实用、耐用、舒适、安全的铺床原则（2分）<br>2. 病人进餐或接受治疗时应暂停铺床（2分）<br>3. 用物准备齐全，折叠正确并按使用先后顺序放置（2分）<br>4. 操作中应用节力原理：减少走动次数，避免无效动作；身体靠近床边，两腿根据情况左右或前后开、稍屈膝，以扩大支撑面，增加身体稳定（2分）<br>5. 铺麻醉床时应更换干净的被单，保证术后病人安全舒适，预防感染（2分）<br>6. 中单要完全遮盖橡胶中单，避免橡胶中单与皮肤直接接触（2分） | 12 | | |
| 评价（8分） | | 1. 护士操作时遵循节力原则，节时、省力（2分）<br>2. 操作过程流畅，动作连续、轻稳（2分）<br>3. 病室及病人床单位整洁、美观（2分）<br>4. 将盖被两侧边缘向内折叠与床沿齐，尾端向内折叠与床尾齐，将盖被三折叠于一侧床边，开口向门；于床尾处套好枕套，系带，开口背门，横立于床头（2分） | 8 | | |

## 2. 操作流程

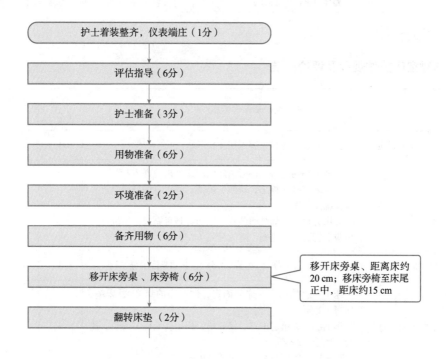

护士着装整齐，仪表端庄（1分）

↓

评估指导（6分）

↓

护士准备（3分）

↓

用物准备（6分）

↓

环境准备（2分）

↓

备齐用物（6分）

↓

移开床旁桌、床旁椅（6分） — 移开床旁桌、距离床约20 cm；移床旁椅至床尾正中，距床约15 cm

↓

翻转床垫（2分）

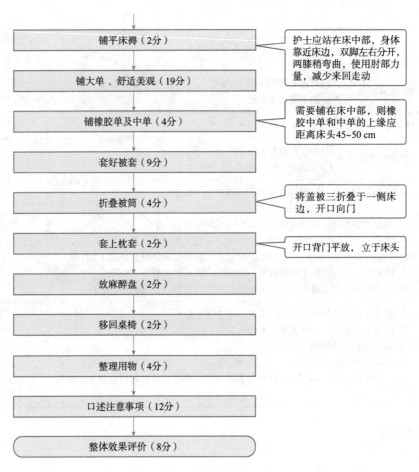

铺平床褥（2分）　→　护士应站在床中部，身体靠近床边，双脚左右分开，两膝稍弯曲，使用肘部力量，减少来回走动

铺大单、舒适美观（19分）

铺橡胶单及中单（4分）　→　需要铺在床中部，则橡胶中单和中单的上缘应距离床头45~50 cm

套好被套（9分）

折叠被筒（4分）　→　将盖被三折叠于一侧床边，开口向门

套上枕套（2分）　→　开口背门平放，立于床头

放麻醉盘（2分）

移回桌椅（2分）

整理用物（4分）

口述注意事项（12分）

整体效果评价（8分）

## （二）铺暂空床

### 1. 铺暂空床操作规程及评价标准

| 项目 | | 操作规程及评价标准 | 分值（分） | 扣分（分） | 备注 |
|---|---|---|---|---|---|
| 操作前准备（18分） | 护士素质 | 护士着装整齐，仪表端庄（1分） | 1 | | |
| | 评估指导 | 1. 病人病情是否允许暂离床活动或外出检查（2分）<br>2. 新入院病人神志、诊断、病情、是否有伤口或引流管等情况（2分）<br>3. 床旁设施，如呼叫装置、照明灯是否完好，供氧及负压吸引管道是否通畅，有无漏气（2分） | 6 | | |
| | 护士准备 | 衣帽整洁（1分），洗手（1分），戴口罩（1分） | 3 | | |
| | 用物准备 | 床（有脚轮的床，应先固定，调整床的高度）、床垫、床褥（2分）<br>车上层：大单、中单、橡胶单、棉胎或毛毯、被套、枕套、枕芯（2分）<br>车下层：医用垃圾桶、生活垃圾桶（2分） | 6 | | |

| 项目 | | 操作规程及评价标准 | 分值（分） | 扣分（分） | 备注 |
|---|---|---|---|---|---|
| 操作前准备（18分） | 环境准备 | 病室内无病人进行治疗或进餐，环境整洁、通风等（2分） | 2 | | |
| 操作过程（62分） | 1.备齐用物 | （1）备齐并叠好用物，按使用先后顺序放于治疗车上，并推至病床边（2分）<br>（2）有脚轮的床，固定脚轮闸，必要时调整床的高度（2分） | 4 | | |
| | 2.移开桌椅 | （1）移开床旁桌、距离床约 20 cm；移床旁椅至床尾正中，距床约 15 cm（2分）<br>（2）置用物于床尾椅上，将枕头放于方便处（2分） | 4 | | |
| | 3.翻转床垫 | 避免局部长期受压发生凹陷（2分） | 2 | | |
| | 4.铺平床褥 | 将床褥齐床头平放于床垫上，下拉至床尾，铺平（2分） | 2 | | |
| | 5.铺好大单 | （1）将大单的横、纵中线对齐床面的横、纵中线放于床褥上，依次向床头、床尾打开大单（3分）<br>（2）再打开近侧和对侧大单（3分）<br>（3）铺近侧床头角，先将大单散开平铺于床头，一手托起床垫一角，另一手伸过床头中线，将大单平整折入床垫下（3分）<br>（4）在距离床头约 30 cm 处提起大单边缘，使其与床沿垂直，呈一等腰三角形平铺于床面。以床沿为界将三角形分为上下两部分，先将下半部分平塞入床垫下，再将上半部分垂下并平塞入床垫下（3分）<br>（5）同法铺好床尾角大单（3分）<br>（6）双手同时拉平、拉紧大单中部边缘，平整塞入床垫下（3分）<br>（7）转至对侧，同法铺好对侧大单（3分） | 21 | | |
| | 6.铺橡胶单及中单 | （1）将橡胶中单和中单的纵中线与床面的纵中线对齐，上缘与床头平齐放置，逐层打开，两单边缘下垂部分一并平塞入床垫下（3分）<br>（2）于床头铺另一条橡胶单和中单，将橡胶中单和中单的纵中线与床面的纵中线对齐，上缘与床头平齐放置，逐渐打开，两单边缘下垂部分一并平塞入床垫下（3分） | 6 | | |
| | 7.套好被套（S 法） | （1）将被套的纵中线对齐床面的纵中线，头端齐床头放置，分别向床尾、床两侧打开铺平（3分）<br>（2）将被套尾端开口处上层打开至 1/3 处，将折好的 S 形棉胎（或毛毯）放于开口处（3分）<br>（3）拉棉胎上缘中部至被套头端中部，分别套好床头两角，使棉胎两侧与被套侧缘平齐，于床尾处拉平棉胎及被套，系好带子或拉上拉链（3分） | 9 | | |
| | 8.折叠被筒 | 将盖被上端向内折，然后扇形三折于床尾，使之与床尾平齐（4分） | 4 | | |

| 项目 | 操作规程及评价标准 | | 分值（分） | 扣分（分） | 备注 |
|---|---|---|---|---|---|
| 操作过程（62分） | 9. 套上枕套 | （1）于床尾处套好枕套（2分）<br>（2）开口背门平放于床头盖被上（2分） | 4 | | |
| | 10. 移回桌椅 | 将床旁桌椅移回原处（2分） | 2 | | |
| | 11. 整理用物 | （1）推车离开病室（2分）<br>（2）整理用物，洗手（2分） | 4 | | |
| 注意事项（12分） | 1. 符合实用、耐用、舒适、安全的铺床原则（2分）<br>2. 病人进餐或接受治疗时应暂停铺床（2分）<br>3. 用物准备齐全，折叠正确并按使用先后顺序放置（2分）<br>4. 操作中应用节力原理：减少走动次数，避免无效动作；身体靠近床边，两腿根据情况左右或前后开、稍屈膝，以扩大支撑面，增加身体稳定（2分）<br>5. 铺床时应更换干净的被单，保证病人安全舒适，预防感染（2分）<br>6. 中单要完全遮盖橡胶中单，避免橡胶中单与皮肤直接接触（2分） | | 12 | | |
| 评价（8分） | 1. 护士操作时遵循节力原则，节时、省力（2分）<br>2. 操作过程流畅，动作连续、轻稳（2分）<br>3. 病室及病人床单位整洁、美观（2分）<br>4. 将盖被上端向内折，然后扇形三折于床尾，使之与床尾平齐；于床尾处套好枕套，系带，开口背门平放于床头（2分） | | 8 | | |

## 2. 操作流程

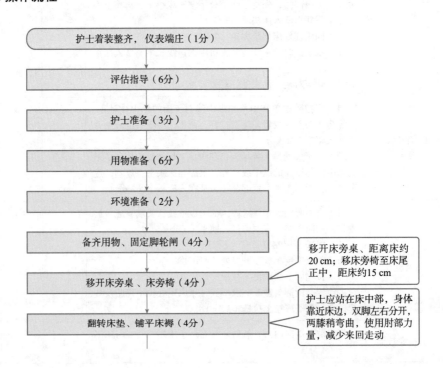

护士着装整齐，仪表端庄（1分）

评估指导（6分）

护士准备（3分）

用物准备（6分）

环境准备（2分）

备齐用物、固定脚轮闸（4分）

移开床旁桌、床旁椅（4分）
— 移开床旁桌、距离床约20 cm；移床旁椅至床尾正中，距床约15 cm

翻转床垫、铺平床褥（4分）
— 护士应站在床中部，身体靠近床边，双脚左右分开，两膝稍弯曲，使用肘部力量，减少来回走动

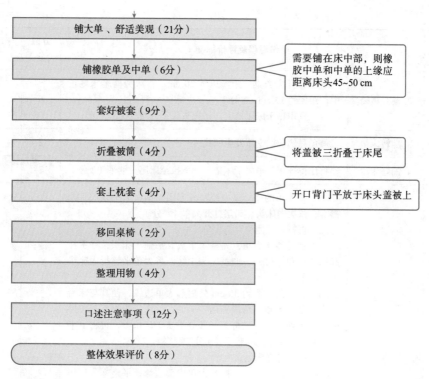

（三）铺备用床

## 1. 铺备用床操作规程及评价标准

| 项目 | | 操作规程及评价标准 | 分值（分） | 扣分（分） | 备注 |
|---|---|---|---|---|---|
| 操作前准备（14分） | 护士素质 | 护士着装整齐，仪表端庄（1分） | 1 | | |
| | 评估指导 | 1. 病人床单位设施是否齐全，功能是否完好（2分）<br>2. 检查床单位床上用品是否符合病床规格要求，是否适合季节需要（2分）<br>3. 床旁设施，如呼叫装置、照明灯是否完好，供氧及负压吸引管道是否通畅，有无漏气（2分） | 6 | | |
| | 护士准备 | 衣帽整洁（1分），洗手（1分），戴口罩（1分） | 3 | | |
| | 用物准备 | 床（有脚轮的床，应先固定，调整床的高度）、床垫、床褥（1分）<br>车上层：大单、棉胎或毛毯、被套、枕套、枕芯（1分）<br>车下层：医用垃圾桶、生活垃圾桶（1分） | 3 | | |
| | 环境准备 | 病室内无病人进行治疗或进餐，环境整洁、通风等（1分） | 1 | | |
| 操作过程（70分） | 1. 备齐用物 | （1）备齐并叠好用物，按使用先后顺序放于治疗车上，并推至病床边（3分）<br>（2）有脚轮的床，固定脚轮闸，必要时调整床的高度（3分） | 6 | | |

| 项目 | | 操作规程及评价标准 | 分值（分） | 扣分（分） | 备注 |
|---|---|---|---|---|---|
| 操作过程（70分） | 2. 移开桌椅 | （1）移开床旁桌，距离床约20 cm；移床旁椅至床尾正中，距床约15 cm（3分）<br>（2）置用物于床尾椅上，将枕头放于方便处（3分） | 6 | | |
| | 3. 翻转床垫 | 避免局部长期受压发生凹陷（3分） | 3 | | |
| | 4. 铺好床褥 | 将床褥齐床头平放于床垫上，下拉至床尾，铺平（2分） | 2 | | |
| | 5. 铺好大单 | （1）将大单的横、纵中线对齐床面的横、纵中线放于床褥上，依次向床头、床尾打开大单（4分）<br>（2）再打开近侧和对侧大单（4分）<br>（3）铺近侧床头角，先将大单散开平铺于床头，一手托起床垫一角，另一手伸过床头中线，将大单平整折入床垫下（4分）<br>（4）在距离床头约30 cm处提起大单边缘，使其与床沿垂直，呈一等腰三角形平铺于床面。以床沿为界将三角形分为上下两部分，先将下半部分平塞于床垫下，再将上半部分垂下并平塞入床垫下（4分）<br>（5）同法铺好床尾角大单（3分）<br>（6）双手同时拉平、拉紧大单中部边缘，平整塞入床垫下（2分）<br>（7）转至对侧，同法铺好对侧大单（2分） | 23 | | |
| | 6. 套好被套（S法） | （1）将被套的纵中线对齐床面的纵中线，头端齐床头放置，分别向床尾、床两侧打开铺平（4分）<br>（2）将被套尾端开口处上层打开至1/3处，将折好的S形棉胎（或毛毯）放于开口处（4分）<br>（3）拉棉胎上缘中部至被套头端中部，分别套好床头两角，使棉胎两侧与被套侧缘平齐，于床尾处拉平棉胎及被套，系好带子或拉上拉链（4分） | 12 | | |
| | 7. 折叠被筒 | 将盖被左右侧边缘向内折叠与床沿平齐，铺成被筒；再将被尾端向内折叠，与床尾平齐（3分） | 3 | | |
| | 8. 套上枕套 | （1）于床尾处套好枕套（3分）<br>（2）开口背门平放于床头盖被上（3分） | 6 | | |
| | 9. 移回桌椅 | 将床旁桌椅移回原处（3分） | 3 | | |
| | 10. 整理用物 | （1）推车离开病室（3分）<br>（2）整理用物，洗手（3分） | 6 | | |
| 注意事项（8分） | | 1. 符合实用、耐用、舒适、安全的铺床原则（2分）<br>2. 病人进餐或接受治疗时应暂停铺床（2分）<br>3. 用物准备齐全，折叠正确并按使用先后顺序放置（2分）<br>4. 操作中应用节力原理：减少走动次数，避免无效动作；身体靠近床边，两腿根据情况左右或前后开、稍屈膝，以扩大支撑面，增加身体稳定（2分） | 8 | | |

续表

| 项目 | 操作规程及评价标准 | 分值（分） | 扣分（分） | 备注 |
|---|---|---|---|---|
| 评价（8分） | 1.护士操作时遵循节力原则，节时、省力（2分）<br>2.操作过程流畅，动作连续、轻稳（2分）<br>3.病室及病人床单位整洁、美观（2分）<br>4.大单中线与床中线对齐，四角平整、紧扎；盖被中线与床中线对齐，内外平整、被头充实，两侧及被尾内折对称；枕头平整、四角充实，开口背门（2分） | 8 | | |

## 2. 操作流程

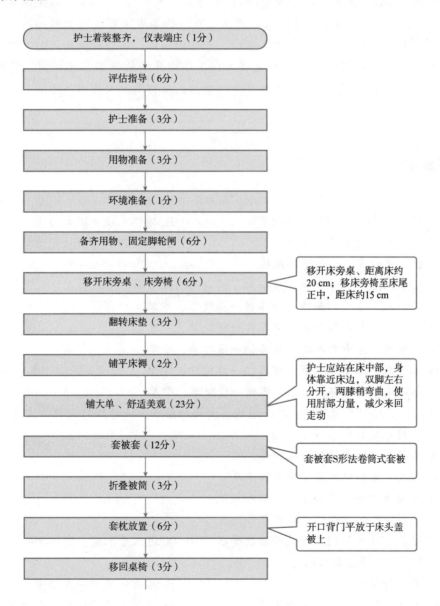

护士着装整齐，仪表端庄（1分）

评估指导（6分）

护士准备（3分）

用物准备（3分）

环境准备（1分）

备齐用物、固定脚轮闸（6分）

移开床旁桌、床旁椅（6分） —— 移开床旁桌、距离床约20 cm；移床旁椅至床尾正中，距床约15 cm

翻转床垫（3分）

铺平床褥（2分）

铺大单、舒适美观（23分） —— 护士应站在床中部，身体靠近床边，双脚左右分开，两膝稍弯曲，使用肘部力量，减少来回走动

套被套（12分） —— 套被套S形法卷筒式套被

折叠被筒（3分）

套枕放置（6分） —— 开口背门平放于床头盖被上

移回桌椅（3分）

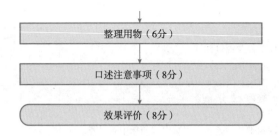

整理用物（6分）

口述注意事项（8分）

效果评价（8分）

### 知识拓展—课程素养

明代陈实功在《外科正宗》中指出："先要洒扫患房洁净""冬要温床暖室，夏宜净几明窗"。这是对病人居住环境的基本要求。整洁的备用床可以增加病人的信任感和安全感，让病人感到医院是一个清洁、有序、专业的场所，从而减少病人的焦虑感和紧张感。同时，备用床的整洁也可以减少病人在医院内感染的风险，保护他们的健康和安全。因此，医院需要时刻注意床铺的卫生和整洁，保持高水平的清洁标准，以提高病人的满意度和信任感。

### 课后习题

1. 在铺暂空床的操作中，符合节力原则的是（　　　）。
   A. 操作前备齐用物按顺序放置　　　　　B. 操作中使用腕部力量
   C. 铺床角时两脚并列站齐　　　　　　　D. 铺中单时身体保持立位
   E. 铺大单时身体尽量远离床边

2. 病人男，48岁。脑外伤，在全麻下进行颅内探查术，术后的床单位是（　　　）。
   A. 麻醉床，床中部和床上部各铺一橡胶单、中单
   B. 暂空床，床中部和床上部各铺一橡胶单、中单
   C. 暂空床，床中部和床尾部各铺一橡胶单、中单
   D. 麻醉床，床中部和床尾部各铺一橡胶单、中单
   E. 备用床，床中部和床上部各铺一橡胶单、中单

3. 病人半小时前在硬膜外麻醉下进行胃大部切除术，麻醉床的正确铺法是（　　　）。
   A. 橡胶中单和中单铺于床头
   B. 橡胶中单和中单铺于床中部
   C. 橡胶中单和中单铺于床头和床尾
   D. 橡胶中单和中单铺于床中部和床尾
   E. 橡胶中单和中单铺于床中部和床头

4. 病人男，36岁。因右下肢开放性骨折于9：00进入手术室，病区护士为其准备麻醉床，以下操作不符合要求的是（　　　）。
   A. 更换清洁被单　　　　　　　　　　　B. 床头和床中部各铺中单及橡胶单
   C. 盖被纵向三折于门对侧床边　　　　　D. 枕头横立于床头，开口背对门

E.椅子放于折叠被的同侧

5.为卧床患者更换床单位时，以下做法错误的是（　　　）。

　　A.为防止患者坠床，可加床挡防护

　　B.中单污染面应向上内卷

　　C.操作过程中应避免患者受凉

　　D.套被套时，盖被头端与床头平齐

　　E.扫床自床头至床尾，自床中线至床外缘

6.为在全身麻醉下做下肢手术的病人准备床单位（被套式），下列正确的是（　　　）。

　　A.将床上脏的被单换为清洁被单　　　　B.床头、床尾各铺一橡胶中单和中单

　　C.盖被三折于一侧床边，开口背门　　　D.枕头平放于床头；开口背门

　　E.椅子置于接受病人一侧的床尾

7.在治疗性环境中，工作人员应做到哪"四轻"？（　　　）

　　A.谈话轻、走路轻、动作轻、开门轻　　　B.说话轻、走路轻、动作轻、开门轻

　　C.说话轻、走路轻、操作轻、关门轻　　　D.谈话轻、走路轻、操作轻、开门轻

　　E.说话轻、走路轻、动作轻、关门轻

8.病人男，42岁。诊断为"胆囊结石"入院。今日进行胆囊切除术。病房护士为其铺麻醉床，下列说法错误的是（　　　）。

　　A.盖被纵向呈扇形三折叠于床的一侧，开口向门

　　B.枕头横立于床头，开口背门

　　C.橡胶单、中单先铺床头，再铺床中部

　　D.椅子放在盖被折叠的同侧床尾

　　E.中单要全部遮住橡胶单

9.白天较理想的噪声强度标准是（　　　）dB。

　　A.35～40　　　　　　　　　　　　　　B.45～50

　　C.55～60　　　　　　　　　　　　　　D.65～70

　　E.75～80

10.病人男，35岁。因患急性阑尾炎进入手术室接受阑尾切除术。病房护士应为病人准备的床单位是（　　　）。

　　A.备用床　　　　　　　　　　　　　　B.暂空床

　　C.麻醉床　　　　　　　　　　　　　　D.安全床

　　E.观察床

# 任务二

# 轮椅运送法

知识目标：掌握轮椅运送法的目的。

能力目标：能根据临床情境规范使用轮椅运送病人，将人体力学原理正确运用于操作中。

素质目标：在使用轮椅运送病人过程中，能体现人文关怀，做到关爱病人、操作节力，确保病人的安全和舒适。

**临床情境** ▶▶▶

**案例**

张某，女，65岁，左足扭伤2 h入院。自诉：左踝部疼痛，活动时加重，不能正常行走。既往健康，无其他病史。体格检查：左踝肿胀，局部压痛。X线摄片示：左踝部骨折。左踝部进行石膏托外固定后，拟去门诊影像中心复查X线片。

**工作任务**

1.选用正确的方法护送病人去门诊进行X线检查。

2.正确选择轮椅，安全运送病人。

3.结合临床情境应用护理程序的方法完成该名病人轮椅运送操作。

视频：运送
患者法

# 一、应用护理程序为病人制订护理方案

## 1. 轮椅运送法基础知识

**轮椅运送法目的**
- 护送不能行走但能坐起的病人入院、出院、检查、治疗或室外活动
- 帮助病人下床活动，促进血液循环和体力恢复

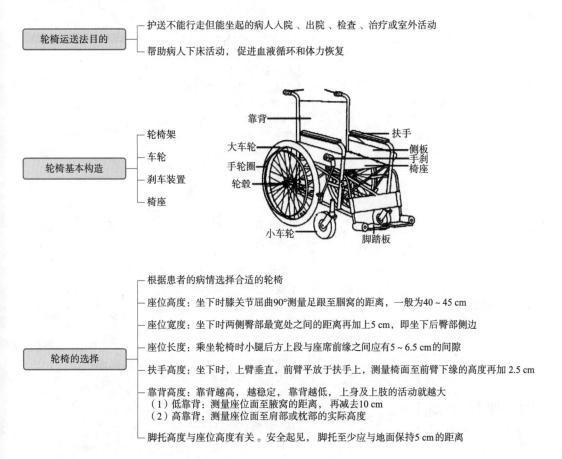

**轮椅基本构造**
- 轮椅架
- 车轮
- 刹车装置
- 椅座

**轮椅的选择**
- 根据患者的病情选择合适的轮椅
- 座位高度：坐下时膝关节屈曲90°测量足跟至腘窝的距离，一般为40~45 cm
- 座位宽度：坐下时两侧臀部最宽处之间的距离再加上5 cm，即坐下后臀部侧边
- 座位长度：乘坐轮椅时小腿后方上段与座席前缘之间应有5~6.5 cm的间隙
- 扶手高度：坐下时，上臂垂直，前臂平放于扶手上，测量椅面至前臂下缘的高度再加 2.5 cm
- 靠背高度：靠背越高，越稳定，靠背越低，上身及上肢的活动就越大
  - （1）低靠背：测量座位面至腋窝的距离，再减去10 cm
  - （2）高靠背：测量座位面至肩部或枕部的实际高度
- 脚托高度与座位高度有关。安全起见，脚托至少应与地面保持5 cm的距离

## 2. 与轮椅运送法相关护理诊断

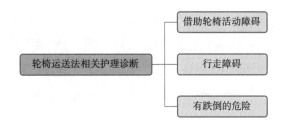

### 3. 应用护理程序为病人制订护理计划

| 开始日期 | 时间 | 护理诊断 | 预期目标 | 护理措施 | 签名 | 评价 | | |
|---|---|---|---|---|---|---|---|---|
| | | | | | | 日期/时间 | 结果 | 签名 |
| 11.2 | 10：00 | 急性疼痛：与扭伤致左踝骨折有关 | 3天内疼痛减轻 | 1. 抬高患肢于心脏水平，促进静脉回流，减轻肿胀 2. 局部冷湿敷，每8 h 1次，连续3天 3. 必要时遵医嘱给予止痛药物 4. 指导病人在床上进行左下肢屈伸练习，防止形成深静脉血栓 | 刘× | 11.5 8：00 | 目标完全实现 | 王× |
| 11.2 | 10：00 | 借助轮椅活动障碍：与左踝骨折有关 | 3天内病人能借助轮椅活动 | 1. 选择合适的轮椅 2. 正确使用轮椅 | 刘× | 11.5 8：00 | 目标完全实现 | 王× |
| 11.2 | 10：00 | 行走障碍：与左踝骨折有关 | 2周内病人能借助拐杖离床活动 | 1. 选择适合病人的拐杖 2. 指导病人拐杖的正确使用方法 | 刘× | 11.16 8：00 | 目标完全实现 | 王× |
| 11.2 | 10：00 | 有跌倒的危险：与左踝骨折石膏托外固定有关 | 住院期间病人无跌倒情况发生 | 1. 卧床休息 2. 离床活动时有家人陪伴，避免单腿蹦跳等危险动作 3. 指导病人正确使用轮椅、拐杖等 | 刘× | 11.30 9：00 | 目标完全实现 | 王× |

### 4. 标准化沟通模式（SBAR）

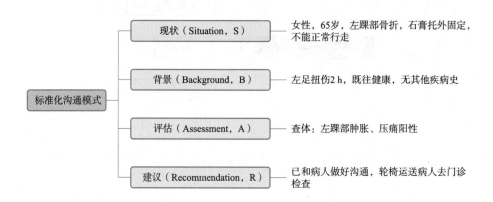

## 二、护理措施实施阶段——轮椅运送法护理技术操作评分标准及流程

### 1. 轮椅运送法技术操作规程及评价标准

| 项目 | | 操作规程及评价标准 | 分值（分） | 扣分（分） | 备注 |
|---|---|---|---|---|---|
| 操作前准备（30分） | 护士素质 | 护士着装整齐，仪表端庄（1分） | 1 | | |
| | 护士准备 | 洗手、戴口罩（2分）、携用物至床旁（1分） | 3 | | |
| | 用物准备 | 速手消、轮椅、垫枕（根据病人需求）、毛毯（根据季节酌情准备）、别针（3分）、评估轮椅完好备用（1分） | 4 | | |
| | 环境准备 | 移开障碍物，保证环境宽敞（2分） | 2 | | |
| | 评估指导 | 1. 核查"床头卡"，采用"询问式"及"PDA腕带扫描"共同确认病人身份（2分）<br>2. 向病人讲解和指导使用轮椅的目的并取得病人配合（3分）<br>3. 评估病人病情、意识状态、心理状态及配合程度（3分）<br>4. 评估病人体重、肢体活动能力、损伤部位（3分）<br>5. 评估皮肤及导管情况（4分） | 15 | | |
| | 轮椅的介绍 | 依次介绍轮椅的组成（把手、扶手、坐垫、靠背垫、手刹、车轮、脚踏板、安全带）及轮椅的打开、收放的方法（5分） | 5 | | |
| 操作过程（60分） | 放置轮椅 | 放置轮椅，使椅背与床尾平齐或呈45°，椅面朝向床头，扳制动闸（手刹）使轮椅制动，翻起脚踏板（5分） | 5 | | |
| | 上轮椅前准备 | 1. 若需要使用毛毯，则将毛毯平铺于轮椅，上端高过病人颈部15 cm左右（3分）<br>2. 撤掉盖被，扶病人坐起（3分）<br>3. 协助病人穿衣、裤、袜子（3分）<br>4. 嘱病人以手掌撑在床面上，双足垂床缘，维持坐姿（3分）<br>5. 协助病人穿好鞋子（3分） | 15 | | |
| | 协助病人上轮椅 | 1. 嘱病人将双手置于护士肩上，护士双手环抱病人腰部，协助病人下床（5分）<br>2. 协助病人转身，嘱病人用手扶住轮椅把手，坐于轮椅中（3分）<br>3. 若用毛毯，则将上端围在病人颈部，用别针固定；两侧围裹病人双臂，用别针固定；再用余下部分围裹病人上身、下肢和双足（3分）<br>4. 翻下脚踏板，协助病人将双足置于脚踏板，调整坐姿，必要时用安全带保护病人（3分）<br>5. 整理床单位，铺暂空床（3分）<br>6. 观察病人，确定无不适后，放松制动闸，推病人至目的地（3分） | 20 | | |
| | 协助病人下轮椅 | 1. 将轮椅推至床尾，使椅背与床尾平齐或呈45°，病人面向床头（5分）<br>2. 扳制动闸（手刹）使轮椅制动，翻起脚踏板（3分）<br>3. 解除病人身上固定毛毯用的别针（3分）<br>4. 协助病人站起、转身、坐于床缘（3分）<br>5. 协助病人脱去鞋子及保暖外衣，躺卧舒适，盖好盖被（3分）<br>6. 呼叫器放于病人枕旁（3分） | 20 | | |

续表

| 项目 | 操作规程及评价标准 | 分值（分） | 扣分（分） | 备注 |
|---|---|---|---|---|
| 注意事项（5分） | 1. 病人身体不可前倾、自行站起；对身体不能保持平衡者，系安全带（1分）<br>2. 下坡时，倒转轮椅，使轮椅缓慢下行，病人头及背部应向后靠（1分）<br>3. 推行过程中注意观察病人情况，过门槛时，翘起前轮，避免过大的震动（1分）<br>4. 使用前应先检查轮椅，保证完好无损方可使用（1分）<br>5. 轮椅放置位置合理，移动前应先固定（1分） | 5 | | |
| 评价（5分） | 1. 操作熟练，步骤正确（3分）<br>2. 沟通合理有效，病人/家属能够知晓护士告知的事项，对服务满意（1分）<br>3. 操作中体现出对病人的人文关怀（1分） | 5 | | |

## 2. 依据临床情境为病人进行轮椅运送法——操作流程

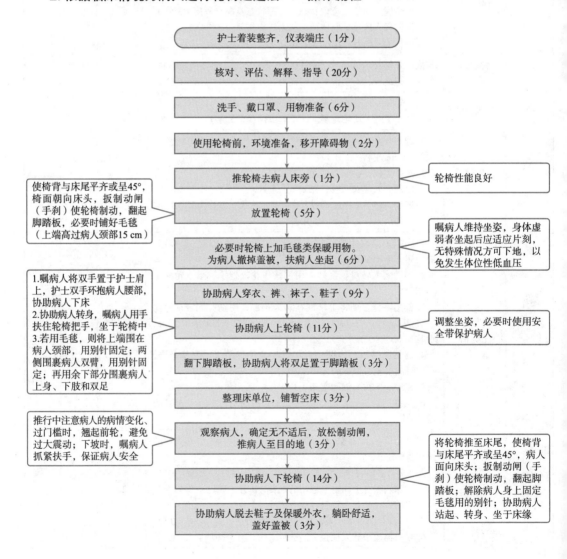

护士着装整齐，仪表端庄（1分）

核对、评估、解释、指导（20分）

洗手、戴口罩、用物准备（6分）

使用轮椅前，环境准备，移开障碍物（2分）

推轮椅去病人床旁（1分） —— 轮椅性能良好

放置轮椅（5分）
使椅背与床尾平齐或呈45°，椅面朝向床头，扳制动闸（手刹）使轮椅制动，翻起脚踏板，必要时铺好毛毯（上端高过病人颈部15 cm）

必要时轮椅上加毛毯类保暖用物。为病人撤掉盖被，扶病人坐起（6分）
嘱病人维持坐姿，身体虚弱者坐起后应适应片刻，无特殊情况方可下地，以免发生体位性低血压

协助病人穿衣、裤、袜子、鞋子（9分）

协助病人上轮椅（11分）
1. 嘱病人将双手置于护士肩上，护士双手环抱病人腰部，协助病人下床
2. 协助病人转身，嘱病人用手扶住轮椅把手，坐于轮椅中
3. 若用毛毯，则将上端围在病人颈部，用别针固定；两侧围裹病人双臂，用别针固定；再用余下部分围裹病人上身、下肢和双足
调整坐姿，必要时使用安全带保护病人

翻下脚踏板，协助病人将双足置于脚踏板（3分）

整理床单位，铺暂空床（3分）

观察病人，确定无不适后，放松制动闸，推病人至目的地（3分）
推行中注意病人的病情变化、过门槛时，翘起前轮，避免过大震动；下坡时，嘱病人抓紧扶手，保证病人安全

协助病人下轮椅（14分）
将轮椅推至床尾，使椅背与床尾平齐或呈45°，病人面向床头；扳制动闸（手刹）使轮椅制动，翻起脚踏板；解除病人身上固定毛毯用的别针；协助病人站起、转身、坐于床缘

协助病人脱去鞋子及保暖外衣，躺卧舒适，盖好盖被（3分）

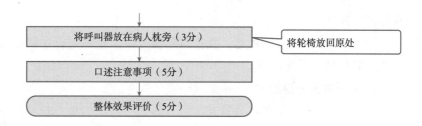

三、轮椅运送法操作的语言沟通

**1. 操作前的评估**

护士："阿姨您好！（核对病人身份信息），请问您叫什么名字？"查看核对床头卡。

病人："张华"。

护士："我现在需要扫描一下您腕带上的条形码。"

护士："张姨您好，我是您的责任护士小李，现在感觉怎么样？"

病人："我现在脚腕还是疼痛，不能正常行走。"

护士："张姨，您的左踝部进行了石膏托固定，不能离床行走。一会儿您需要去门诊拍 X 片复查一下骨折复位情况。"

病人："可以。可是我走不了路，怎么办？"

护士："您别担心，一会儿我会用轮椅运送您去做检查，可以吗？"

病人："那太好了，麻烦小李啦。"

护士："张姨，您稍等，我去准备用物，马上就来。"

**2. 操作过程**

护士："张姨，这就是一会儿我们要用的轮椅。我向您简单介绍一下轮椅的构造（依次介绍把手、扶手、坐垫、靠背垫、手刹、车轮、脚踏板、安全带），轮椅还能打开、收放，非常方便。在我推行您的过程中，请您身体不要向前倾，也不要自行站起来，有什么要求随时告诉我，好吗？"

病人："好，我记住了。"

**3. 协助病人上轮椅**

护士："我先扶您坐起来。"撤掉盖被，扶病人坐起。

护士："我帮您穿上衣裤和袜子。"

病人："好的。"

护士："张姨，请您以手掌撑在床面上，双脚垂床缘，保持这个姿势。我帮您穿好右脚的鞋子。如果穿鞋的时候您觉得不舒适，随时告诉我。"

病人："太麻烦你了。"

护士："张姨，鞋已经穿好了。现在我将用双手环抱您的腰部，请您将双手放在我的肩上，我们一起用力，协助您下床。下床后您用右脚支撑身体，左脚不要着地。好，就是这样。现在配合我转身，您用手扶住轮椅把手，坐在轮椅中。张姨，您配合得非常好。"

护士："请您将双脚抬起，我把脚踏板放下。现在可以把脚放在脚踏板上了。您坐一会儿，我整理一下床单位。"

**4. 推行病人去目的地**

护士："张姨，现在就去检查，您有什么不舒服的地方吗？在我推行您的过程中，请您尽量向后靠，身体不要前倾。如果有什么不适和需要随时告诉我。"

病人："好的，小李，我都听你的。"

护士：放松制动闸（手刹），推行病人至目的地。

检查完毕，推病人回到病室。

护士："张姨，刚才您配合得很好，检查结束了，我推您回病室休息一会儿。"

病人："好的。"

**5. 协助病人下轮椅**

护士：推病人入病室。将轮椅推至床尾，使椅背与床尾平齐或呈 45°，病人面向床头。扳制动闸（手刹）使轮椅制动，翻起脚踏板。"张姨，请您扶着扶手，我扶您站起来。您还是用右脚支撑身体，左足抬起不要着地。"护士站在病人面前，两腿前后放置，并屈膝。"张姨，您将双手放于我的肩上"。护士双手扶住病人腰部，最好用膝盖顶住病人的膝部。"好，就是这样，现在配合我转身，手扶床缘，坐在床上。""我帮您把鞋脱掉，现在把双腿都放到床上就可以了。袜子和衣裤也都换掉吗？"

病人："好的。"

护士：协助病人脱去袜子、衣裤。"张姨，您休息，呼叫器放在您的手旁了，有什么需要随时叫我。"

### 知识拓展—课程素养

轮椅的发明可谓是残障人士的福利，其重要程度如同他们的第二双腿。但大家知道吗？这样一个寻常物件却有着上千年的历史，甚至还是战乱时期的重要工具。

中国最古老的轮椅记载要追溯到公元 525 年的南北朝时期，在当时的一幅石棺刻画上发现刻有带着轮子的椅子图案，这也成为最早记载轮椅的证据。

18 世纪，西方的王公贵族和富人为了彰显自己的地位，会乘坐轮椅，由仆人们推动着走在大街上，那时候的轮椅并不是给残障人士使用的。

真正普及轮椅是因为战争。1861 年，美国南北战争爆发。在此后的几年间造成了40 万士兵的伤残，为了让这些士兵正常生活，催生出了真正意义上的轮椅。这种轮椅使用金属轮子，藤编座椅，无论是舒适度还是实用性都有了提升。

现在随着科技的发展，可供残障人士选择的轮椅越来越多，我们通过轮椅的发展历程就会发现，社会对待残障是随着文明的发展在逐渐成熟，更高的文明程度会让残障人士的生活质量变得更好。

## 课后习题

1.男，16岁，踢球致左踝骨折。经积极治疗，病人康复出院，出院时护士推轮椅护送病人，下列做法错误的是（　　　　）。

    A.病人身体尽量向后靠

    B.病人上轮椅时，椅背与床头平齐

    C.病人下轮椅时，椅背与床尾平齐

    D.病人双脚置于踏板上

    E.下坡时应减慢速度，以免引起病人不适

2.关于轮椅运送法的叙述，正确的是（　　　　）。

    A.接病人时椅背与床头平齐　　　　B.一侧闸应制动

    C.护士站在轮椅一侧　　　　D.病人应抬头向前倾

    E.身体不平衡者，可系安全带

3.护送坐轮椅的病人下坡时应做到（　　　　）。

    A.病人的头及背应向后靠　　　　B.轮椅往前倾

    C.拉上手闸　　　　D.为病人加盖毛毯保暖

    E.护士走在轮椅前面

4.轮椅运送病人前，需进行有效评估，下列选项中不妥的是（　　　　）。

    A.评估病人的体重　　　　B.意识状态

    C.病情　　　　D.躯体活动能力

    E.身高

5.护士拟采用轮椅运送法帮助一不能行走但能坐起的病人下床活动，下列选项中不妥的是（　　　　）。

    A.病人离床后，护士整理床单位，铺备用床

    B.翻下脚踏板，协助病人将双足放于脚踏板上

    C.推行中注意病人病情变化

    D.过门槛时，翘起前轮

    E.下坡时，嘱病人抓紧扶手

6.用轮椅接送病人时，轮椅应（　　　　）。

    A.放在床尾，面向床头　　　　B.放在床头，面向床尾

    C.放在床旁，椅背靠床沿　　　　D.放在床旁，面向床尾

7.病人，女性，60岁。因肺心病发生Ⅱ型呼吸衰竭急诊入院，急诊室已给予输液、吸氧，现准备用平车将其送入病房。护送途中护士应注意（　　）。

    A.暂停输液，继续吸氧

    B.暂停吸氧，继续输液

    C.暂停输液、吸氧

    D.继续输液、吸氧，避免中断

    E.暂停护送，缺氧症状好转后再送入病房

8.老年人下轮椅前，工作人员首先应做的是（　　）。

    A.放下脚踏板　　　　　　　　　　　B.协助老年人

    C.刹住轮闸　　　　　　　　　　　　D.移动病床

9.病人，男性，45岁。因大量呕血急诊入院，入院时病人面色苍白，出冷汗，发绀，血压80/50 mmHg。该病人入院护理的首要步骤是（　　）。

    A.填写准确有关表格　　　　　　　　B.通知医生，配合抢救

    C.护理体检，收集资料　　　　　　　D.介绍病区环境

    E.健康宣教

10.协助病人坐轮椅时，将轮椅推至床旁，使椅背与床尾平齐，将脚踏板翻起，拉起车闸以固定车轮，如果无车闸，护士应站在（　　）后面固定轮椅，防止前倾。扶病人上轮椅，病人坐稳后，翻下脚踏板，嘱病人把脚踏在脚踏板上。

    A.病人　　　　　　　　　　　　　　B.轮椅

    C.床旁椅　　　　　　　　　　　　　D.病床

# 任务三 平车运送法

## 学习要点

知识目标：掌握平车运送法的目的。

能力目标：能根据临床情境规范使用平车运送病人，将人体力学原理正确运用于操作中。

素质目标：在使用平车运送病人过程中，能体现人文关怀，做到关爱病人、操作节力，确保病人安全和舒适。

## 临床情境

### 案例

李某，女，70岁，因车祸致腰部疼痛，不能坐起及独立翻身1h。CT结果显示第一腰椎压缩性骨折。自诉既往健康，无其他疾病史。收入院治疗。拟护送病人入病区。

### 工作任务

1. 选用正确的方法护送病人去病区。

2. 正确搬运该病人上平车。

3. 结合临床情境应用护理程序完成对病人平车运送操作。

# 一、应用护理程序为病人制订护理方案

## 1. 平车运送法基础知识

平车运送法目的 —— 运送不能起床的病人入院以及做各种检查、治疗、手术或转运

常用搬运方法及适用人群
- 挪动法：适用于能在床上配合的病人
- 一人搬运法：适用于上肢活动自如，体重较轻的病人
- 二人搬运法：适用于不能活动，体重较重的病人
- 三人搬运法：适用于不能活动，体重超重的病人
- 四人搬运法：适用于颈椎、腰椎骨折和病情较重的病人

人体力学运用原则
- 利用杠杆的作用。护士在操作时，身体应靠近物体；两只手臂托持物体时，两肘紧靠身体两侧，上臂下垂，前臂和所持物体靠近身体，使阻力臂缩短，从而省力。必须提重物时，必须将重物分成相等的两个部分，分别由两手提取。若重物由一只手臂提取，另一只手臂应向外伸展，以保持平衡
- 扩大支撑面。护士在操作时，应该根据实际需要将双下肢前后或左右分开，以扩大支撑面
- 降低重心。护士在提取位置较低的物体或进行低平面的护理操作时，双下肢应随身体动作的方向前后或左右分开站立，以增加支撑面；同时屈髋屈膝，使身体呈下蹲姿势，降低重心，重力线在支撑面内
- 减少身体重力线的偏移。护士在提取物品时，应尽量将物品靠近身体；抱起或抬起病人移动时，应将病人靠近自己的身体，以使重力线落在支撑面内
- 使用最小肌力做功。护士在移动重物时，应注意平衡、有节律，并计划好重物移动的位置和方向。护士应掌握以直线方向移动重物，尽可能以推或拉的方式进行

## 2. 应用护理程序为病人制订护理计划

| 开始日期 | 时间 | 护理诊断 | 预期目标 | 护理措施 | 签名 | 评价 | | |
| --- | --- | --- | --- | --- | --- | --- | --- | --- |
| | | | | | | 日期/时间 | 结果 | 签名 |
| 11.2 | 9：00 | 疼痛：与腰椎骨折有关 | 2天内病人疼痛减轻 | 1. 运用数字评分法对病人疼痛程度进行评估，了解疼痛对病人活动、睡眠的影响<br>2. 遵医嘱给予止痛药物，并观察药物疗效<br>3. 将病人安置于硬板床<br>4. 使用轴线翻身技术协助病人翻身 | 刘 × | 11.4 8：00 | 目标完全实现 | 张 × |

续表

| 开始日期 | 时间 | 护理诊断 | 预期目标 | 护理措施 | 签名 | 评价 | | |
|---|---|---|---|---|---|---|---|---|
| | | | | | | 日期/时间 | 结果 | 签名 |
| 11.2 | 9：00 | 躯体活动障碍：与腰椎骨折有关 | 7天内病人能在床上平行移动 | 1. 指导病人进行腰背肌训练<br>2. 教会病人轴线翻身的配合方法<br>3. 进行下肢屈伸锻炼每日2次，每次10分钟 | 刘× | 11.9<br>8：00 | 目标完全实现 | 王× |
| 11.2 | 9：00 | 有皮肤完整性受损的危险：与腰椎骨折活动障碍有关 | 病人住院期间皮肤完好，无并发症发生 | 1. 保持皮肤清洁干燥，出汗后及时擦干<br>2. 床单位整洁，床单平整无褶皱<br>3. 每2小时翻身1次，减轻局部受压<br>4. 指导病人及家属正确翻身方法<br>5. 应用减压贴或气垫床 | 刘× | 11.11<br>10：00 | 目标完全实现 | 李× |

## 3.标准化沟通模式（SBAR）

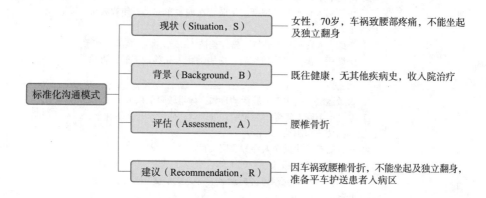

## 二、护理措施实施阶段——平车运送法护理技术操作评分标准及流程

### 1.平车运送法技术操作规程及评价标准

| 项目 | | 操作规程及评价标准 | 分值（分） | 扣分（分） | 备注 |
|---|---|---|---|---|---|
| 操作前准备（10分） | 用物准备 | 速手消、平车（各部件性能良好，车上置以被单和橡胶单包好后的垫子和枕头）、带套的毛毯或棉被。根据病情准备木板、帆布中单或布中单（5分） | 5 | | |
| | 护士准备 | 衣帽整洁，修剪指甲，洗手，戴口罩（3分） | 3 | | |

续表

| 项目 | | 操作规程及评价标准 | 分值（分） | 扣分（分） | 备注 |
|---|---|---|---|---|---|
| 操作前准备（10分） | 环境准备 | 环境宽敞，便于操作（2分） | 2 | | |
| 操作过程（75分） | 评估指导 | 1. 查看医嘱/PDA（1分），核查"床头卡"信息无误后，采用"询问式"及"PDA腕带扫描"两种方法确认病人身份（2分）<br>2. 评估病人的体重、意识状态、病情、躯体活动能力（2分）<br>3. 评估损伤部位及理解合作程度（2分）<br>4. 评估皮肤及导管情况（1分）<br>5. 向病人及家属解释搬运的步骤及配合方法（2分） | 10 | | |
| | 检查与核对 | 1. 检查平车性能良好（1分），推车至病室（1分）<br>2. 查看医嘱/PDA，核查"床头卡"信息无误后，采用"询问式"及"PDA腕带扫描"共同确认病人身份（2分）<br>3. 病人身上如果有导管，则应妥善安置（1分） | 5 | | |
| | 搬运病人 | 根据病人病情及体重确定搬运方法（1分） | 1 | | |
| | | 挪动法（适用于能在床上配合的病人）<br>1. 推平车至病人床旁，移开床旁桌椅，松开盖被（1分）<br>2. 将平车推至床旁与床平行并紧靠床边，大轮靠近床头，扳制动闸使平车制动（1分）<br>3. 协助病人将上身、臀部、下肢依次向平车移动，使病人头部卧于大轮端（2分）<br>4. 协助病人在平车上躺好，盖好盖被（1分）<br>5. 协助病人离开平车回床时，应协助病人先移动下肢，再移动上肢（1分） | 6 | | |
| | | 一人搬运法（适用于上肢活动自如，体重较轻的病人）<br>1. 推平车至病人床旁，大轮端靠近床尾，使平车与床呈钝角，扳制动闸使平车制动（1分）<br>2. 松开盖被，协助病人穿好衣服（1分）<br>3. 搬运者一臂自病人近侧腋下伸入至对侧肩部，另一臂伸入病人臀部下方；病人双臂过搬运者肩部，双手交叉于搬运者颈后（4分）<br>4. 抱起病人，稳步向平车处移动，将病人放于平车中央，盖好盖被（2分） | 8 | | |
| | | 二人搬运法（适用于不能活动，体重较重的病人）<br>1. 推平车至病人床旁，大轮端靠近床尾，使平车与床呈钝角，扳制动闸使平车制动（1分）<br>2. 松开盖被，协助病人穿好衣服（1分）<br>3. 站位：甲、乙二人站在病人同侧床旁，协助病人将上肢交叉于胸前（1分）<br>4. 分工：甲一手伸至病人头、颈、肩下方，另一手伸至病人腰部下方；乙一手伸至病人臀部下方，另一手伸至病人膝部下方（4分）。搬运者甲应使病人头部处于较高位置（1分）<br>5. 两人同时抬起病人至近侧床缘，再同时抬起病人稳步向平车处移动，将病人放于平车中央，盖好盖被（4分） | 12 | | |

续表

| 项目 | | 操作规程及评价标准 | 分值（分） | 扣分（分） | 备注 |
|---|---|---|---|---|---|
| 操作过程（75分） | 搬运病人 | 三人搬运法（适用于不能活动，体重超重的病人）<br>1.推平车至病人床旁，大轮端靠近床尾，使平车与床呈钝角，扳制动闸使平车制动（1分）<br>2.松开盖被，协助病人穿好衣服（1分）<br>3.站位：甲、乙、丙三人站在病人同侧床旁，协助病人将上肢交叉于胸前（1分）<br>4.分工：甲双手托住病人头、颈、肩及胸部；乙双手托住病人背、腰及臀部；丙双手托住病人膝部及双足（4分），搬运者甲应使病人头部处于较高位置（1分）<br>5.三人同时抬起病人至近侧床缘，再同时抬起病人稳步向平车处移动，将病人放于平车中央，盖好盖被（4分） | 12 | | |
| | | 四人搬运法（适用于颈椎、腰椎骨折病人和病情较重的病人）<br>1.推平车至病人床旁，移开床旁桌椅，松开盖被（1分）<br>2.将平车推至床旁与床平行并紧靠床边，大轮端靠近床头，扳制动闸使平车制动（1分）<br>3.站位：甲、乙站于床头和床尾，丙、丁站于病床和平车的一侧（1分）<br>4.将帆布中单或布中单放于病人腰、臀部下方（3分）<br>5.分工：甲抬起病人头、颈、肩；乙抬起病人双足；丙、丁分别抓住帆布中单或者布中单四角（4分）<br>6.四人同时抬起病人向平车处移动，将病人放于平车中央，盖好盖被（4分） | 14 | | |
| | | 拉起平车护栏（1分） | 1 | | |
| | | 整理床单位，将床改铺为暂空床（1分） | 1 | | |
| | 运送病人 | 松开平车制动闸，推病人至目的地（5分） | 5 | | |
| 注意事项（7分） | | 1.搬运病人时动作要轻稳、协调一致，确保病人安全舒适（1分）<br>2.尽量使病人靠近搬运者，以达到节力（1分）<br>3.将病人头部置于平车大轮端，以减轻颠簸与不适（1分）<br>4.推行时，车速适宜，推行者应站在病人头侧，以便观察病情；上下坡时病人头部处于高处（1分）<br>5.进出门时应先将门打开，不可用车撞门，以免震动病人及损害设施（1分）<br>6.骨折病人挪动时应在车上垫一木板，并固定好骨折部位；有输液和引流管时须保持通畅，保证病人的持续性治疗不受影响（1分）<br>7.颅脑损伤、颌面部外伤以及昏迷病人，应将头偏向一侧；搬运颈椎损伤的病人，头部应保持中位（1分） | 7 | | |
| 评价（8分） | | 1.评估准确、全面，选择合适的搬运方法（1分）<br>2.举止端庄，仪表大方，操作规范，熟练掌握平车运送法要领，操作过程完整（2分）<br>3.语言表述清晰，语句通顺，流利，音量适中，操作过程与病人进行有效沟通（1分）<br>4.病人感觉良好、舒适，无不良反应，注意保暖，充分体现人文关怀（2分）<br>5.动作轻稳、协调一致，运用人体力学原则，达到节力的目的（2分） | 8 | | |

## 2. 依据临床情境为病人进行平车运送法——操作流程

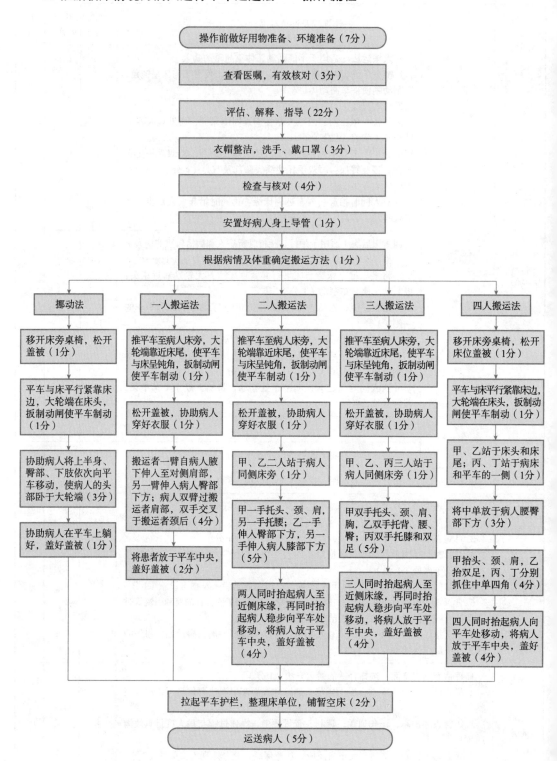

## 三、平车运送法操作的语言沟通

### 1. 评估解释

护士甲："您好！（核对病人身份信息），请问您叫什么名字？"

病人："李华"。

护士甲："我现在需要扫描一下您腕带上的条形码。"

护士甲："李阿姨您好，我是今天的值班护士小张，CT检查结果显示您的腰椎骨折了需要入院治疗。我和我的同事将用平车护送您去病区。"

病人："我现在一活动就疼，我咋上平车呀。"

护士甲："我们会将您从诊查床搬运到平车上，搬运过程中您要保持腰部平直，避免腰部屈曲而加重病情。"

病人："好的。"

### 2. 搬运病人

护士甲：推平车至病人床旁，平车与床平行，贴近床缘。扳制动闸使平车制动。"阿姨，现在我们准备搬运您上平车，您不要紧张。"

病人："我不紧张"。

护士丙（站于床的另一侧）："阿姨，我现在要将一条中单铺在您的腰、臀下方，一会儿方便搬运您上平车。"

护士丙将中单小心铺于病人腰、臀下方，护士丁站于平车一侧将中单部分拉出。操作时动作要轻稳，避免病人腰部的屈曲。护士乙站于床尾。

护士甲："阿姨，请您将双手交叉于胸前，放轻松。"

病人："好的。"

护士甲在床头处用双手托住病人头、颈、肩及胸部；护士乙抬起病人双足；护士丙和护士丁分别抓住中单四角。搬运者双下肢前后分开站立，略屈膝屈髋。

护士甲："一、二、起"，四人同时抬起病人，向平车处移动，将病人放于平车中央。

护士甲："阿姨，您现在感觉怎么样？有什么不舒服吗？我为您盖上被，防止转运过程中着凉。"

### 3. 运送病人

护士："阿姨，现在我就护送您去病区。在推行过程中，如果您有不适请随时告诉我。"

病人："好的，暂时没有什么不舒适。"

**知识拓展—课程素养** ▶▶▶

转运病人前，应对病人进行正确评估，确定转运级别，然后根据病情选择合适的转运工具，保证转运过程中病人的安全。

病人转运分为以下三个级别：

（1）A级：符合特定条件，如生命体征不稳定、使用机械或人工呼吸器、随时有病情变化等，需要医师护士转运。

（2）B级：生命体征平衡，但存在特定情况，如持续静脉使用血管活性药物、有创动脉导管置管等，需要两个以上护理人员转运。

（3）C级：生命体征平稳，但存在特定情况，如静脉输液、持续输氧、使用人工气道等，需要护士转运。

## 课后习题

1. 两人搬运病人时，下列操作正确的是（　　　）。

　　A. 两位护士分别站立在床两侧　　　　B. 甲托起病人头、颈、腰部和臀部

　　C. 甲托起病人头、颈、肩部和腰部　　D. 乙托病人下肢和足部

　　E. 乙托病人臀部和足部

2. 护士采用挪动法协助病人从床上向平车移动的顺序是（　　　）。

　　A. 上身、臀部、下肢　　　　　　　　B. 上身、下肢、臀部

　　C. 下肢、臀部、上肢　　　　　　　　D. 臀部、上身、下肢

　　E. 臀部、下肢、上身

3. 男，50岁。因车祸昏迷送来急诊，初步诊断为颅骨骨折、股骨干骨折。医嘱：开放静脉通路，进行X线检查。护士护送病人时，不妥的做法是（　　　）。

　　A. 选用平车运送

　　B. 护士站在病人头侧

　　C. 护送时注意保暖

　　D. 检查时，护士暂时离开X线摄片室

　　E. 运送期间暂停输液

4. 男，27岁。因车祸致颈椎、腰椎多处骨折，准备收入骨科进行手术。护士拟用平车运送病人入病区，从病床移至平车宜选用的最佳方法是（　　　）。

　　A. 一人搬运法　　　　　　　　　　　B. 二人搬运法

　　C. 三人搬运法　　　　　　　　　　　D. 四人搬运法

　　E. 六人搬运法

5. 用平车运送病人时，错误的做法是（　　　）。

　　A. 护士在病人的头部一侧推车

　　B. 运送中保持输液通畅

　　C. 进门时先开门，再推平车进入

　　D. 上下坡时，病人头部应在高处一端

　　E. 病人头部应在平车小轮一端

6.关于危重病人的入院护理，下列可在最后进行的是（ ）。

A.测量生命体征 B.准备抢救用物

C.报告医生 D.介绍常规标本的留取方法

E.配合抢救后做好记录

7.一人使用平车搬运病人时，平车头端和床尾应呈（ ）。

A.锐角 B.直角

C.平行 D.钝角

E.连接

8.关于两人搬运病人法的叙述，下列正确的是（ ）。

A.甲托背部，乙托双腿 B.甲托头、肩部，乙托臀部

C.甲托颈、背部，乙托腰、臀部 D.甲托头、背部，乙托臀、小腿

E.甲托颈、肩、腰部，乙托臀、腘窝处

9.用平车搬运病人时，下列做法正确的是（ ）。

A.腰椎骨折病人搬运时，车上垫木板

B.下坡时，病人头在平车前端

C.输液者必须暂时中断输液

D.行进中保持病人头在平车前端

E.病人向平车挪动时，护士应先挪动下肢

10.病区护士护送一不能活动、体重超重的病人去门诊做检查，三人搬运病人上平车时，下列做法错误的是（ ）。

A.搬运者三人分别站于病床两侧及床尾 B.甲双手托住病人托、颈、肩及胸部

C.乙托住病人背、腰、臀部 D.丙托住病人膝部及双足

E.三人同时抬起病人，平稳移动

# 任务四

## 常用卧位及卧位的变换

**临床情境** ▶▶▶

**案例**

赵某，男，30岁。因右上腹疼痛剧烈，同时伴有高热于夜间被急诊科收治。经过医生的查体以及一些辅助检查，诊断为"急性胆囊炎合并穿孔"，随即在硬膜外麻醉下进行胆囊切除术。手术顺利，术后回普外科病室。

**工作任务**

1. 能正确描述各种卧位目的、方法及注意事项。

2. 结合临床情境正确实施卧位及卧位变换操作。

# 一、应用护理程序为病人制订护理方案

## 1. 常用卧位基础知识

卧位是指病人在休息、治疗和检查时所采取的卧床姿势。临床常根据病情为病人安置卧位，正确的卧位不仅使病人感到舒适，还能预防因长期卧床而造成的并发症，如妇科检查时可采取截石位、呼吸困难时可采取半坐卧位等。常用卧位如下。

视频：卧位分类与常见卧位安置

**仰卧位**

- **去枕仰卧位**
  - 姿势：病人去枕仰卧，头偏向一侧，双臂置于身体两侧，双腿自然放平，枕头横立于床头
  - 适用范围
    （1）昏迷或全身麻醉未清醒的病人：可防止呕吐物反流入气管而引起窒息或肺部并发症
    （2）脊髓腔穿刺术后或椎管内麻醉后6~8 h内的病人：可预防因颅内压降低而引起的头痛（穿刺后，脑脊液可自穿刺点漏出至脊膜外，造成颅内压降低，牵拉颅内静脉窦和脑膜等组织而引起头痛）

- **中凹卧位**
  - 姿势：病人仰卧，双臂置于身体两侧，抬高头胸部10°~20°，抬高下肢20°~30°。可在膝下垫软枕，以维持病人的舒适与稳定
  - 适用范围：休克病人。抬高头、胸部，有利于保持气道通畅，改善通气功能，从而改善缺氧症状；抬高下肢，有利于促进静脉血回流，增加心排血量，从而缓解休克症状

- **屈膝仰卧位**
  - 姿势：病人仰卧，头下垫枕，双臂置于身体两侧，双膝屈起并稍向外分开
  - 适用范围
    （1）腹部检查：有利于腹部肌肉放松，便于检查
    （2）导尿和会阴冲洗等：便于暴露操作部位，方便操作。使用该卧位时应注意保暖和保护病人隐私

**侧卧位**

- **姿势**
  - 病人侧卧，双臂屈肘，一只手放在胸前，另一只手放于枕边，下腿稍伸直，上腿弯曲。必要时可在胸腹部、背部、双膝之间放置软枕，以扩大支撑面、增加稳定性，使病人感到舒适与安全

- **适用范围**
  - （1）检查：肛门、胃镜与肠镜等检查，便于暴露操作部位，方便操作
  - （2）灌肠：病人臀部尽量靠近床缘，以便于插管和灌液
  - （3）臀部肌内注射：采用该体位注射时，病人应上腿伸直、下腿弯曲，以利于注射侧臀部肌肉的放松
  - （4）预防压力性溃疡：与平卧位交替，可预防因局部组织长期受压所致的压力性溃疡

**半坐卧位**

- **姿势**
  - 病人仰卧，根据需要先摇高床头支架，抬高上半身，再摇高膝下支架，以防止病人下滑。必要时，可在病人足底垫一软枕，防止病人足底触及床尾栏杆，以增加其舒适感。放平时，应先摇平膝下支架，再摇平床头支架

- **适用范围**
  - （1）颜面部及颈部手术后的病人：此卧位可减少局部出血
  - （2）心肺疾病引起呼吸困难的病人：此卧位借助重力作用使部分血液滞留于下肢和盆腔脏器内，减少回心血量，从而减轻肺淤血和心脏负担。同时，可使膈肌下降，胸腔容量增大，从而减轻腹腔内脏器对心肺的压力，增加肺活量，有利于气体交换，缓解呼吸困难
  - （3）腹腔、盆腔手术后或有炎症的病人：此卧位可使腹腔渗出液流入盆腔，防止感染向上蔓延引起膈下脓肿（由于盆腔腹膜具有抗感染能力较强、吸收较弱的特点，故可防止炎症扩散和毒素吸收、减轻中毒反应）。此外，腹部手术后的病人采取半坐卧位还可以松弛腹肌、减轻腹部切口缝合处的张力，以缓解疼痛、促进舒适，有利于切口愈合
  - （4）疾病恢复期体质虚弱的病人：此卧位有利于病人逐渐适应体位的改变，有利于向站立位过渡

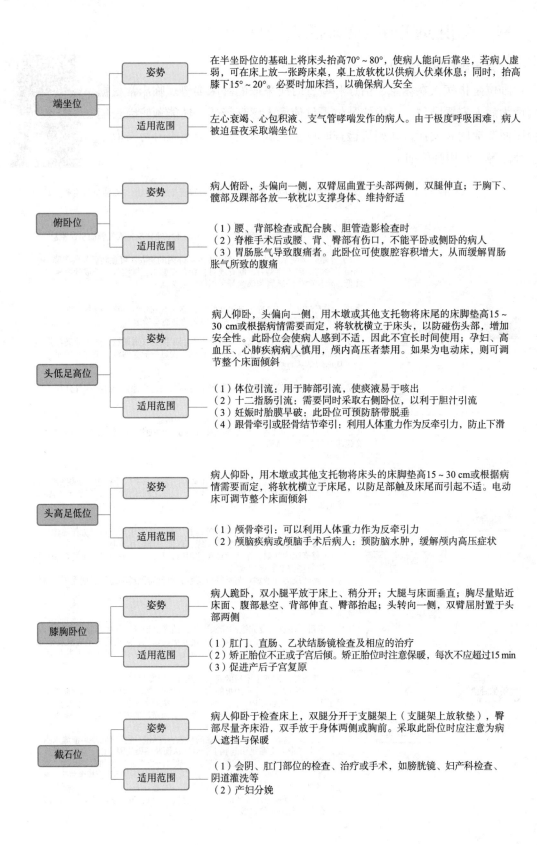

端坐位

　姿势　在半坐卧位的基础上将床头抬高70°～80°，使病人能向后靠坐，若病人虚弱，可在床上放一张跨床桌，桌上放软枕以供病人伏桌休息；同时，抬高膝下15°～20°。必要时加床挡，以确保病人安全

　适用范围　左心衰竭、心包积液、支气管哮喘发作的病人。由于极度呼吸困难，病人被迫昼夜采取端坐位

俯卧位

　姿势　病人俯卧，头偏向一侧，双臂屈曲置于头部两侧，双腿伸直；于胸下、髋部及踝部各放一软枕以支撑身体、维持舒适

　适用范围
（1）腰、背部检查或配合胰、胆管造影检查时
（2）脊椎手术后或腰、背、臀部有伤口，不能平卧或侧卧的病人
（3）胃肠胀气导致腹痛者。此卧位可使腹腔容积增大，从而缓解胃肠胀气所致的腹痛

头低足高位

　姿势　病人仰卧，头偏向一侧，用木墩或其他支托物将床尾的床脚垫高15～30 cm或根据病情需要而定，将软枕横立于床头，以防碰伤头部，增加安全性。此卧位会使病人感到不适，因此不宜长时间使用；孕妇、高血压、心肺疾病病人慎用，颅内高压者禁用。如果为电动床，则可调节整个床面倾斜

　适用范围
（1）体位引流：用于肺部引流，使痰液易于咳出
（2）十二指肠引流：需要同时采取右侧卧位，以利于胆汁引流
（3）妊娠时胎膜早破：此卧位可预防脐带脱垂
（4）跟骨牵引或胫骨结节牵引：利用人体重力作为反牵引力，防止下滑

头高足低位

　姿势　病人仰卧，用木墩或其他支托物将床头的床脚垫高15～30 cm或根据病情需要而定，将软枕横立于床尾，以防足部触及床尾而引起不适。电动床可调节整个床面倾斜

　适用范围
（1）颅骨牵引：可以利用人体重力作为反牵引力
（2）颅脑疾病或颅脑手术后病人：预防脑水肿，缓解颅内高压症状

膝胸卧位

　姿势　病人跪卧，双小腿平放于床上、稍分开；大腿与床面垂直；胸尽量贴近床面、腹部悬空、背部伸直、臀部抬起；头转向一侧，双臂屈肘置于头部两侧

　适用范围
（1）肛门、直肠、乙状结肠镜检查及相应的治疗
（2）矫正胎位不正或子宫后倾。矫正胎位时注意保暖，每次不应超过15 min
（3）促进产后子宫复原

截石位

　姿势　病人仰卧于检查床上，双腿分开于支腿架上（支腿架上放软垫），臀部尽量齐床沿，双手放于身体两侧或胸前。采取此卧位时应注意为病人遮挡与保暖

　适用范围
（1）会阴、肛门部位的检查、治疗或手术，如膀胱镜、妇产科检查、阴道灌洗等
（2）产妇分娩

## 2. 与卧位相关护理诊断

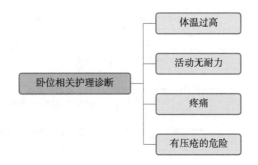

## 3. 应用护理程序为病人制订护理计划

| 开始日期 | 时间 | 护理诊断 | 预期目标 | 护理措施 | 签名 | 评价 | | |
|---|---|---|---|---|---|---|---|---|
| | | | | | | 日期/时间 | 结果 | 签名 |
| 10.20 | 6：00 | 体温过高：与术后感染有关 | 2 天内体温下降至正常 | 1. 每 4 小时监测病人生命体征一次<br>2. 遵医嘱给予物理降温或药物降温，抗炎、补液治疗<br>3. 准确测量并记录病人 24 h 出入量，遵医嘱执行饮水量<br>4. 出汗时随时更换衣服和被服，保持床单清洁干燥。做好皮肤、口腔护理 | 刘 × | 10.22 6：40 | 目标完全实现 | 刘 × |
| 10.20 | 8：00 | 活动无耐力：与心输出量减少有关 | 2 天内病人离床活动 | 1. 病人术后 6 h 去枕平卧后可逐渐变换为半坐卧位，视病人自身情况适当离床活动<br>2. 提供生活照护<br>3. 密切观察病情动态变化 | 刘 × | 10.22 8：00 | 目标完全实现 | 刘 × |
| 10.20 | 8：00 | 疼痛：与病人术后切口疼痛有关 | 3 天内病人疼痛减轻甚至消失 | 1. 遵照医嘱给予抗炎治疗<br>2. 通过卧位变换，减轻病人切口处张力，减轻疼痛 | 刘 × | 10.23 8：00 | 目标完全实现 | 刘 × |
| 10.20 | 8：00 | 有压疮的危险：与病人术后卧床有关 | 病人住院期间无压疮发生 | 1. 保护皮肤，避免外界机械力作用。做到"七勤"，勤观察、勤翻身、勤擦洗、勤按摩、勤更换、勤整理、勤交班<br>2. 避免局部理化因素的刺激，保持床单位清洁、整齐<br>3. 促进局部血液循环<br>4. 改善机体营养状况<br>5. 鼓励病人活动 | 刘 × | 10.27 8：00 | 目标完全实现 | 刘 × |

### 4.标准化沟通模式（SBAR）

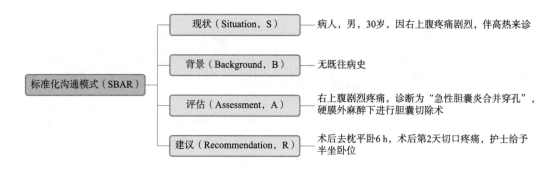

## 二、护理措施实施阶段——卧位变换操作评分标准及流程

### 1.卧位变换操作规程及评价标准

| 项目 | | 操作规程及评价标准 | 分值（分） | 扣分（分） | 备注 |
|---|---|---|---|---|---|
| 操作前准备（10分） | 用物准备 | 根据病人病情准备软枕头 | 2 | | |
| | 护士准备 | 衣帽整洁，修剪指甲，洗手，戴帽子口罩（根据病人具体情况决定护士人数） | 3 | | |
| | 病人准备 | 病人或家属了解移向床头的目的、过程及配合要点，情绪稳定，愿意配合 | 3 | | |
| | 环境准备 | 环境整洁、宽敞、室温适宜，光线充足，必要时进行遮挡 | 2 | | |
| 操作过程（70分） | 协助病人移向床头法 | 1.核对解释（5分）<br>核对床号、姓名，向病人及家属解释操作目的、过程及注意事项 | 5 | | |
| | | 2.安置导管（8分）<br>（1）将各种导管及输液装置安置妥当<br>（2）将盖被折叠于床尾或一侧<br>（3）根据病情放平床头支架，将枕头横立于床头 | 8 | | |
| | | 3.协助移位（20分）<br>一人协助<br>（1）病人仰卧屈膝，双手握住床头栏杆，双脚蹬床面<br>（2）护士一手托住病人肩背部，一手托住臀部助力，协助其移向床头 | 10 | | |
| | | 二人协助<br>（1）病人仰卧屈膝<br>（2）护士分别站床的两侧，交叉托住病人的肩部和臀部，或一人托住颈肩部及腰部，一人托住臀部及腘窝部，两人同时抬起病人移向床头 | 10 | | |
| | | 4.整理洗手（2分）<br>（1）安置病人于舒适卧位，整理病人床单位<br>（2）洗手 | 2 | | |

续表

| 项目 | | 操作规程及评价标准 | 分值（分） | 扣分（分） | 备注 |
|---|---|---|---|---|---|
| 操作过程（70分） | 协助病人翻身侧卧法 | 1. 核对解释<br>核对床号、姓名，向病人及家属解释操作目的、过程、注意事项 | 5 | | |
| | | 2. 安置导管<br>将各种导管及输液装置等安置妥当 | 5 | | |
| | | 3. 安置病人<br>病人仰卧，双肘屈曲，双手放于腹部 | 2 | | |
| | | 4. 协助翻身<br>一人协助<br>（1）先将枕头移向近侧，然后将病人的肩部、臀部移向近侧，再将病人的双下肢移近并屈曲<br>（2）护士一手扶病人肩、一手扶病人膝，轻轻将其推转向对侧，背对护士，将软枕垫于病人背部、胸前和膝部，使之舒适、安全 | 10 | | |
| | | 两人协助<br>（1）甲、乙两护士站于病人同侧，先将枕头移向近侧，护士甲托病人颈肩部和腰部，护士乙托病人臀部和腘窝，同时将病人抬起移向近侧<br>（2）两护士分别扶托病人肩、腰、臀和膝部，轻推使其转向对侧，将软枕垫于病人背部、胸前和膝部 | 10 | | |
| | | 5. 检查安置<br>（1）检查并安置病人肢体，保持各关节处于功能位置<br>（2）检查、保持各种管路通畅 | 2 | | |
| | | 6. 洗手记录<br>（1）洗手：避免交叉感染<br>（2）记录：记录翻身时间和皮肤情况 | 1 | | |
| 注意事项（10分） | | 1. 根据病人病情和皮肤受压情况确定翻身间隔的时间，在协助病人更换体位时应注意观察局部情况。若发现病人皮肤有红肿或破损，则应及时处理并酌情增加翻身次数、记录于翻身卡上，同时做好交接班工作<br>2. 协助病人更换体位时，应先将病人身体抬离床面后再进行进一步操作，切忌拖、拉、推、拽等动作，以免造成人为的皮肤擦伤；若两人协助翻身，则应注意动作的协调与轻稳<br>3. 协助有特殊情况的病人更换体位时应给予特殊处理：若病人身上带有各种导管，翻身或移动前应先将管道妥当安置，变换卧位后仔细检查，防止出现导管扭曲、折叠、受压、移位、脱落等情况，确保管道通畅；为手术后病人翻身前，应先检查伤口敷料是否干燥、有无脱落，若敷料潮湿或已脱落，则应先换药再翻身，翻身后注意避免压迫伤口；颅脑手术后的病人，应协助其取健侧卧位或平卧位，翻身时避免剧烈翻转头部以免引起脑疝，导致病人突然死亡；为牵引病人翻身时，不可放松牵引；为石膏固定或有较大伤口病人翻身后，应使用软垫支撑以防肢体或伤口受压<br>4. 协助病人更换体位时护士应注意节力原则。翻身时，让病人尽量靠近护士，使重力线通过支撑面来保持平衡；同时，缩短重力臂可以达到安全、省力的目的 | 10 | | |

续表

| 项目 | 操作规程及评价标准 | 分值<br>（分） | 扣分<br>（分） | 备注 |
|---|---|---|---|---|
| 效果<br>评价<br>（10分） | （1）病人能配合操作，并且病人安全、舒适，受压部位的皮肤情况得到改善<br>（2）护士动作轻稳、协调<br>（3）护患沟通有效，需要得到满足 | 10 | | |

## 2. 依据临床情境为病人进行卧位变换——操作流程

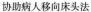

协助病人移向床头法

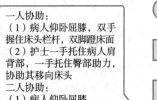

一人协助：
（1）病人仰卧屈膝，双手握住床头栏杆，双脚蹬床面
（2）护士一手托住病人肩背部，一手托住臀部助力，协助其移向床头
二人协助：
（1）病人仰卧屈膝
（2）护士分别站床的两侧，交叉托住病人的肩部和臀部，或一人托住颈肩部及腰部，一人托住臀部及腘窝部，两人同时抬起病人移向床头

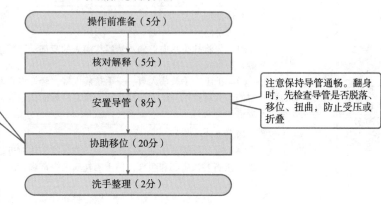

操作前准备（5分）

核对解释（5分）

安置导管（8分）

注意保持导管通畅。翻身时，先检查导管是否脱落、移位、扭曲，防止受压或折叠

协助移位（20分）

洗手整理（2分）

协助病人翻身侧卧法

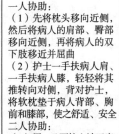

一人协助：
（1）先将枕头移向近侧，然后将病人的肩部、臀部移向近侧，再将病人的双下肢移近并屈曲
（2）护士一手扶病人肩、一手扶病人膝，轻轻将其推转向对侧，背对护士，将软枕垫于病人背部、胸前和膝部，使之舒适、安全
二人协助：
（1）甲、乙两护士站于病人同侧，先将枕头移向近侧，护士甲托病人颈肩部和腰部，护士乙托病人臀部和腘窝，同时将病人抬起移向近侧
（2）两护士分别扶托病人肩、腰、臀和膝部，轻推使其转向对侧，将软枕垫于病人背部、胸前和膝部

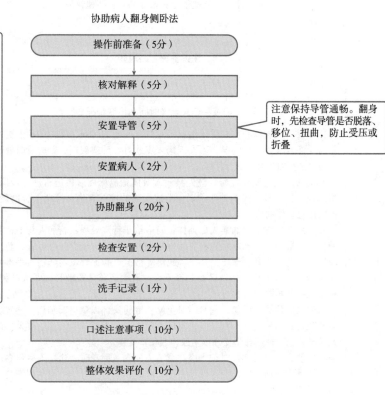

操作前准备（5分）

核对解释（5分）

安置导管（5分）

注意保持导管通畅。翻身时，先检查导管是否脱落、移位、扭曲，防止受压或折叠

安置病人（2分）

协助翻身（20分）

检查安置（2分）

洗手记录（1分）

口述注意事项（10分）

整体效果评价（10分）

## 三、卧位变换操作与病人沟通口述

### 1. 环境准备

环境整洁、宽敞、安全，物品放置合理。

### 2. 卧位变换

护士："您好，请问您叫什么名字？我是您的责任护士，您现在感觉怎么样？为了使您更舒适，预防压疮，促进伤口愈合，我今天协助您变换卧位，您看可以吗？您感觉病房温暖吗？"

病人："可以，病房温暖。"

护士："好的，您稍等我去准备用物，操作过程中希望您能配合。"

---

**知识拓展—课程素养** ▶▶▶

习近平总书记指出"广大医务工作者要恪守医德医风医道，修医德、行仁术，怀救苦之心、做苍生大医，努力为人民群众提供更加优质高效的健康服务。"白衣天使是维护人类健康和幸福的重要力量，要时刻为生命奔跑，为健康护航，在平凡的岗位绽放青春。

**课后习题**

1. 病人男，45岁。因大量饮酒后出现呕血，护士应协助病人取（　　　）。
   - A. 俯卧位
   - B. 半卧位
   - C. 平卧位，头偏向一侧
   - D. 中凹卧位
   - E. 头低足高位

2. 病人女，32岁。因宫外孕造成失血性休克入院。该病人的卧位应为（　　　）。
   - A. 头低足高位
   - B. 去枕仰卧位
   - C. 中凹卧位
   - D. 半坐卧位
   - E. 头高足低位

3. 病人男，45岁。患胃溃疡5年。现出现腹部不适、恶心，继而呕吐大量鲜血。查体：呼吸急促，脉搏细速，血压为70/50 mmHg。护士应安置病人取（　　　）。
   - A. 平卧位
   - B. 侧卧位
   - C. 屈膝仰卧位
   - D. 中凹卧位
   - E. 头高足低位

4.病人女，55岁。反复咳嗽、咳痰10年余，最近2天因劳累后心悸、气促。入院时有明显发绀，呼吸困难，护士应协助病人取（　　）。

A.半坐卧位　　　　　　　　　　　　B.平卧位

C.侧卧位　　　　　　　　　　　　　D.头高足低位

E.头低足高位

5.病人女，25岁。车祸导致面部开放性伤口，经清创缝合后，暂时入院观察，应采取的体位是（　　）。

A.膝胸卧位　　　　　　　　　　　　B.俯卧位

C.半坐卧位　　　　　　　　　　　　D.侧卧位

E.仰卧位

6.病人女，30岁。怀孕10个月。2小时前阴道流出水样物约300 mL，无子宫规律收缩征象而急诊入院，诊断为胎膜早破。入院后应采取的卧位是（　　）。

A.头高足低位　　　　　　　　　　　B.去枕平卧位

C.头低足高位　　　　　　　　　　　D.仰卧屈膝位

E.膝胸卧位

7.病人男，38岁。进行乙状结肠镜检查，应采取的体位是（　　）。

A.头低足高位　　　　　　　　　　　B.头高足低位

C.仰卧位　　　　　　　　　　　　　D.膝胸卧位

E.端坐位

8.病人男，68岁。体重60 kg，胃癌术后第二天，护士要帮助病人移向床头，护士的做法不妥的是（　　）。

A.向病人解释以取得合作　　　　　　B.移动之前应固定床轮

C.将枕头横立于床头　　　　　　　　D.搬运时病人双手放在胸腹前

E.协助病人取仰卧屈膝位

9.病人女，62岁。下肢瘫痪，长期卧床并用盖被保暖。为保护双足功能，可选用的保护用具是（　　）。

A.床栏　　　　　　　　　　　　　　B.宽绷带

C.肩部约束带　　　　　　　　　　　D.支被架

E.膝部约束带

10.病人男，35岁。因"头部外伤"急诊入院。浅昏迷。CT提示颅内血肿，脑挫裂伤。在全麻下行颅内血肿清除术。术后返回病房，正确的体位是（　　）。

A.侧卧位　　　　　　　　　　　　　B.去枕仰卧位，头偏向一侧

C.头高足低位　　　　　　　　　　　D.头低足高位

E.中凹卧位

# 任务五

# 无菌技术

 学习要点

知识目标：掌握无菌技术操作原则。

能力目标：能正确规范完成无菌技术操作。

素质目标：具有无菌观念及严谨的工作态度，具有慎独修养、良好的沟通能力、团队合作意识，预防和控制医院感染的发生。

**临床情境** ▶▶▶

### 案例

赵某，男，51岁，入院诊断急性阑尾炎，术后第三天见手术切口处有少量淡黄色的渗出液，需要配合医生进行换药处置。

### 工作任务

能够应用无菌技术及遵循无菌技术操作原则为病人换药。

视频：无菌技术

# 一、应用护理程序为病人制订护理方案

## 1. 无菌技术基础知识

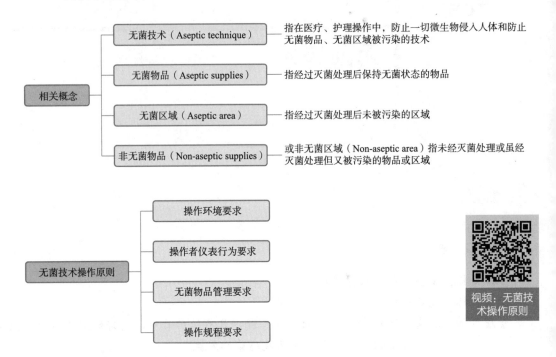

| 相关概念 | 无菌技术（Aseptic technique） | 指在医疗、护理操作中，防止一切微生物侵入人体和防止无菌物品、无菌区域被污染的技术 |
| --- | --- | --- |
| | 无菌物品（Aseptic supplies） | 指经过灭菌处理后保持无菌状态的物品 |
| | 无菌区域（Aseptic area） | 指经过灭菌处理后未被污染的区域 |
| | 非无菌物品（Non-aseptic supplies） | 或非无菌区域（Non-aseptic area）指未经灭菌处理或虽经灭菌处理但又被污染的物品或区域 |

| 无菌技术操作原则 | 操作环境要求 |
| --- | --- |
| | 操作者仪表行为要求 |
| | 无菌物品管理要求 |
| | 操作规程要求 |

视频：无菌技术操作原则

## 2. 与无菌技术相关护理诊断

| 无菌技术相关护理诊断 | 有感染的风险 |
| --- | --- |

## 3. 使用护理程序为病人制订护理方案

| 开始日期 | 时间 | 护理诊断 | 预期目标 | 护理措施 | 签名 | 评价 | | |
| --- | --- | --- | --- | --- | --- | --- | --- | --- |
| | | | | | | 日期/时间 | 结果 | 签名 |
| 11.11 | 10：00 | 有感染的危险：与急性阑尾炎术后有关 | 一周内病人未发生并发症，或并发症被及时发现并有效处理 | 1. 遵医嘱定时测量体温、脉搏、血压及呼吸，并准确记录 2. 保持切口敷料清洁、干燥 3. 观察切口愈合情况，及时发现出血及切口感染的征象，定期换药 | 刘× | 11.17 10：40 | 目标完全实现 | 刘× |

## 4.标准化沟通模式（SBAR）

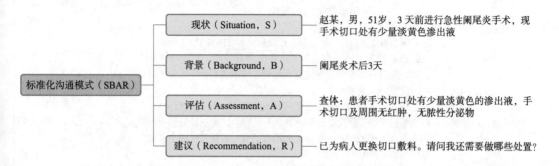

## 二、护理措施实施阶段——无菌技术护理技术操作评分标准及流程

### 1.无菌技术操作规程及评价标准

| 项目 | | 操作规程及评价标准 | 分值（分） | 扣分（分） | 备注 |
|---|---|---|---|---|---|
| 准备（10分） | 环境评估 | 口述：操作环境宽敞整洁，操作前半小时停止清扫工作，减少人员走动，操作台清洁、平坦、干燥（1分） | 1 | | |
| | 护士准备 | 护士着装整齐，仪表端庄，剪短指甲（2分），洗手（1分），戴口罩（1分），计时开始 | 4 | | |
| | 用物准备 | 治疗车上：无菌持物钳及容器、治疗盘、无菌治疗巾包、无菌弯盘包、带盖方盘（内盛弯盘）、无菌手套、无菌剪刀包、速手消、换药碗、擦布、消毒棉签、无菌溶液（袋、瓶）、启瓶器治疗车前：医用垃圾桶、生活垃圾桶等（缺一件扣0.5分，共4分）摆放位置合理（1分） | 5 | | |
| 操作过程（85分） | 无菌持物钳使用法 | 拿取无菌持物钳时，钳端应闭合向下（1分），垂直取出（1分），取放时，钳端不可触及容器口边缘（1分）。用后钳端闭合（1分），快速垂直放回容器内，关闭容器盖（1分）。每个无菌容器只能盛放一把无菌持物钳。无菌持物钳不能夹取未灭菌的物品，也不能用于换药、消毒皮肤或夹取油纱布。到远处取物品时，连同无菌容器一同移至物品旁。使用无菌持物钳时不能低于腰部以下。打开后的无菌持物钳及容器应每4 h更换1次（5分） | 10 | | |
| | 无菌容器使用法 | 检查无菌容器灭菌日期、失效日期、灭菌标识（2分）。左手持盖平移打开带盖方盘（1分），右手持无菌持物钳夹取弯盘，垂直夹取，无菌持物钳及物品不可触及容器边缘（2分）。取物后立即将盖盖严（2分）。左手接弯盘，双手托底放于操作台上，手不可触及容器边缘及内面（3分） | 10 | | |

| 项目 | | 操作规程及评价标准 | 分值（分） | 扣分（分） | 备注 |
|---|---|---|---|---|---|
| 操作过程（85分） | 取用无菌溶液法 | 1. 取盛有无菌溶液的密封瓶，擦净瓶盖及瓶体灰尘（3分）<br>2. 核对标签上的药名、剂量、浓度和有效期，检查瓶盖是否完好，瓶身有无裂缝，溶液有无沉淀、浑浊或变色（边做边口述0.5分/漏项，共6分）<br>3. 按无菌原则打开瓶塞，手不可触及瓶口及瓶塞内面（3分）。标签朝向手心，倒出少许溶液旋转冲洗瓶口，再由原处倒出溶液至无菌容器中（5分），倒溶液时高度适宜，避免液体溅出或瓶口接触容器口周围（4分）<br>4. 倒好溶液后立即将瓶盖拧紧（2分），如第一次开瓶，需记录开启日期、时间，失效日期、时间并签名（2分） | 25 | | |
| | 无菌包使用法 | 1. 移无菌持物钳放于大方盘边（1分）<br>2. 检查无菌包名称，有无破损、潮湿，灭菌日期（1分），胶带是否变色（1分）<br>3. 将无菌治疗巾包放在操作台上，用手打开外层包布，使用无菌持物钳打开内层包布，顺序为外角，右侧角，左侧角，内角（跨越无菌区扣2分），暴露无菌物品，检查灭菌指示卡（1分），将无菌治疗巾用无菌持物钳夹取（1分）放于治疗盘内。无菌包内有剩余物品，按原折痕包好（1分），注明开包日期及时间（1分）（口述：未用完的无菌包有效期为24 h）（1分） | 10 | | |
| | 铺无菌盘法 | 1. 双手捏住无菌治疗巾上层两角的外面抖开，铺于治疗盘上，双手捏住无菌治疗巾上层（手不可触及无菌治疗巾内面），两角展开双折铺于治疗盘上（1分），上层扇形折叠，开口边向外（1分）<br>2. 取无菌弯盘包，检查名称、有无破损、潮湿、灭菌日期（1分），胶带是否变色（1分）<br>3. 将无菌弯盘包放在操作台上，用手打开外层包布，并用无菌持物钳打开内层包布（1分），将无菌弯盘用持物钳夹取放于无菌治疗盘内（1分）<br>4. 放入无菌物品后，展开扇形折叠层，盖住物品（1分），上下层边缘对齐（1分）。开口处向上反折两次，两侧边缘向下反折后备用，书写铺盘时间放于盘内（1分）（口述：铺好的无菌盘有效期为4 h）（1分） | 10 | | |
| | 戴脱无菌手套法 | 1. 洗手（2分）<br>2. 选择无菌手套号码（1分），核对灭菌日期（1分），检查有无潮湿、破损（1分）<br>3. 打开无菌手套包，一只手掀起手套袋开口处，另一只手捏住一只手套的翻折部分（手套内面）<br>4. 取出手套（1分），对准五指戴上；未戴手套的手掀起手套另一只袋口，用戴好手套的手插入另一只手套反折内面（手套外面）（1分），取出手套，同法戴好（2分）（污染、撕破手套均不得分）。将手套翻边扣套在衣袖外面（1分），双手对合交叉于胸前，检查是否漏气（1分）（口述："操作完毕"）（1分）<br>5. 双手放于操作台下（2分），一只手捏住另一只手套腕部外面，翻转脱下。再以脱下手套的手插入另一只手套内，将其往下翻转脱下（2分）（口述：手套如有破损需立即更换，翻转脱下）（1分）。用物整理，将用过的手套放入医用垃圾袋内（1分），洗手（2分）（计时结束） | 20 | | |

续表

| 项目 | 操作规程及评价标准 | 分值（分） | 扣分（分） | 备注 |
|------|------|------|------|------|
| 评价（5分） | 1. 操作熟练，步骤正确（1分）<br>2. 遵循无菌原则和查对制度（2分）<br>3. 完成操作时间：10 min（超出30 s扣1分，共2分） | 5 | | |

## 2. 依据临床情境为病人进行无菌技术操作？——操作流程

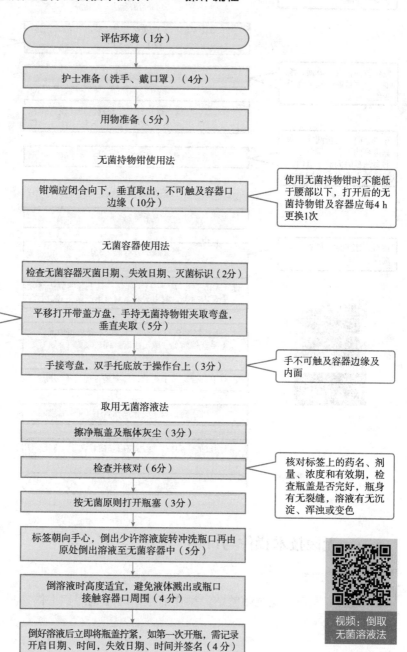

评估环境（1分）

护士准备（洗手、戴口罩）（4分）

用物准备（5分）

无菌持物钳使用法

钳端应闭合向下，垂直取出，不可触及容器口边缘（10分） —— 使用无菌持物钳时不能低于腰部以下，打开后的无菌持物钳及容器应每4 h更换1次

无菌容器使用法

检查无菌容器灭菌日期、失效日期、灭菌标识（2分）

无菌持物钳及物品不可触及容器边缘。取物后立即将盖盖严 —— 平移打开带盖方盘，手持无菌持物钳夹取弯盘，垂直夹取（5分）

手接弯盘，双手托底放于操作台上（3分） —— 手不可触及容器边缘及内面

视频：使用无菌持物钳法

取用无菌溶液法

擦净瓶盖及瓶体灰尘（3分）

视频：使用无菌容器法

检查并核对（6分） —— 核对标签上的药名、剂量、浓度和有效期，检查瓶盖是否完好，瓶身有无裂缝，溶液有无沉淀、浑浊或变色

按无菌原则打开瓶塞（3分）

标签朝向手心，倒出少许溶液旋转冲洗瓶口再由原处倒出溶液至无菌容器中（5分）

倒溶液时高度适宜，避免液体溅出或瓶口接触容器口周围（4分）

视频：倒取无菌溶液法

倒好溶液后立即将瓶盖拧紧，如第一次开瓶，需记录开启日期、时间，失效日期、时间并签名（4分）

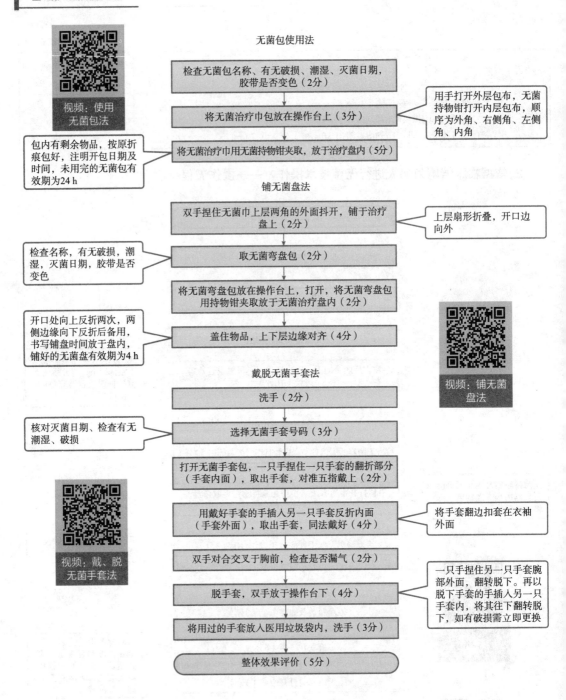

## 三、无菌技术操作与口述

### 1. 评估环境

口述："操作环境宽敞整洁，操作前半小时停止清扫工作，减少人员走动，操作台清洁，平坦，干燥"。

### 2. 护士准备

口述："护士着装整齐，仪表端庄，剪短指甲"，洗手，戴口罩。用物合理摆放，放于治疗车上。

### 3. 无菌持物钳使用法

口述："无菌持物钳包在有效期内，化学指示胶带已变色，包布无潮湿，可以使用"。打开（按无菌操作原则，注意打开顺序），用卵圆钳取出化学指示条。口述："化学指示条已变色"，取出无菌持物钳筒，将化学指示胶带粘于无菌持物钳筒外壁，记录开包日期、时间、责任者，有效期 4 h，开盖，取钳（手持无菌持物钳上 1/3、闭合钳端，垂直取出，关闭容器盖），口述："每个无菌容器只能盛放一把持物钳。无菌持物钳不能夹取未灭菌的物品，也不能用于换药、消毒皮肤或夹取油纱布。到远处取物品时，连同无菌容器一同移至物品旁。使用无菌持物钳时不能低于腰部以下。打开后的无菌持物钳及容器应每4 h 更换 1 次"。放钳（闭合钳端，打开容器盖，快速垂直放回容器，松开轴节，关闭容器盖）。

### 4. 无菌容器使用法

口述："无菌容器在有效期内，化学指示胶带已变色"。护士左手持盖平移打开带盖方盘，右手持无菌持物钳夹取弯盘，垂直夹取（无菌持物钳及物品不可触及容器边缘），取物后立即将盖盖严，左手接弯盘，双手托底放于操作台上（手不可触及容器边缘及内面）。

### 5. 取用无菌溶液法

擦净瓶盖及瓶体，口述："0.9% 氯化钠溶液在有效期内，瓶口无松动、瓶身无裂痕"。倒转溶液，口述："溶液澄清、透亮、无变色、无浑浊、无沉淀、无絮状物，可以使用"。开盖（标签朝向自己手心），冲洗瓶口，倒溶液于治疗碗内，盖瓶盖，记录开瓶日期、开瓶者，口述："已开启的无菌溶液有效期为 24 h"。

### 6. 无菌包使用法

口述："无菌治疗巾包在有效期内，化学指示胶带已变色，包布无潮湿，可以使用"。将无菌治疗巾包放在操作台上，用手打开外层包布，无菌持物钳打开内层包布，顺序为外角、右侧角、左侧角、内角，暴露无菌物品，检查灭菌指示卡，将无菌治疗巾用无菌持物钳夹取放于治疗盘内。无菌包内有剩余物品，按原折痕包好，注明开包日期及时间。口述："未用完的无菌包有效期为 24 h"。

### 7. 铺无菌盘法

双手捏住无菌治疗巾上层两角的外面抖开，铺于治疗盘上，双手捏住无菌治疗巾上层（手不可触及无菌巾内面），扇形三折，开口向外，取无菌弯盘包检查，口述："无菌弯盘包在有效期内，化学指示胶带已变色，包布无潮湿，可以使用"，打开，使用无菌持物钳夹取弯盘放于无菌治疗盘内，展开扇形折叠层，盖住物品，上下层边缘对齐。开口处向上反折，两侧边缘向下反折后备用，书写铺盘时间放于盘内，口述："铺好的无菌盘有效期为 4 h"。

### 8. 戴脱无菌手套法

洗手，口述："无菌橡胶医用手套在有效期内，手套大小合适，包装完好，无漏气，可以使用"。打开，用一只手掀起手套袋开口处，另一只手捏住一只手套的翻折部分（手套内面），取出手套，对准五指戴上；未戴手套的手掀起手套另一只袋口，用戴好手套的手插入另一只手套反折内面（手套外面），取出手套，同法戴好。将手套翻边扣套在衣袖外面，双手对合交叉于胸前，检查是否漏气，口述："操作完毕。"双手放于操作台下，用一只手捏住另一只手套腕部外面，翻转脱下。再以脱下手套的手插入另一只手套内，将其往下翻转脱下，口述："手套如有破损需立即更换，翻转脱下"。将用过的手套放入医用垃圾袋内，洗手。

### 知识拓展—课程素养 ▶▶▶

无菌技术是指在医疗护理操作过程中，防止一切微生物侵入人体，防止无菌物品与无菌区域被污染的技术。回顾无菌技术发展史，有三位科学家作出了重大贡献，值得我们纪念。

#### 1. 列文虎克——微生物的开山祖

列文虎克（Leeuwenhoek），1632—1723 年，荷兰人，是世界上第一个研制出放大200 多倍显微镜的人。在他的一生中磨制了超过 500 个镜片，并制造了 400 种以上的显微镜，其中有 9 种至今仍有人使用。他通过观察井水、牙垢及人和动物的粪便，发现了一个由球形、杆形与螺形细菌等微生物组成的微观世界，从而成为世界上第一个发现微生物的人。但是，当时并不知道这些微生物有什么作用，只是作为一种新奇轰动了全世界。但 100 多年以后，当人们在用倍数更高的显微镜重新观察列文虎克描述的形形色色的"小动物"，并知道它们会引起人类严重疾病和产生许多有用物质时，才真正认识到列文虎克对人类认识世界所作出的伟大贡献。

#### 2. 巴斯德——微生物学的奠基人

巴斯德（Pasteur），1822—1895 年，法国人，微生物学的奠基人。在列文虎克发现微生物 100 多年后，巴斯德对微生物进行了一系列创造性的研究工作，取得了重大成果。他用一生的精力证明了三个科学问题。

（1）每种发酵作用都是由于一种微生物作用的结果，他发现用加热的方法可以杀灭那些让啤酒变苦的恼人的微生物。很快，"巴氏消毒法"便应用在各种食物和饮料上。

（2）每种传染病都是一种微生物在生物体内的发展所致，并找到了狂犬病、鸡霍乱、炭疽病、蚕病的病因和治疗方法。

（3）传染病的微生物在特殊的培养之下可以减轻毒力，使他们从病菌变成防病的疫苗。他意识到许多疾病均由微生物引起，于是建立了细菌理论，是巴斯德第一个把列文虎克显微镜下的微生物与人类疾病联系起来，揭示了许多人类疾病的真正病因。现代科学已经证明，人类的大部分疾病是由微生物引起的。从此，整个医学迈进了细菌学时代，得到了空前的发展。因此，人们的寿命在一个世纪里延长了 30 年之久。

**3. 利斯特——无菌技术的创始人**

利斯特（Lister），1827—1912 年，英国人，外科医生，无菌技术的创始人。利斯特在巴斯德的一系列研究成果的启发下，创立了李氏外科消毒法（Listerism），即用石炭酸喷雾消毒手术室，用煮沸法消毒手术用具，用石炭酸溶液浸湿的纱布覆盖伤口，来隔绝伤口与空气的接触，从而大大降低了术后伤口感染率和死亡率，使他所在的爱丁堡医院成为全世界术后伤口感染率和死亡率最低的医院，世界各国的医生、护士纷纷前往参观、学习。所以，利斯特为无菌技术指明了道路，并奠定了基础。

**4. 无菌技术的临床应用**

在 1854—1856 年的克里米亚战争中，当时前线战场上伤病员的死亡率高达 50%，佛洛伦斯·南丁格尔（Florence Nightingale）率领 38 名护士奔赴前线护理伤病员，由于她和全体护理人员的精心护理，在短短的半年时间内使英国前线伤员的死亡率降到了 2.2%。南丁格尔到底做了什么产生了如此神奇的效果？归纳起来南丁格尔主要做了以下六件事：为伤员清洗伤口，消毒物品；设法调整饮食，加强伤员营养；积极整顿医院环境，改变卫生面貌；建立了阅览室和游艺室，以调剂士兵的生活；关心士兵心理活动并注重与士兵心理沟通，以调整士兵心理状态；重整军中邮务，以利士兵与家人通信。用现代医学与护理观点去分析这六件事可知，引起半年时间内伤员的死亡率由 50% 降到 2.2% 的主要原因应该是第一条，其理由是南丁格尔与利斯特是同时代的人，受利斯特外科消毒法的影响对伤员清洗伤口，消毒物品，这实质就是无菌技术的临床应用而产生的效果。因此，南丁格尔是第一个运用无菌技术取得奇特护理效果的人。护理工作从此受到了社会重视，为以后南丁格尔成为护理学创始人奠定了基础。

无菌技术从利斯特开始，经过前辈们一百多年的临床应用而得到了不断的完善与发展，现已成为世界卫生组织（WHO）有效控制医院感染的关键措施之一，是每个医护人员必须具备的一项最基本的技术。临床应用非常广泛，只要操作中有无菌物品存在，就有无菌技术操作，如手术、注射、输液、输血、导尿、穿刺、抽血等。归纳起来，目前临床上进行无菌技术操作共有两种情况：第一种是戴无菌手套操作，用于对人体损伤较大、时间较长的操作，如各种手术、穿刺、导尿等。当戴着无菌手套进行无菌操作时，手属于无菌区，不可触及非无菌物品及非无菌区；第二种是未戴无菌手套操作，如注射、输液等常见操作，可以不戴无菌手套操作。当没有戴无菌手套进行无菌操作时，手属于非无菌区，不可触及无菌物品或跨越无菌区。

总之，无菌技术的操作方法是根据科学原理而制定的，任何一个环节都不能违反，否则就会造成感染的机会，给病人带来不应有的痛苦和危害。因此，每个医护人员都必须具有无菌观念，正确熟练地掌握无菌技术，严格遵守无菌技术操作原则与操作规程，确保病人的安全。

**课后习题**

1. 打开无菌包时，下列说法中错误的是（　　　）。
   A. 将无菌包放在清洁、干燥、平稳处
   B. 先打开一角，将包布带卷起，再将其他角先后打开
   C. 用无菌持物钳夹取无菌物品
   D. 无菌包内物品一次未用完时，可按原折痕包好
   E. 无菌包被浸湿后，如未污染需烘干后再用

2. 使用无菌容器时，下列说法中错误的是（　　　）。
   A. 打开无菌容器盖时，盖的内面须向上放置
   B. 手不可触及无菌容器及盖的内面
   C. 用毕立即将无菌容器盖严
   D. 手持无菌弯盘，应托住底部
   E. 取出的无菌物品未被污染，应立即放回无菌容器内

3. 无菌容器打开后，应记录开启的日期、时间，其有效时间不超过（　　　）h。
   A. 4                          B. 12
   C. 24                         D. 8
   E. 48

4. 无菌盘的有效期不超过（　　　）。
   A. 4 h                        B. 24 h
   C. 3 天                       D. 7 天
   E. 14 天

5. 关于戴脱无菌手套的操作，下列描述中错误的是（　　　）。
   A. 戴手套前先将手洗净擦干
   B. 核对手套袋外标明的手套号码，灭菌日期
   C. 取出滑石粉，用后放回袋内
   D. 戴好手套后两手置腰部水平以上
   E. 脱手套时，将手套口翻转脱下

6. 打开无菌治疗巾时，不需要重点检查的项目为（　　　）。
   A. 有无破损                   B. 失效期
   C. 消毒指示带是否变色         D. 有无潮湿
   E. 治疗巾的数量

7. 下列违背了无菌技术操作原则的是（　　　）。
   A. 打开无菌容器盖时，盖的内面向上放置
   B. 手持无菌容器时，应托住边缘部分
   C. 倒取无菌溶液时，手不可触及瓶塞的内面
   D. 戴手套的手不可触及另一手套的内面
   E. 揭开无菌盘时，双手捏住盖巾外面双角

8. 取用无菌溶液时，下列做法不符合无菌原则的是（　　　）。

    A. 打开瓶盖，常规消毒瓶塞　　　　　　B. 双手将橡皮胶塞边缘向上翻起

    C. 手握瓶直接倒液入无菌容器中　　　　D. 倒液后即消毒瓶塞盖回

    E. 剩余溶液在 24 h 内可用

9. 在无菌技术操作原则中，预防交叉感染的关键措施是（　　　）。

    A. 操作区域要清洁、宽敞

    B. 取无菌物品时，必须使用无菌持物钳

    C. 一份无菌物品只能供一个病人使用

    D. 无菌物品与非无菌物品分别放置

    E. 无菌物品疑有污染不可再用

10. 关于无菌持物钳的使用方法，下列错误的是（　　　）。

    A. 无菌持物钳的前端不可倒转向上

    B. 无菌持物钳的前端不可触及容器口的边缘

    C. 无菌持物钳的前端应保持在胸腹部水平

    D. 无菌持物钳只能夹取无菌物品

    E. 无菌持物钳可直接夹取远处无菌物品

# 任务六

## 隔离技术

### 临床情境

**案例**

陈某，女，30岁，因发热、咳嗽、头痛、关节、肌肉酸痛、乏力、胸闷、咳少许血丝痰来院就诊。体格检查：体温 39.8 ℃，呼吸 30 次/min，血压 110/78 mmHg，神志清楚，双肺听诊呼吸音粗，右肺可闻及少许湿啰音，无淋巴结肿大，肝脾肋下未触及。入院时 WBC $3.6×10^9$/L，中性粒细胞 60%，淋巴细胞 30%。X 线胸片示双肺肺炎，面积占全肺的 50%。

**工作任务**

1. 能正确简述该病人的医疗诊断。

2. 为病人实施相关护理措施。

视频：隔离
技术

# 一、应用护理程序为病人制订护理方案

## 1. 隔离技术基础知识

**隔离区域的划分**
- 清洁区：是指未被病原微生物污染的区域，如医护人员的值班室、更衣室、配膳室、浴室及库房等
- 潜在污染区也称半污染区，是指有可能被病原微生物污染的区域，如医护办公室、治疗室、护士站、化验室、病人用后的物品或医疗器械等的处理室、内走廊等
- 污染区是指病人直接或间接接触、被病原微生物污染的区域，如病室、处置室、污物间、厕所，以及病人入院、出院处理室等
- 两通道是指进行传染病诊治的病区中的医务人员通道和病人通道。医务人员通道出入口设置在清洁区一端，病人通道出入口设置在污染区一端
- 缓冲间是指进行传染病诊治的病区中清洁区与潜在污染区之间、潜在污染区与污染区之间设立的两侧均有门的小室，为医务人员的准备间

**医院区域**
- 低危险区（清洁区）：不接触病人的区域，包括行政管理区、教学区、图书馆、生活服务区等
- 中等危险区（半污染区）：非感染病人，非高度易感病人的护理区域，包括普通门诊、普通病室
- 高危险区（污染区）：有感染病人的区域，如感染疾病科门诊、感染疾病科病室
- 极高危险区：高度易感病人的区域（保护性隔离）或监护区域（如手术室、产房、重症监护病室、早产儿室、新生儿病室、血液透析室、移植病室等)

**隔离的管理要求**
- 布局规范：建筑布局应符合医院卫生要求，并应具备隔离预防的功能，区域划分明确、标识清楚
- 隔离制度：应根据国家的有关规定，结合本医院的实际情况，制定隔离预防制度并实施
- 实施原则：隔离的实施应遵循"标准预防"和"基于疾病传播途径的预防"的原则，采取有效措施，管理感染源、切断传播途径和保护易感人群
- 人员管理：应加强传染病病人的管理，包括隔离病人，严格执行探视制度。加强医务人员隔离知识与防护知识的培训，手卫生符合规范

**隔离原则**
- （1）隔离标志明确，卫生设施齐全
- （2）严格执行服务流程，加强三区管理
- （3）隔离病室环境定期消毒，物品处置规范
- （4）实施隔离教育，加强隔离病人心理护理
- （5）掌握解除隔离的标准，实施终末消毒处理

## 2. 与隔离技术相关护理诊断

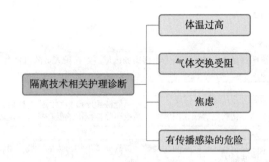

## 3. 应用护理程序为病人制订护理计划

| 开始日期 | 时间 | 护理诊断 | 预期目标 | 护理措施 | 签名 | 评价 | | |
|---|---|---|---|---|---|---|---|---|
| | | | | | | 日期/时间 | 结果 | 签名 |
| 10.20 | 6：00 | 体温过高：与病毒感染有关 | 3天内体温下降至正常 | 1. 每4 h监测病人生命体征一次<br>2. 遵医嘱给予物理降温或药物降温<br>3. 准确测量并记录病人24 h入出量<br>4. 保持床单清洁干燥，做好皮肤、口腔护理 | 刘× | 10.23 6：40 | 目标完全实现 | 刘× |
| 10.20 | 8：00 | 气体交换受阻：与肺部炎症导致有效呼吸膜面积减小和气道内分泌物增多有关 | 3天内病人呼吸困难减轻 | 1. 密切关注病人动脉血气分析结果，提供病情动态信息<br>2. 协助病人取半坐卧位<br>3. 遵医嘱给予低流量吸氧 | 刘× | 10.23 8：00 | 目标完全实现 | 刘× |
| 10.20 | 8：00 | 有传播感染的可能：与病原体的播散有关 | 病人住院期间予以隔离，控制医院感染的发生 | 1. 护士必须将病人收治在专门的隔离区，病人的分泌物、排泄物及污染物应随时消毒<br>2. 护士进出病房需穿隔离衣、戴口罩、帽子、护目镜、面屏、戴手套 | 刘× | 10.27 8：00 | 目标完全实现 | 刘× |
| 10.20 | 8：00 | 焦虑：与病人缺乏相关知识、疼痛不适感、担心预后等有关 | 1天内消除病人焦虑情绪 | 1. 关心病人，为病人解释疾病的症状及治疗方法<br>2. 鼓励病人积极配合治疗，帮助其树立战胜疾病的信心，消除病人的焦虑、恐惧心理 | 刘× | 10.21 8：00 | 目标完全实现 | 刘× |

## 4.标准化沟通模式（SBAR）

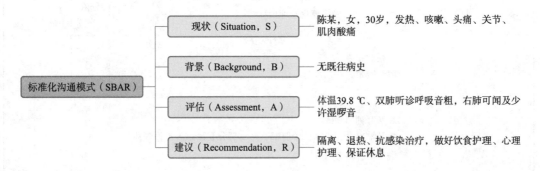

# 二、护理措施实施阶段——隔离技术操作评分标准及流程

## 1.隔离技术操作规程及评价标准

| 项目 | | 操作规程及评价标准 | 分值（分） | 扣分（分） | 备注 |
|---|---|---|---|---|---|
| 操作前准备（10分） | 用物准备 | 隔离衣、挂衣架、消毒洗手设备、污物袋 | 3 | | |
| | 护士准备 | 衣帽整洁，修剪指甲，取下手表、饰物、卷袖过肘，洗手，戴帽子、口罩 | 3 | | |
| | 病人准备 | 评估病人的病情，病人目前采取的隔离种类、隔离措施，病人对隔离措施的接受、合作程度及心理反应病人及家属对所患疾病有关知识、消毒隔离知识的了解、认知程度 | 2 | | |
| | 环境准备 | 环境整洁、宽敞、安全、物品放置合理 | 2 | | |
| 操作过程（70分） | 穿隔离衣 | 1.检查隔离衣<br>检查隔离衣的完整性、清洁情况，核对长短、型号是否适合；手持衣领取下隔离衣，清洁面向自己，将衣领两端向外折整齐，露出肩袖内口 | 7 | | |
| | | 2.穿好衣袖<br>右手持衣领，左手伸入袖内，右手将衣领向上拉，使左手露出。换左手持衣领，右手伸入袖内，依上法使右手露出 | 10 | | |
| | | 3.系好衣领<br>两手持衣领，由领子中央顺着边缘向后将领带系（扣）好 | 5 | | |
| | | 4.扣好袖口<br>扣好袖口（或系上袖带） | 3 | | |
| | | 5.系好腰带<br>将隔离衣一边（约在腰下5 cm处）渐向前拉，见到衣边捏住其外边缘，同法捏住另一侧边缘。双手在背后将边缘对齐，向一侧折叠。一只手按住折叠处，另一只手将腰带拉至背后，压住折叠处，将腰带在背后交叉，回到前面打一活结 | 10 | | |

| 项目 | | 操作规程及评价标准 | 分值<br>（分） | 扣分<br>（分） | 备注 |
|---|---|---|---|---|---|
| 操作<br>过程<br>（70分） | 脱隔离衣 | 1. 松解腰带<br>解开腰带，在前面打一活结 | 5 | | |
| | | 2. 解开袖口<br>解开袖口，将衣袖拉于肘部，并将部分衣袖塞入工作服袖下，露出双手 | 5 | | |
| | | 3. 消毒双手<br>顺序：前臂→腕部→手背→手掌→手指→指缝→指甲 | 10 | | |
| | | 4. 解开衣领<br>解开领带（或领扣） | 2 | | |
| | | 5. 脱袖挂放<br>如需继续使用的隔离衣：<br>（1）一只手伸入一侧衣袖内，拉下衣袖过手，用衣袖遮盖着的手握住另一衣袖的外面将袖子拉下，双手轮换拉下袖子，渐从袖管中退至衣肩，再以一只手握住两肩缝撤另一只手<br>（2）双手握住衣领，将隔离衣两边对齐，挂在衣钩上。<br>如需更换的隔离衣：脱下后清洁面向外卷好投入污衣袋内 | 10 | | |
| | | 6. 再次洗手：按卫生洗手法洗手 | 3 | | |
| 注意<br>事项<br>（10分） | | 1. 穿隔离衣前，应备齐操作所需一切用物、检查隔离衣有无潮湿、破损，长短需能遮盖工作服；穿脱隔离衣时避免污染清洁面和面部；穿隔离衣后，不得进入清洁区、接触清洁物品，只能在规定区域内活动，双臂应保持在腰部以上、肩部以下视野范围以内<br>2. 隔离衣应每天更换，接触不同病种病人时应更换隔离衣，如有潮湿或污染应立即更换<br>3. 消毒手时，不能沾湿隔离衣，隔离衣也不可触及其他物品<br>4. 脱下的隔离衣还需使用时，若挂在半污染区，清洁面向外；若挂在污染区，污染面向外 | 10 | | |
| 效果<br>评价<br>（10分） | | 1. 隔离观念强，操作者、环境、物品无污染 | 5 | | |
| | | 2. 手的消毒方法正确，冲洗彻底，隔离衣未被溅湿 | 5 | | |

## 2. 依据临床情境穿脱隔离衣——操作流程

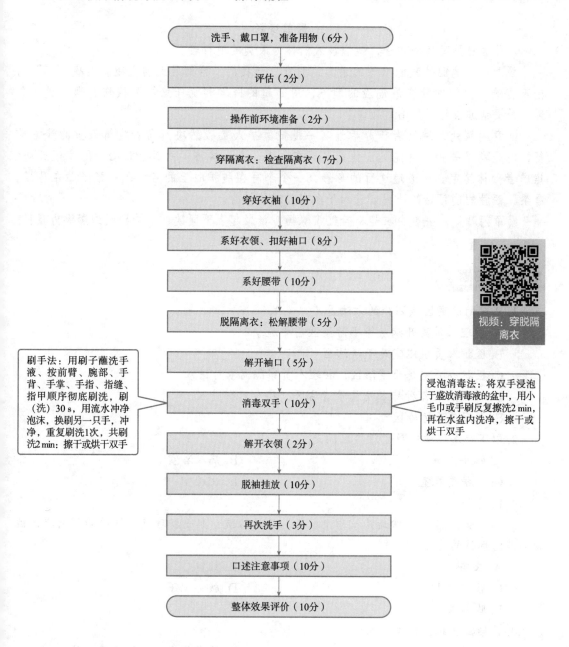

刷手法：用刷子蘸洗手液、按前臂、腕部、手背、手掌、手指、指缝、指甲顺序彻底刷洗，刷（洗）30 s，用流水冲净泡沫，换刷另一只手，冲净，重复刷洗1次，共刷洗2 min；擦干或烘干双手

浸泡消毒法：将双手浸泡于盛放消毒液的盆中，用小毛巾或手刷反复擦洗2 min，再在水盆内洗净，擦干或烘干双手

视频：穿脱隔离衣

## 三、隔离技术操作与口述

环境准备：环境整洁、宽敞、安全，物品放置合理。

穿隔离衣：目视隔离衣无潮湿、破损，型号合适。

脱隔离衣：刷洗手的顺序为前臂、腕部、手背、手掌、手指、指缝、指甲，每只手刷洗 30 s，刷洗两遍，共 2 min；脱下的隔离衣还需使用时，若挂在半污染区，清洁面朝外；若挂在污染区，污染面向外。

## 知识拓展—课程素养 ➤➤➤

### 最美身影

这是医院隔离病房护士，她们被人们称为最美的逆行者。

平素里，他们是我们熟悉的亲人、朋友，与我们一样都是血肉之躯。但战"疫"的枪声打响，他们冲锋在最危险的地方，用高超的医术和责任感救死扶伤。那一道道身影，是提前颁发给逆行者的勋章！

勋章闪耀处，逆行者前赴后继。一批批医护人员毅然决然向着疫情最重的地方前行，越是危难关头，越能见证他们"倘有急需，余必接济"的医者仁心。勋章闪耀处，焦虑者心神笃定。一道道逆行的身影，一个个写在防护服上的名字，一张张贴在耳根、鼻梁、颧骨的创可贴，让我们看到了血肉长城的模样。

勋章闪耀处，一袭白衣却宛若红旗飘扬，凝聚起上下同欲、坚持到底的澎湃力量！

### ❓ 课后习题

1. 正确的隔离区域划分的方法是（　　）。
   A. 护理人员离开病房等半污染区前要洗手
   B. 医护人员值班室属于清洁区
   C. 医护办公室属于清洁区，护理人员穿隔离衣可进入
   D. 存放病人各种标本处属于清洁区，病人不得进入
   E. 走廊属于污染区

2. 以下病房环境中属于污染区的是（　　）。
   A. 病房走廊　　　　　　B. 病人浴室
   C. 医护更衣室　　　　　D. 化验室
   E. 库房

3. 病人女，23岁，诊断为"甲型肝炎"收治入院，护士护理病人穿过的隔离衣，被视为清洁部位的是（　　）。
   A. 衣领　　　　　　　　B. 袖口
   C. 腰部以上　　　　　　D. 腰部以下
   E. 胸部以上

4. 传染病区护士的隔离衣应（　　）。
   A. 挂在治疗室，污染面向外　　B. 挂在值班室，污染面向外
   C. 挂在走廊，污染面向外　　　D. 挂在走廊，清洁面朝外
   E. 挂在病房，清洁面向外

5. 下列属于半污染区的是（　　）。
   A. 病室　　　　　　　　B. 检验室
   C. 配餐室　　　　　　　D. 洗衣房
   E. 医护更衣室

6. 穿脱隔离衣时要避免污染（　　　）。

    A. 领口                          B. 胸前

    C. 袖子的后面                  D. 背部

    E. 腰带以下部分

7. 有关隔离衣的要求，下列说法正确的是（　　　）。

    A. 每周更换 1 次              B. 必须完全盖住工作服

    C. 保持袖口内外面清洁           D. 隔离衣潮湿后立即晾干

    E. 隔离衣挂在走廊内，外面向外

8. 病人男，31 岁，因"近日高热、咳嗽伴有头痛、全身酸痛、不适、乏力等"就诊，经检查确诊为非典型性肺炎，收住院治疗。应将病人安置于（　　　）。

    A. 隔离病房                    B. 手术室

    C. 抢救室                      D. ICU 抢救

    E. 普通病房

9. 病人女，47 岁，开放性肺结核，咳嗽、咳痰 1 周入院。作为隔离病区的护士在护理该病人时，应明确该病的传播途径是（　　　）。

    A. 空气传播                    B. 共同媒介传播

    C. 消化道传播                  D. 间接接触传播

    E. 直接接触传播

10. 在传染病区中下列属于污染区的是（　　　）。

    A. 走廊                        B. 病室

    C. 护士站                    D. 治疗室

    E. 值班室

# 任务七

## 特殊口腔护理技术

 学习要点

知识目标：掌握口腔护理评估内容。

能力目标：能熟练进行特殊口腔护理操作。

素质目标：具有高度的同情心和责任感，具有良好的职业素养，操作规范，关心、尊重和爱护病人。

### 临床情境

**案例**

刘某，女，55岁，因胃癌入院，昨日进行胃大部切除术。现为术后第一天，病人卧床休息，禁食，留置胃肠减压器，病人自觉口腔有异味，感到不舒适。

**工作任务**

1. 能够运用特殊口腔护理技术为病人缓解不舒适。

2. 根据病人口腔情况，可以正确选择合适口腔护理溶液为病人进行特殊口腔护理。

# 一、应用护理程序为病人制订护理方案

## 1. 基础知识

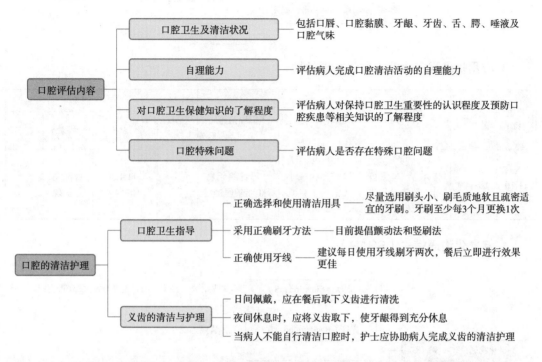

| 口腔 pH 值（正常值 6.1 ～ 7.1 正常呈弱碱性） | 选用漱口溶液 | 作用 |
|---|---|---|
| 中性 | 0.9% 氯化钠溶液 | 清洁口腔，预防感染 |
| 中性 | 朵贝尔溶液（复方硼砂溶液） | 轻度抑菌，消除口臭 |
| 中性 | 0.02% 呋喃西林溶液 | 清洁口腔，广谱抗菌 |
| 偏酸性 | 1% ～ 3% 过氧化氢溶液 | 抗菌防臭，用于口腔有溃烂、坏死组织者 |
| 偏酸性 | 1% ～ 4% 碳酸氢钠溶液 | 碱性溶液，用于真菌感染 |
| 偏酸性 | 2% ～ 3% 硼酸溶液 | 酸性防腐剂，抑菌，清洁口腔 |
| 偏酸性 | 0.1% 醋酸溶液 | 用于铜绿假单胞菌感染 |

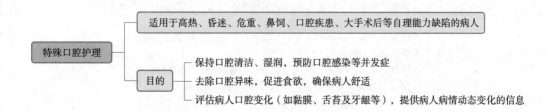

## 2. 与特殊口腔护理相关护理诊断

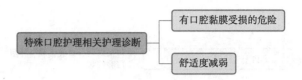

## 3. 应用护理程序为病人制订护理计划

| 开始日期 | 时间 | 护理诊断 | 预期目标 | 护理措施 | 签名 | 评价 | | |
|---|---|---|---|---|---|---|---|---|
| | | | | | | 日期时间 | 结果 | 签名 |
| 11.10 | 10：00 | 舒适度减弱：与术后体质虚弱，不能自行进行口腔护理有关 | 2天内病人口腔异味减小或消失，自觉口腔舒适 | 每日给予特殊口腔护理2次 | 刘× | 11.12 10：40 | 目标完全实现 | 刘× |

## 4. 标准化沟通模式（SBAR）

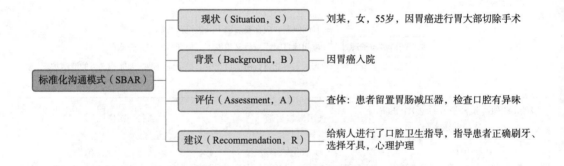

# 二、护理措施实施阶段——特殊口腔护理技术操作评分标准及流程

## 1. 特殊口腔护理技术操作规程及评价标准

| 项目 | | 操作规程及评价标准 | 分值（分） | 扣分（分） | 备注 |
|---|---|---|---|---|---|
| 操作前准备（20分） | 护士素质 | 护士着装符合要求，仪表端庄（2分） | 2 | | |
| | 评估指导 | 查看医嘱/PDA（1分）<br>核查"床头卡"信息无误后，采用"询问式"及"PDA腕带扫描"有效确认病人身份（3分）<br>向病人及家属讲解和指导口腔清洁的目的、方法、注意事项及配合要点，取得合作（3分）<br>评估：病人的年龄、病情、意识、心理状态、自理能力、配合程度及口腔卫生情况（包括口唇色泽、湿润度、有无干裂；口腔黏膜、牙龈、舌苔有无异常；口腔有无异味），有无义齿（3分） | 10 | | |

续表

| 项目 | | 操作规程及评价标准 | 分值（分） | 扣分（分） | 备注 |
|---|---|---|---|---|---|
| 操作前准备（20分） | 护士准备 | 洗手（2分），戴口罩（1分） | 3 | | |
| | 用物准备 | 治疗车上层：<br>口腔擦洗：治疗盘内备口腔护理包（内有治疗碗、弯盘、弯止血钳1把、镊子1把）医用棉球、压舌板、棉签、液体石蜡、手电筒、纱布数块、口腔护理液（根据病人情况选择不同种类）<br>口腔给药：含漱药、带刻度药物量杯、纱布<br>治疗盘外备速手消、医嘱执行单/PDA。必要时备开口器和口腔用药、负压吸引装置<br>治疗车下层：生活垃圾桶、医用垃圾桶（缺一件扣0.5分，共5分） | 5 | | |
| 操作要点（60分） | | 1.检查用物（2分）<br>2.推车至床旁，位置摆放合理（1分）<br>3.核查"床头卡"信息无误后，采用"询问式"及"PDA腕带扫描"有效确认病人身份（3分） | 6 | | |
| | | 口腔擦洗：<br>1.协助病人取侧卧或平卧位头偏向一侧、面向护士（2分）<br>2.铺毛巾/治疗巾于病人颌下（1分）<br>3.打开口护包取弯盘置于病人口角旁，取适量棉球放于治疗碗内，倒漱口液，湿润并清点棉球数量，治疗碗摆放合理（4分）<br>4.干棉签蘸漱口水，湿润口唇（2分）<br>5.协助病人用吸水管吸水漱口（昏迷病人禁忌漱口）（2分）<br>6.嘱病人张口，护士一只手持手电筒，另一只手持压舌板观察口腔情况。昏迷病人或牙关紧闭者可用开口器协助张口（观察顺序唇、齿、颊、腭、舌、咽）（3分）<br>7.取压舌板夹于左手指间注意避免污染前端（1分）<br>8.左手持镊子传递棉球，右手持止血钳承接棉球，将多余水分挤至弯盘中（3分）<br>9.开始擦洗口腔：<br>（1）嘱病人咬合上、下齿，用压舌板撑开左侧颊部，纵向擦洗牙齿左外侧面，由臼齿洗向门齿，同法擦洗牙齿右外侧面（10分）<br>（2）嘱病人张开上、下齿，擦洗牙齿左上内侧面、左上咬合面、左下内侧面、左下咬合面，弧形擦洗左侧颊部。同法擦洗右侧牙齿及颊部（10分）<br>10.擦洗舌面、舌下及硬腭部（5分）<br>11.擦洗完毕，再次清点棉球数量（2分）<br>12.协助病人再次漱口，纱布擦净口唇（4分）<br>13.再次评估口腔情况（观察是否擦洗干净，有无出血及溃疡，口唇有无干裂）（2分）<br>14.口唇涂液体石蜡或润唇膏，酌情涂药（3分） | 54 | | |
| 整理（6分） | | 撤去弯盘及治疗巾，协助病人取舒适卧位（1分），整理床单位（1分）<br>妥善处理用物，垃圾分类正确（2分）<br>洗手，记录（2分） | 6 | | |
| 注意事项（6分） | | 1.擦洗时动作要轻，棉球应包裹止血钳尖端，防止止血钳尖端直接触及口腔黏膜和牙龈（1分）<br>2.昏迷病人禁忌漱口，需用开口器应从臼齿处放入，对牙关紧闭者不可使用暴力使其张口，以免造成损伤。擦洗时棉球不宜过湿，以防溶液误吸入呼吸道（1分） | 6 | | |

续表

| 项目 | 操作规程及评价标准 | 分值（分） | 扣分（分） | 备注 |
|---|---|---|---|---|
| 注意事项（6分） | 3.止血钳须夹紧棉球，每次1个，不可重复使用，并防止棉球遗留在口腔内（1分）<br>4.长期应用激素、抗生素者，应观察口腔黏膜有无真菌感染（1分）<br>5.有活动义齿者，取下义齿并用冷水刷洗，清洁后再给病人戴上；暂不用的义齿，浸泡于冷水中备用（1分）<br>6.传染病人用物须按消毒隔离原则准备、执行和处理（1分） | 6 | | |
| 评价（8分） | 1.操作步骤正确（3分）<br>2.迅速熟练（3分）<br>3.体现人文关怀，病人无不适感（2分） | 8 | | |

## 2. 依据临床情境为病人进行特殊口腔护理——操作流程

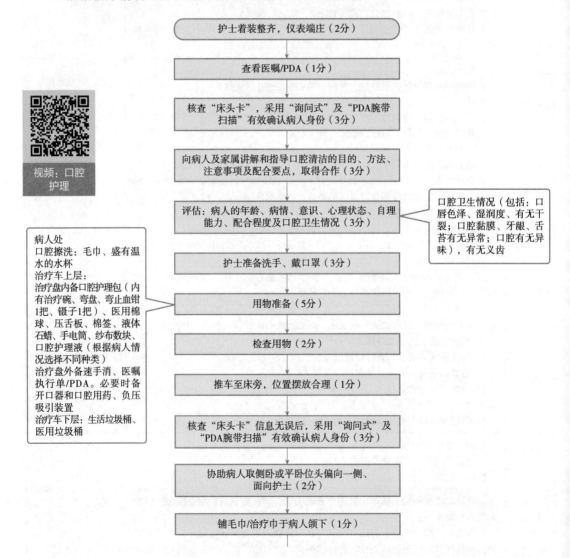

护士着装整齐，仪表端庄（2分）

查看医嘱/PDA（1分）

核查"床头卡"，采用"询问式"及"PDA腕带扫描"有效确认病人身份（3分）

向病人及家属讲解和指导口腔清洁的目的、方法、注意事项及配合要点，取得合作（3分）

评估：病人的年龄、病情、意识、心理状态、自理能力、配合程度及口腔卫生情况（3分）

口腔卫生情况（包括：口唇色泽、湿润度、有无干裂；口腔黏膜、牙龈、舌苔有无异常；口腔有无异味），有无义齿

护士准备洗手、戴口罩（3分）

病人处
口腔擦洗：毛巾、盛有温水的水杯
治疗车上层：
治疗盘内备口腔护理包（内有治疗碗、弯盘、弯止血钳1把、镊子1把）、医用棉球、压舌板、棉签、液体石蜡、手电筒、纱布数块、口腔护理液（根据病人情况选择不同种类）
治疗盘外备速手消、医嘱执行单/PDA。必要时备开口器和口腔用药、负压吸引装置
治疗车下层：生活垃圾桶、医用垃圾桶

用物准备（5分）

检查用物（2分）

推车至床旁，位置摆放合理（1分）

核查"床头卡"信息无误后，采用"询问式"及"PDA腕带扫描"有效确认病人身份（3分）

协助病人取侧卧或平卧位头偏向一侧、面向护士（2分）

铺毛巾/治疗巾于病人颌下（1分）

视频：口腔护理

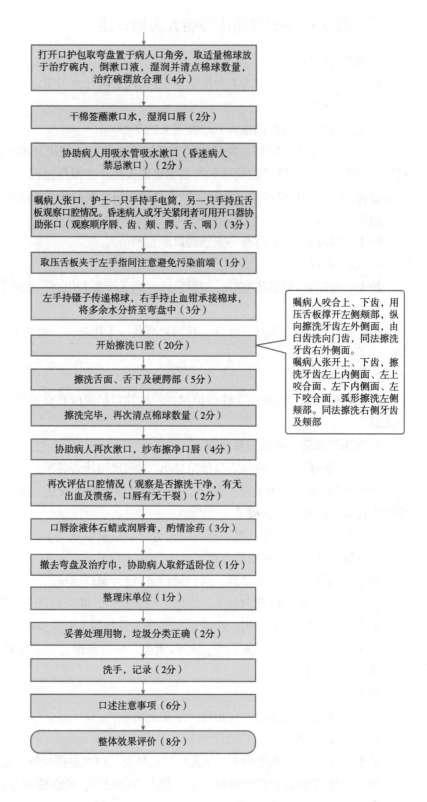

打开口护包取弯盘置于病人口角旁，取适量棉球放于治疗碗内，倒漱口液，湿润并清点棉球数量，治疗碗摆放合理（4分）

干棉签蘸漱口水，湿润口唇（2分）

协助病人用吸水管吸水漱口（昏迷病人禁忌漱口）（2分）

嘱病人张口，护士一只手持手电筒，另一只手持压舌板观察口腔情况。昏迷病人或牙关紧闭者可用开口器协助张口（观察顺序唇、齿、颊、腭、舌、咽）（3分）

取压舌板夹于左手指间注意避免污染前端（1分）

左手持镊子传递棉球，右手持止血钳承接棉球，将多余水分挤至弯盘中（3分）

开始擦洗口腔（20分）

嘱病人咬合上、下齿，用压舌板撑开左侧颊部，纵向擦洗牙齿左外侧面，由臼齿洗向门齿，同法擦洗牙齿右外侧面。
嘱病人张开上、下齿，擦洗牙齿左上内侧面、左上咬合面、左下内侧面、左下咬合面，弧形擦洗左侧颊部。同法擦洗右侧牙齿及颊部

擦洗舌面、舌下及硬腭部（5分）

擦洗完毕，再次清点棉球数量（2分）

协助病人再次漱口，纱布擦净口唇（4分）

再次评估口腔情况（观察是否擦洗干净，有无出血及溃疡，口唇有无干裂）（2分）

口唇涂液体石蜡或润唇膏，酌情涂药（3分）

撤去弯盘及治疗巾，协助病人取舒适卧位（1分）

整理床单位（1分）

妥善处理用物，垃圾分类正确（2分）

洗手，记录（2分）

口述注意事项（6分）

整体效果评价（8分）

## 三、特殊口腔护理操作与病人沟通口述

### 1. 操作前的评估

护士："您好！（核对病人身份信息），请问您叫什么名字？"查看核对床头卡。

病人："刘华。"

护士："我现在需要扫描一下您腕带上的条形码。"

护士："刘女士，您好，我是您的责任护士小张，为解决您现在的不适，我将为您进行口腔护理，可以清除口腔异味，控制感染的发生，在操作过程中您有任何不适可及时举手示意我，我的动作会轻柔一点的，操作过程中请您按照我的指示去做，您看可以吗？"

病人："可以。"

护士："好的，我来检查一下您的口腔黏膜情况。"

病人："可以。"

护士："您的口腔黏膜完好，口唇色泽红润无干裂和出血，您还有什么其他需要吗？"

病人："没有。"

护士："好。那您先好好休息，我回去准备一下用物，一会儿为您进行口腔护理。"

病人："好的。"

### 2. 用物准备

洗手，戴口罩，检查一次性口护包，一次性口护包应在有效期内，外包装完好，无破损无漏气。

### 3. 推车至床旁：物品摆放合理

护士："您好！（核对病人身份信息），请问您叫什么名字？"查看核对床头卡。

护士："刘女士，为了便于操作，我协助您将头偏向我这一侧，给您铺上治疗巾，以免操作过程中污染您的衣被。"

护士打开口护包取弯盘置于病人口角旁，取适量棉球放于治疗碗内，倒漱口液，湿润并清点棉球数量，治疗碗摆放合理。

护士："给您湿润一下口唇，请您漱口。"病人漱口完毕。

护士："好，请您吐到弯盘里，阿姨。请您张口，我来检查一下您的口腔情况。"

护士："请您咬合上下齿，我来给您擦洗左外侧面（同法擦洗右侧）。"

护士："请您张口，我来给您擦洗内侧面，好，您配合得非常好，阿姨，怎么样，累吗，需要休息一下吗？"

病人："不需要。"

护士："好，请您张口，我擦洗一下您的右侧内面。"

护士："请您漱口。"

护士："请张口，我来检查一下您的口腔情况，口腔黏膜完好，无出血，无异物存留。"

护士："口腔护理已经为您做完了，您配合得很好，现在感觉怎么样？"

病人："感觉舒服多了。"

护士："您还有什么需要吗？"

病人："没有了。"

护士："您平时感觉口干时，可以漱口，缓解您的不适，同时可以预防感染的发生，病室内要保持空气清新，定时开窗通风。祝您早日康复。"

## 知识拓展—课程素养

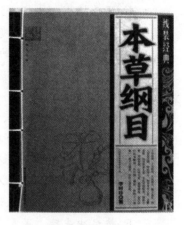

李时珍，明代医学家，所著《本草纲目》被世界生物学泰斗达尔文称为"中国古代的百科全书""东方医药巨典"。该书记录了中华民族运用和开发药物的历史，这部书共52卷、200万字，记载了1 892种药物、1 100余幅图片、1 100多条药方的巨著，是我国药学史上的重要里程碑。

李时珍一生艰辛努力，不畏从医难、著书难和出书难，历经近三十年的修撰，他不仅留下了《本草纲目》，更留下了科学精神和仁心医德，向世界传递了东方医学的智慧。

李时珍的著书过程充分体现了中华医者"身如逆流船，心比铁石坚"的意志，深度传承中国传统医学求真务实、心系民生、开拓创新的精神。

## 课后习题

1. 口腔护理的注意事项不包括（　　　）。

　　A. 棉球不可过湿　　　　　　　　B. 昏迷患儿漱口时注意呛咳

　　C. 不可触及咽部　　　　　　　　D. 一个棉球擦一次

　　E. 开口器从白齿放入

2. 下列不需要进行特殊口腔护理的是（　　　）。

　　A. 高热患儿　　　　　　　　　　B. 昏迷患儿

　　C. 下肢外伤患儿　　　　　　　　D. 危重患儿

　　E. 禁食患儿

3. 为昏迷患儿做口腔护理时应注意不可（　　　）。

　　A. 头转向一侧

　　B. 止血钳夹紧棉球

　　C. 帮助患儿漱口

　　D. 如有义齿取下，用牙刷清洁

　　E. 使用开口器协助张口

4. 遇有真菌感染的患儿，口腔护理应用的漱口液是（　　　）。

    A. 1%～3% 过氧化氢　　　　　　　　B. 2%～3% 硼酸

    C. 0.9% 氯化钠　　　　　　　　　　D. 0.1% 醋酸

    E. 1%～4% 碳酸氢钠

5. 为昏迷患儿进行口腔护理时，不需准备的用物是（　　　）。

    A. 棉球　　　　　　　　　　　　　　B. 吸管

    C. 漱口液　　　　　　　　　　　　　D. 开口器

    E. 压舌板

6. 口腔有铜绿假单胞菌感染患儿应选用的漱口液是（　　　　）。

    A. 1%～4% 碳酸氢钠　　　　　　　　B. 0.1% 醋酸

    C. 0.9 氯化钠　　　　　　　　　　　D. 1%～3% 过氧化氢

    E. 0.2% 呋喃西林

7. 一昏迷病人装有义齿，在口腔护理时，将其取下后的处理应该是（　　　）。

    A. 冷开水冲洗后，为其戴上，以维护病人自尊需要

    B. 冷开水冲洗后，浸入清水备用

    C. 冷开水清洗后，浸入 75% 乙醇消毒备用

    D. 热水冲洗后，浸入清水备用

    E. 热水冲洗后，浸入 75% 乙醇消毒备用

8. 王女士，55 岁，连续应用抗生素达半个月，其口腔黏膜出现白色溃疡面，可考虑为（　　　）。

    A. 病毒感染　　　　　　　　　　　　B. 口腔白斑

    C. 口腔真菌感染　　　　　　　　　　D. 口腔寄生虫感染

    E. 铜绿假单胞菌感染

9. 护士为昏迷病人进行口腔护理时，开口器应（　　　）。

    A. 从门齿处放入　　　　　　　　　　B. 从尖齿处放入

    C. 从双唇处放入　　　　　　　　　　D. 从白齿处放入

    E. 从上下处放入

10. 产妇的活动义齿取下后，应浸泡在（　　　）。

    A. 清水　　　　　　　　　　　　　　B. 0.9% 氯化钠溶液

    C. 碘伏　　　　　　　　　　　　　　D. 热水

    E. 75% 乙醇

# 任务八

## 生命体征测量技术

### 学习要点

知识目标：掌握体温、脉搏、呼吸、血压、体温过高、体温过低、稽留热、弛张热、间歇热、不规则热、心动过速、心动过缓、间歇脉、脉搏短绌、洪脉、细脉、交替脉、水冲脉、奇脉、高血压、低血压、呼吸增快、呼吸缓慢、深度呼吸、潮式呼吸、间断呼吸等概念；正确描述体温、脉搏、呼吸、血压的正常值；能正确陈述异常体温、脉搏、呼吸、血压的评估内容。

能力目标：能根据临床情境规范完成生命体征测量操作技术。

素质目标：在生命体征测量和护理操作过程中，具备慎独精神，保证测量数值的客观准确，并能体现出对病人的尊重和关爱。

### 临床情境 >>>

**案例**

车某，女，42岁，因发热、咳嗽、咳痰、呼吸困难、乏力3天入院，诊断大叶性肺炎收住院，既往有风湿性心脏病病史。今晨6：00测体温39.5 ℃。遵医嘱给予温水擦浴一次。

**工作任务**

1. 能为病人正确选择测量体温的部位及正确实施体温测量操作。

2. 能为病人正确选择测量脉搏的部位及正确实施脉搏测量操作。

3. 结合临床情境应用护理程序的方法完成该名病人物理降温后生命体征测量操作。

# 一、应用护理程序为病人制订护理方案

## （一）生命体征测量基础知识

### 1. 体温测量基础知识

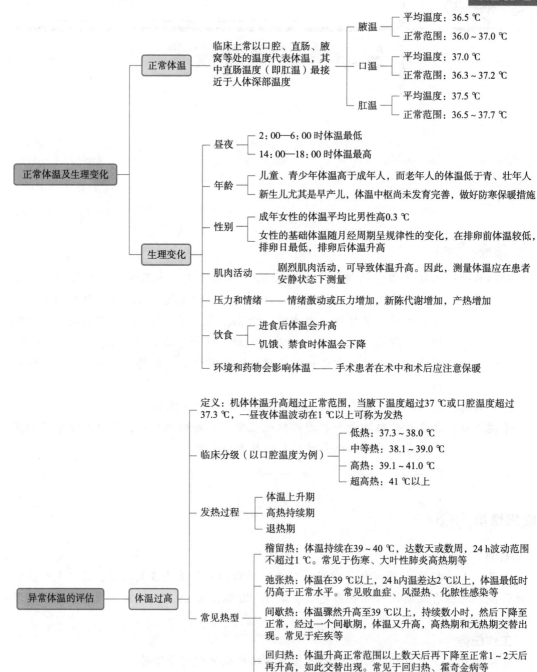

正常体温及生理变化

- **正常体温** —— 临床上常以口腔、直肠、腋窝等处的温度代表体温，其中直肠温度（即肛温）最接近于人体深部温度
  - 腋温
    - 平均温度：36.5 ℃
    - 正常范围：36.0～37.0 ℃
  - 口温
    - 平均温度：37.0 ℃
    - 正常范围：36.3～37.2 ℃
  - 肛温
    - 平均温度：37.5 ℃
    - 正常范围：36.5～37.7 ℃

- **生理变化**
  - 昼夜
    - 2：00—6：00 时体温最低
    - 14：00—18：00 时体温最高
  - 年龄
    - 儿童、青少年体温高于成年人，而老年人的体温低于青、壮年人
    - 新生儿尤其是早产儿，体温中枢尚未发育完善，做好防寒保暖措施
  - 性别
    - 成年女性的体温平均比男性高0.3 ℃
    - 女性的基础体温随月经周期呈规律性的变化，在排卵前体温较低，排卵日最低，排卵后体温升高
  - 肌肉活动 —— 剧烈肌肉活动，可导致体温升高。因此，测量体温应在患者安静状态下测量
  - 压力和情绪 —— 情绪激动或压力增加，新陈代谢增加，产热增加
  - 饮食
    - 进食后体温会升高
    - 饥饿、禁食时体温会下降
  - 环境和药物会影响体温 —— 手术患者在术中和术后应注意保暖

异常体温的评估

- **体温过高**
  - 定义：机体体温升高超过正常范围，当腋下温度超过37 ℃或口腔温度超过37.3 ℃，一昼夜体温波动在1 ℃以上可称为发热
  - 临床分级（以口腔温度为例）
    - 低热：37.3～38.0 ℃
    - 中等热：38.1～39.0 ℃
    - 高热：39.1～41.0 ℃
    - 超高热：41 ℃以上
  - 发热过程
    - 体温上升期
    - 高热持续期
    - 退热期
  - 常见热型
    - 稽留热：体温持续在39～40 ℃，达数天或数周，24 h波动范围不超过1 ℃。常见于伤寒、大叶性肺炎高热期等
    - 弛张热：体温在39 ℃以上，24 h内温差达2 ℃以上，体温最低时仍高于正常水平。常见败血症、风湿热、化脓性感染等
    - 间歇热：体温骤然升高至39 ℃以上，持续数小时，然后下降至正常，经过一个间歇期，体温又升高，高热期和无热期交替出现。常见于疟疾等
    - 回归热：体温升高正常范围以上数天后再下降至正常1～2天后再升高，如此交替出现。常见于回归热、霍奇金病等
    - 不规则热：发热无一定规律，且持续时间不定。常见于结核病、风湿热、癌性发热等

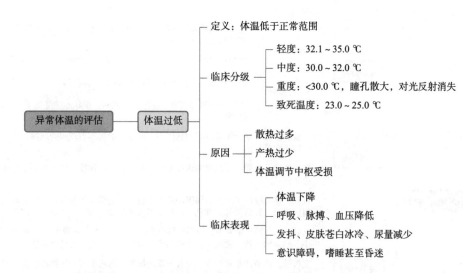

## 2.脉搏测量基础知识

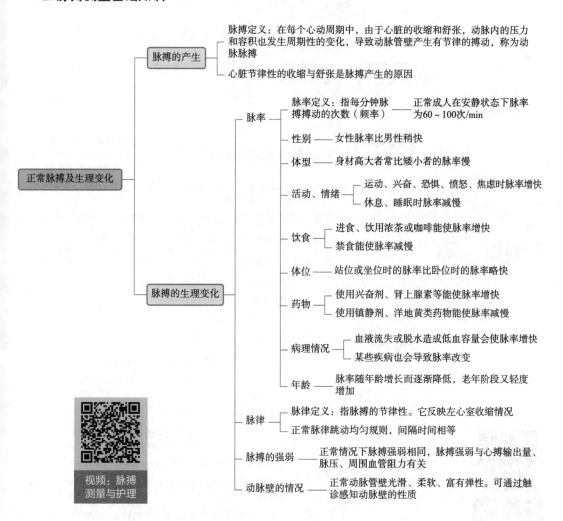

视频：脉搏
测量与护理

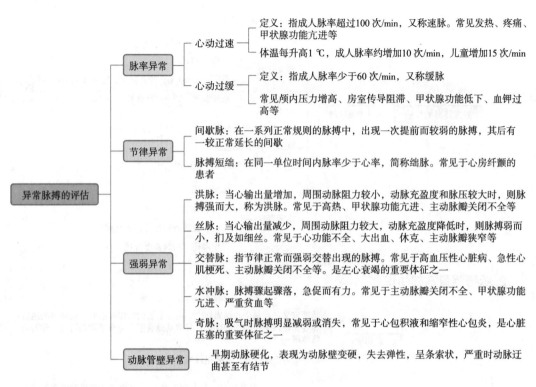

异常脉搏的评估

- 脉率异常
  - 心动过速
    - 定义：指成人脉率超过100 次/min，又称速脉。常见发热、疼痛、甲状腺功能亢进等
    - 体温每升高1 ℃，成人脉率约增加10 次/min，儿童增加15 次/min
  - 心动过缓
    - 定义：指成人脉率少于60 次/min，又称缓脉
    - 常见颅内压力增高、房室传导阻滞、甲状腺功能低下、血钾过高等
- 节律异常
  - 间歇脉：在一系列正常规则的脉搏中，出现一次提前而较弱的脉搏，其后有一较正常延长的间歇
  - 脉搏短绌：在同一单位时间内脉率少于心率，简称绌脉。常见于心房纤颤的患者
- 强弱异常
  - 洪脉：当心输出量增加，周围动脉阻力较小，动脉充盈度和脉压较大时，则脉搏强而大，称为洪脉。常见于高热、甲状腺功能亢进、主动脉瓣关闭不全等
  - 丝脉：当心输出量减少，周围动脉阻力较大，动脉充盈度降低时，则脉搏弱而小，扪及如细丝。常见于心功能不全、大出血、休克、主动脉瓣狭窄等
  - 交替脉：指节律正常而强弱交替出现的脉搏。常见于高血压性心脏病、急性心肌梗死、主动脉瓣关闭不全等。是左心衰竭的重要体征之一
  - 水冲脉：脉搏骤起骤落，急促而有力。常见于主动脉瓣关闭不全、甲状腺功能亢进、严重贫血等
  - 奇脉：吸气时脉搏明显减弱或消失，常见于心包积液和缩窄性心包炎，是心脏压塞的重要体征之一
- 动脉管壁异常
  - 早期动脉硬化，表现为动脉壁变硬，失去弹性，呈条索状，严重时动脉迂曲甚至有结节

### 3. 血压测量基础知识

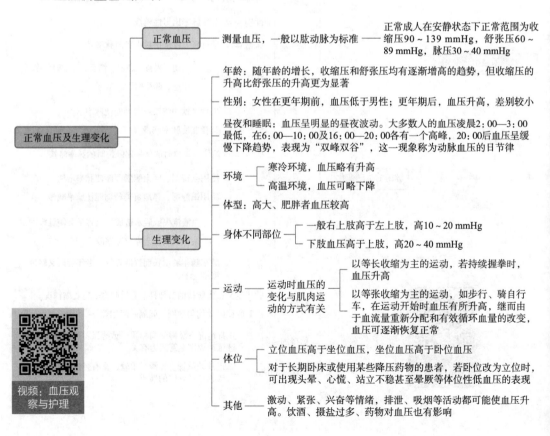

- 正常血压
  - 测量血压，一般以肱动脉为标准
    - 正常成人在安静状态下正常范围为收缩压90～139 mmHg，舒张压60～89 mmHg，脉压30～40 mmHg
- 正常血压及生理变化
  - 生理变化
    - 年龄：随年龄的增长，收缩压和舒张压均有逐渐增高的趋势，但收缩压的升高比舒张压的升高更为显著
    - 性别：女性在更年期前，血压低于男性；更年期后，血压升高，差别较小
    - 昼夜和睡眠：血压呈明显的昼夜波动。大多数人的血压凌晨2：00—3：00最低，在6：00—10：00及16：00—20：00各有一个高峰，20：00后血压呈缓慢下降趋势，表现为"双峰双谷"，这一现象称为动脉血压的日节律
    - 环境
      - 寒冷环境，血压略有升高
      - 高温环境，血压可略下降
    - 体型：高大、肥胖者血压较高
    - 身体不同部位
      - 一般右上肢高于左上肢，高10～20 mmHg
      - 下肢血压高于上肢，高20～40 mmHg
    - 运动——运动时血压的变化与肌肉运动的方式有关
      - 以等长收缩为主的运动，若持续握拳时，血压升高
      - 以等张收缩为主的运动，如步行、骑自行车，在运动开始时血压有所升高，继而由于血流量重新分配和有效循环血量的改变，血压可逐渐恢复正常
    - 体位
      - 立位血压高于坐位血压，坐位血压高于卧位血压
      - 对于长期卧床或使用某些降压药物的患者，若卧位改为立位时，可出现头晕、心慌、站立不稳甚至晕厥等体位性低血压的表现
    - 其他——激动、紧张、兴奋等情绪，排泄、吸烟等活动都可能使血压升高。饮酒、摄盐过多、药物对血压也有影响

视频：血压观察与护理

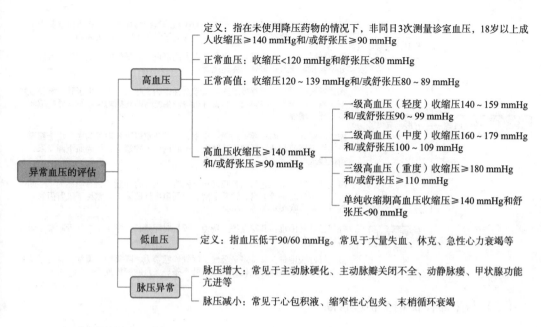

异常血压的评估
- 高血压
  - 定义：指在未使用降压药物的情况下，非同日3次测量诊室血压，18岁以上成人收缩压≥140 mmHg和/或舒张压≥90 mmHg
  - 正常血压：收缩压<120 mmHg和舒张压<80 mmHg
  - 正常高值：收缩压120～139 mmHg和/或舒张压80～89 mmHg
  - 高血压收缩压≥140 mmHg和/或舒张压≥90 mmHg
    - 一级高血压（轻度）收缩压140～159 mmHg和/或舒张压90～99 mmHg
    - 二级高血压（中度）收缩压160～179 mmHg和/或舒张压100～109 mmHg
    - 三级高血压（重度）收缩压≥180 mmHg和/或舒张压≥110 mmHg
    - 单纯收缩期高血压收缩压≥140 mmHg和舒张压<90 mmHg
- 低血压
  - 定义：指血压低于90/60 mmHg。常见于大量失血、休克、急性心力衰竭等
- 脉压异常
  - 脉压增大：常见于主动脉硬化、主动脉瓣关闭不全、动静脉瘘、甲状腺功能亢进等
  - 脉压减小：常见于心包积液、缩窄性心包炎、末梢循环衰竭

## 4. 呼吸测量基础知识

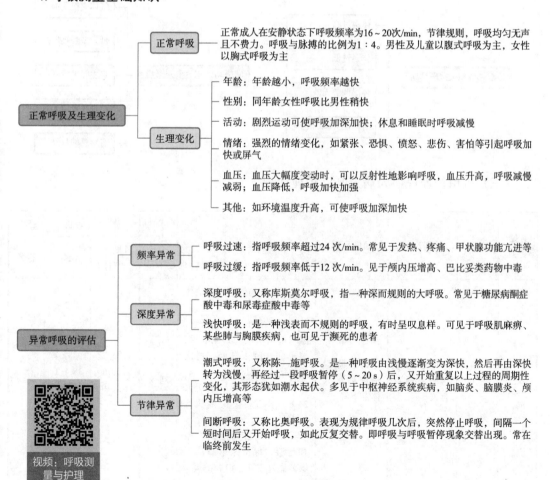

正常呼吸及生理变化
- 正常呼吸
  - 正常成人在安静状态下呼吸频率为16～20次/min，节律规则，呼吸均匀无声且不费力。呼吸与脉搏的比例为1∶4。男性及儿童以腹式呼吸为主，女性以胸式呼吸为主
- 生理变化
  - 年龄：年龄越小，呼吸频率越快
  - 性别：同年龄女性呼吸比男性稍快
  - 活动：剧烈运动可使呼吸加深加快；休息和睡眠时呼吸减慢
  - 情绪：强烈的情绪变化，如紧张、恐惧、愤怒、悲伤、害怕等引起呼吸加快或屏气
  - 血压：血压大幅度变动时，可以反射性地影响呼吸，血压升高，呼吸减慢减弱；血压降低，呼吸加快加强
  - 其他：如环境温度升高，可使呼吸加深加快

异常呼吸的评估
- 频率异常
  - 呼吸过速：指呼吸频率超过24次/min。常见于发热、疼痛、甲状腺功能亢进等
  - 呼吸过缓：指呼吸频率低于12次/min。见于颅内压增高、巴比妥类药物中毒
- 深度异常
  - 深度呼吸：又称库斯莫尔呼吸，指一种深而规则的大呼吸。常见于糖尿病酮症酸中毒和尿毒症酸中毒等
  - 浅快呼吸：是一种浅表而不规则的呼吸，有时呈叹息样。可见于呼吸肌麻痹、某些肺与胸膜疾病，也可见于濒死的患者
- 节律异常
  - 潮式呼吸：又称陈—施呼吸。是一种呼吸由浅慢逐渐变为深快，然后再由深快转为浅慢，再经过一段呼吸暂停（5～20 s）后，又开始重复以上过程的周期性变化，其形态犹如潮水起伏。多见于中枢神经系统疾病，如脑炎、脑膜炎、颅内压增高等
  - 间断呼吸：又称比奥呼吸。表现为规律呼吸几次后，突然停止呼吸，间隔一个短时间后又开始呼吸，如此反复交替。即呼吸与呼吸暂停现象交替出现。常在临终前发生

视频：呼吸测量与护理

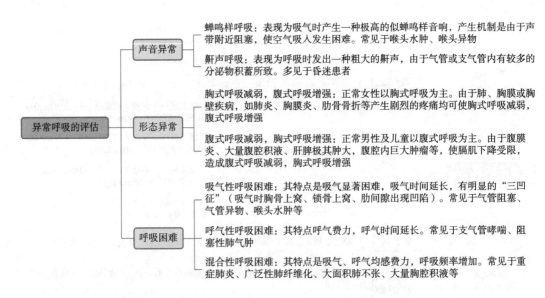

## （二）与生命体征相关护理诊断

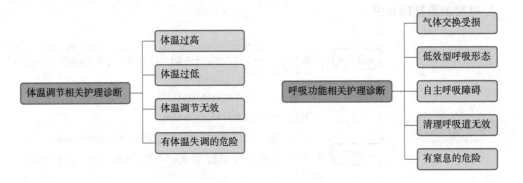

## （三）应用护理程序为病人制订护理计划

| 开始日期 | 时间 | 护理诊断 | 预期目标 | 护理措施 | 签名 | 评价 | | |
| --- | --- | --- | --- | --- | --- | --- | --- | --- |
| | | | | | | 日期/时间 | 结果 | 签名 |
| 10.20 | 6：00 | 体温过高：与肺部感染有关 | 物理降温措施后病人体温下降 | 1. 每 4 h 监测病人生命体征一次<br>2. 遵医嘱给予物理降温，温水擦浴一次，30 min 后，擦干病人腋下汗液，再次测量病人体温<br>3. 准确测量并记录病人 24 h 入出量，遵医嘱执行饮水量<br>4. 出汗时随时更换衣服和被服，保持床单清洁干燥。做好皮肤、口腔护理 | 刘 × | 10.06 6：40 | 病人体温降至38.4 ℃目标完全实现 | 刘 × |

续表

| 开始日期 | 时间 | 护理诊断 | 预期目标 | 护理措施 | 签名 | 评价 | | |
|---|---|---|---|---|---|---|---|---|
| | | | | | | 日期/时间 | 结果 | 签名 |
| 10.20 | 8：00 | 气体交换受损：与心输出量减少，氧供需失调有关 | 3天内病人呼吸困难减轻，可自行进行生活自理活动 | 1. 密切关注病人动脉血气分析结果，提供病情动态信息<br>2. 协助病人取半坐卧位<br>3. 遵医嘱给予低流量氧气（3 L/min）吸入 | 刘× | 10.23<br>8：00 | 目标完全实现 | 刘× |
| 10.20 | 8：00 | 活动无耐力：与心输出量减少有关 | 病人住院期间能参与所要求的身体活动，主诉活动时乏力感逐步减轻 | 1. 嘱病人卧床休息，减少下床活动，减少心肌耗氧<br>2. 提供生活照护<br>3. 密切观察病情动态变化，正确测量脉搏，发现脉搏短绌，两人同时测量1 min<br>4. 保持大便通畅，进食粗纤维食物，顺时针按摩下腹部，每日两次，每次10 min，促进肠蠕动 | 刘× | 10.25<br>8：00 | 目标完全实现 | 刘× |

## （四）标准化沟通模式（SBAR）

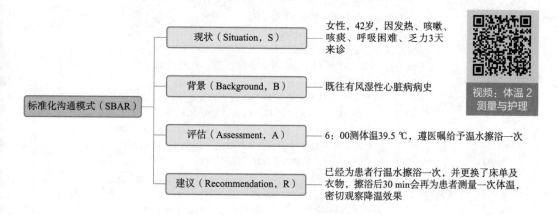

标准化沟通模式（SBAR）
- 现状（Situation，S）—— 女性，42岁，因发热、咳嗽、咳痰、呼吸困难、乏力3天来诊
- 背景（Background，B）—— 既往有风湿性心脏病病史
- 评估（Assessment，A）—— 6：00测体温39.5 ℃，遵医嘱给予温水擦浴一次
- 建议（Recommendation，R）—— 已经为患者行温水擦浴一次，并更换了床单及衣物，擦浴后30 min会再为患者测量一次体温，密切观察降温效果

视频：体温2
测量与护理

## 二、护理措施实施阶段——生命体征测量护理技术操作评分标准及流程

### 1. 生命体征测量技术操作规程及评价标准

| 项目 | | 操作规程及评价标准 | 分值（分） | 扣分（分） | 备注 |
|---|---|---|---|---|---|
| 操作前准备（20分） | 护士素质 | 护士着装整齐，仪表端庄（1分） | 1 | | |

| 项目 | | 操作规程及评价标准 | 分值（分） | 扣分（分） | 备注 |
|---|---|---|---|---|---|
| 操作前准备（20分） | 评估指导 | 1. 查看医嘱/PDA（1分），核查"床头卡"信息无误后，采用"询问式"及"PDA腕带扫描"两种方式确认病人身份（1分）<br>2. 评估病人年龄、病情、意识、治疗情况，心理状态及合作程度（3分）<br>3. 向病人讲解和指导测量目的、方法、注意事项及配合要点（4分）<br>4. 测量体温前评估运动、进食、冷热敷、灌肠等，测量脉搏、呼吸时有无剧烈运动、情绪波动等；测血压时评估既往血压状况、服药情况、有无吸烟、饮酒、情绪变化等；是否存在影响测量准确性的因素（4分） | 13 | | |
| | 护士准备 | 洗手（1分），戴口罩（1分） | 2 | | |
| | 用物准备 | 车上层：PDA、治疗盘、体温计两支、盛放已消毒的体温计清洁容器1个（含消毒液纱布）、血压计、听诊器、速手消（必要时备棉花）（2分）<br>车下层：医用垃圾桶、生活垃圾桶、盛放测温后的体温计容器一个（1分） | 3 | | |
| | 环境准备 | 室温适宜、光线充足、环境安静（1分） | 1 | | |
| 操作过程（60分） | 测量体温 | 1. 检查备用物品齐全（1分），推车至病人床旁，治疗车位置摆放合理（1分）<br>2. 确认病人身份：核查"床头卡"信息无误后，采用"询问式"及"PDA腕带扫描"两种方法确认病人身份（2分）<br>3. 协助病人取舒适卧位（1分）<br>4. 测量：根据病情，选择测量体温的部位<br>腋温部位：体温计水银端放于腋窝正中（2分）。方法：擦干汗液（病人出汗时），体温计紧贴皮肤，屈臂过胸，夹紧（3分）。时间：10 min（2分）<br>（1）口温部位：口表水银端斜放于舌下窝（1分）。方法：闭口勿咬，用鼻呼吸（1分）。时间：3 min（1分）<br>（2）肛温体位：仰卧、俯卧、屈膝仰卧位，暴露测温部位（1分）。方法：润滑肛表水银端，插入肛门3～4 cm；婴幼儿可取仰卧位，护士一只手握住病儿双踝，提起双腿，另一只手将已润滑的肛表插入肛门（婴儿1.25 cm，幼儿2.5 cm）并握住肛表用手掌根部和手指将双臀轻轻捏拢（1分）。固定时间：3 min（1分）<br>5. 取表：取出体温计（1分）（若测肛温，用卫生纸擦净病人肛门处）<br>6. 读数：评估体温是否正常，若与病情不符应重新测量，有异常及时处理（1分） | 20 | | |
| | 测量脉搏、呼吸 | 7. 测量脉搏。体位：取卧位或坐位，手腕伸展，手臂放舒适位置（3分）<br>8. 测量：以食指、中指、无名指的指端按压在桡动脉处，按压力量适中，以能清楚地测得脉搏搏动为宜（5分）<br>9. 计数：正常脉搏测30 s，乘以2（3分）。若发现病人脉搏短绌，应有两名护士同时测量，即一人听心率，另一人测脉率，由听心率者发出"起"或"停"口令，计时1 min（心脏听诊部位可选择左锁骨中线内侧第5肋间处） | 20 | | |

续表

| 项目 | | 操作规程及评价标准 | 分值（分） | 扣分（分） | 备注 |
|---|---|---|---|---|---|
| 操作过程（60分） | 测量脉搏、呼吸 | 10. 测量呼吸时体位：将手放在病人的脉搏部位似诊脉状，眼睛观察病人胸部或腹部的起伏（女性以胸式呼吸为主，男性和儿童以腹式呼吸为主）（2分）<br>11. 观察：呼吸频率（一起一伏为一次呼吸）、深度、节律、音响、形态及有无呼吸困难（3分）<br>12. 计数：正常呼吸测 30 s，乘以 2（2分）；异常呼吸病人或婴儿应测 1 min（2分） | 20 | | |
| | 测量血压 | 13. 上肢肱动脉血压测量：手臂位置与心脏呈同一水平，坐位：平第四肋；仰卧位：平腋中线（3分）。若肱动脉高于心脏水平，测得血压值偏低；肱动脉低于心脏水平，测得血压值偏高<br>14. 手臂：卷袖，露臂，手臂放松，外展 45° 手掌向上，肘部伸直（3分）<br>15. 血压计：打开，垂直放妥，开启水银槽开关（2分）<br>16. 缠袖带：驱尽袖带内空气，平整置于上臂中部，下缘距肘窝 2 ～ 3 cm（3分），松紧以能插入一指为宜（3分）。袖带缠得太松，充气后呈气球状，有效面积变窄，使血压测量值偏高；袖带缠得太紧，未注气已受压，使血压测量值偏低<br>17. 充气：触摸肱动脉搏动，将听诊器胸件置肱动脉搏动最明显处，一只手固定，另一只手握住加压气球，关气门（1分），充气至肱动脉搏动音消失再升高 20 ～ 30 mmHg（1分）<br>18. 放气：缓慢放气，速度以水银柱每秒下降 4 mmHg 为宜，注意水银柱刻度和肱动脉声音的变化（1分）<br>19. 判断：听诊器出现的第一声搏动音，此时水银柱所指的刻度，即收缩压；当搏动音突然变弱或消失，水银柱所指的刻度即舒张压（眼睛视线保持与水银柱弯月面同一水平）（1分）<br>20. 整理血压计：排尽袖带内余气，扣紧压力活门，整理后放入盒内，血压计盒盖右倾 45°，使水银全部流回槽内，关闭水银槽开关，盖上盒盖，平稳放置（1分）<br>21. 恢复体位：必要时协助穿衣、穿裤（1分） | 20 | | |
| 操作后整理记录（5分） | 整理、记录 | 1. 交代注意事项，整理病人及床单位协助病人取舒适体位（1分）<br>2. 妥善处理用物，垃圾分类正确（1分）<br>3. 洗手（1分），记录（2分）。记录脉搏：脉搏短绌以分数式记录，记录方式为心率 / 脉率。若心率 200 次 /min，脉率为 60 次 /min，则应写成 200/60 次 /min。记录血压：将所测血压值按收缩压 / 舒张压 mmHg 形式记录（当变音与消失音之间有差异时，两读数都应记录，方式是收缩压 / 变音 / 消失音 mmHg，如 120/80/60 mmHg） | 5 | | |
| 注意事项（10分） | | 口述测量体温注意事项（3分）：<br>1. 测量体温前应清点体温计数量，并检查有无破损。定期检查体温计的准确性<br>2. 婴幼儿、精神异常、昏迷、口腔疾患、口鼻手术、张口呼吸者禁忌口温测量。腋下有创伤、手术、炎症，腋下出汗较多者，肩关节受伤或消瘦夹不紧体温计者禁忌腋温测量。直肠或肛门手术、腹泻者禁忌测量肛温；心肌梗死病人不宜测肛温，以免刺激肛门引起迷走神经反射，导致心动过缓<br>3. 婴幼儿、危重病人、躁动病人，应设专人守护，防止意外 | 10 | | |

| 项目 | 操作规程及评价标准 | 分值（分） | 扣分（分） | 备注 |
|---|---|---|---|---|
| 注意事项（10分） | 4. 测口温时，若病人不慎咬破体温计时，首先应及时清除玻璃碎屑，以免损伤唇、舌、口腔、食管、胃肠道黏膜，再口服蛋清或牛奶，以延缓汞的吸收若病情允许，可使用粗纤维食物，加速汞的排除<br>5. 避免影响体温测量的各种因素，如运动、饮食、冷热饮、冷热敷、洗澡、坐浴、灌肠等<br>6. 发现体温与病情不符合时，要查找原因，予以复测<br>7. 体温计如有破损，按汞泄漏的应急程序进行处理<br>口述测量脉搏、呼吸注意事项（3分）：<br>1. 勿用拇指诊脉，因拇指小动脉的搏动较强，易与病人的脉搏相混淆<br>2. 异常脉搏应测量 1 min；脉搏细弱难以触诊应测心尖搏动 1 min<br>3. 呼吸受意识控制，因此测量呼吸前不必解释，在测量过程中不使病人觉察，以免紧张，影响测量的准确性<br>4. 危重病人呼吸微弱，可用少许棉花置于病人鼻孔前，观察棉花被吹动的次数，应计时 1 min<br>口述测量血压注意事项（4分）：<br>1. 定期检测、校对血压计。测量前，检查血压计：玻璃管无破裂，刻度清晰，加压气球和橡胶管无老化、不漏气，袖带宽窄合适，水银充足、无断裂；检查听诊器：橡胶管无老化、衔接紧密，听诊器传导正常<br>2. 对需持续观察血压者，应做到"四定"，即定时间、定部位、定体位、定血压计，有助于测定的准确性和对照的可比性<br>3. 发现血压听不清或异常，应重测。重测时，待水银柱下降至"0"点，稍等片刻后再测量。必要时，作对侧对照<br>4. 注意测压装置（血压计、听诊器）、测量者、受检者、测量环境等因素引起血压测量的误差，以保证测量血压的准确性<br>5. 对血压测量的要求：应间隔 1～2 min 重复测量，取 2 次读数的平均值记录。如果收缩压或舒张压的 2 次读数相差 5 mmHg 以上，应再次测量，取 3 次读数的平均值。首诊时要测量两次上臂血压，以后通常测量较高读数一侧的上臂血压 | 10 | | |
| 评价（5分） | 1. 遵循操作原则和查对制度（1分）<br>2. 操作熟练，步骤正确（2分）<br>3. 沟通合理有效，病人／家属能够知晓护士告知的事项，对服务满意（1分）<br>4. 操作中体现出对病人的人文关怀（1分） | 5 | | |

## 2. 依据临床情境为病人进行生命体征测量——操作流程

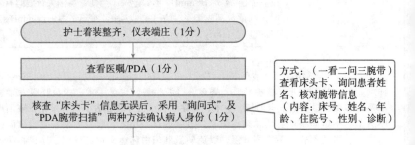

护士着装整齐，仪表端庄（1分）

↓

查看医嘱/PDA（1分）

↓

核查"床头卡"信息无误后，采用"询问式"及"PDA腕带扫描"两种方法确认病人身份（1分）

方式：（一看二问三腕带）查看床头卡、询问患者姓名、核对腕带信息（内容：床号、姓名、年龄、住院号、性别、诊断）

评估病人年龄、病情、意识、治疗情况，心理状态及合作程度（3分）

↓

向病人讲解和指导测量目的、方法、注意事项及配合要点，评估是否存在影响测量准确性的因素（8分）

女士/男士您好：为了观察温水擦浴降温效果，我准备再次为您测量体温、脉搏、呼吸、血压。我看一下您测量部位皮肤情况。请您平躺，准备给您测量

↓

洗手（1分），戴口罩（1分）

↓

用物准备（3分）。室温适宜、光线充足、环境安静（1分）

车上层：PDA、治疗盘、体温计两支、盛放已消毒的体温计清洁容器1个（含消毒液纱布）、血压计、听诊器、速手消（必要时备棉花）
车下层：医用垃圾桶、生活垃圾桶、盛放测温后的体温计容器一个

↓

检查备用物品齐全（1分），推车至病人床旁，治疗车位置摆放合理（1分）

↓

核查"床头卡"信息无误后，采用"询问式"及"PDA腕带扫描"两种方法确认病人身份（2分）

↓

协助病人取舒适卧位（1分）

↓

测量体温：体温计水银端放于腋窝正中（2分）。方法：擦干汗液（病人出汗时），体温计紧贴皮肤，屈臂过胸，夹紧（3分）。时间：10 min（2分）。口温部位：口表水银端斜放于舌下窝（1分）。方法：闭口勿咬，用鼻呼吸（1分）。时间：3 min（1分）。肛温体位：仰卧、俯卧、屈膝仰卧位，暴露测温部位（1分）。方法：润滑肛表水银端，插入肛门3~4 cm；婴幼儿可取仰卧位，护士只一手握住病儿双踝，提起双腿，另一只手将已润滑的肛表插入肛门（婴儿1.25 cm，幼儿2.5 cm）并握住肛表用手掌根部和手指将双臀轻轻捏拢（1分）。固定时间：3 min（1分）

视频：体温测量方法

↓

取表：取出体温计（1分）（若测肛温，用卫生纸擦净病人肛门处）
读数：评估体温是否正常，若与病情不符应重新测量，有异常及时处理（1分）

↓

测量脉搏：取卧位或坐位，手腕伸展，手臂放舒适位置（3分）。测量：以食指、中指、无名指的指端按压在桡动脉处，按压力量适中，以能清楚地测得脉搏搏动为宜（5分）。计数：正常脉搏测30 s，乘以2（3分）。若发现病人脉搏短绌，应有两名护士同时测量，即一人听心率，另一人测脉率，由听心率者发出"起"或"停"口令，计时1 min（心脏听诊部位可选择左锁骨中线内侧第5肋间处）

视频：脉搏测量方法

↓

测量呼吸时体位：将手放在病人的脉搏部位似诊脉状，眼睛观察病人胸部或腹部的起伏（女性以胸式呼吸为主，男性和儿童以腹式呼吸为主）（2分）；观察：呼吸频率（一起一伏为一次呼吸）、深度、节律、音响、形态及有无呼吸困难（3分）；计数：正常呼吸测30 s，乘以2（2分）；异常呼吸病人或婴儿应测1 min（2分）

视频：呼吸测量方法

↓

视频：血压
测量方法

测量血压：上肢肱动脉血压测量：手臂位置与心脏呈同一水平，坐位：平第四肋；仰卧位：平腋中线（3分）。若肱动脉高于心脏水平，测得血压值偏低；肱动脉低于心脏水平，测得血压值偏高；手臂：卷袖，露臂，手臂放松，外展45°手掌向上，肘部伸直（3分）；血压计：打开，垂直放妥，开启水银槽开关（2分）；缠袖带：驱尽袖带内空气，平整置于上臂中部，下缘距肘窝2~3 cm（3分），松紧以能插入一指为宜（3分）。袖带缠得太松，充气后呈气球状，有效面积变窄，使血压测量值偏高；袖带缠得太紧，未注气已受压，使血压测量值偏低；充气：触摸肱动脉搏动，将听诊器胸件置肱动脉搏动最明显处，一只手固定，另一只手捏住加压气球，关气门（1分），充气至肱动脉搏动音消失再升高20~30 mmHg（1分）

对需持续观察血压者，应做到"四定"，即定时间、定部位、定体位、定血压计，有助于测定的准确性和对照的可比性

放气：缓慢放气，速度以水银柱每秒下降4 mmHg为宜，注意水银柱刻度和肱动脉声音的变化（1分）；判断：听诊器出现的第一声搏动音，此时水银柱所指的刻度，即收缩压；当搏动音突然变弱或消失，水银柱所指的刻度即舒张压（眼睛视线保持与水银柱弯月面同一水平）（1分）；整理血压计：排尽袖带内余气，扪紧压力活门，整理后放入盒内，血压计盒盖右倾45°，使水银全部流回槽内，关闭水银槽开关，盖上盒盖，平稳放置（1分）。恢复体位：必要时协助穿衣、穿裤（1分）

女士/男士，您的体温38.4 ℃，心率脉搏200/60次/min，呼吸26次/min，血压130/85 mmHg，谢谢您的配合，有事请您按呼叫器

交代注意事项，整理病人及床单位协助病人取舒适体位（1分）

用后体温计放入车下弯盘中，待清洁、消毒、晾干备用；对听诊器听件、胸件部分用75%乙醇棉片擦拭消毒，备用

妥善处理用物，垃圾分类正确（1分）

将该患者体温、脉搏、呼吸、血压数值分别记录在记录单上，体温38.4 ℃，脉搏短绌200/60次/min，呼吸26次/min，血压130/85 mmHg

洗手（1分），记录（2分）

口述注意事项（10分）

整体效果评价（5分）

## 三、生命体征测量操作与病人沟通口述

### 1. 核对解释、核对、评估

护士A："您好，请问您叫什么名字，我看一下您的腕带。"（一看二问三腕带）。"为了观察温水擦浴降温效果，我准备再次为您测量体温、脉搏、呼吸、血压。我看一下您测量部位皮肤情况。请您平躺，准备给您测量。"

### 2. 测体温

护士A："测体温之前我为您擦干腋下汗液。请您屈臂过胸夹紧体温计10 min，请您按我这样做（演示屈臂过胸动作）。"

**3. 测脉搏、测呼吸**

护士 A："请您手掌向上手背向下，为您测量脉搏次数，以示指、中指、无名指的指端按压在桡动脉处，按压力量适中，以能清楚地测得脉搏搏动为宜。"

护士 B 拉上隔帘，焐热听诊器胸件部分，将胸件放在左锁骨中线内侧第 5 肋间处（心尖部）听心率，由护士 B 发出"起"口令，护士 A、B 同时开始测量脉率及心率，测量时间为 1 min，由护士 B 发出"止"口令，将测得数值进行记录，记录方式心率/脉率/分。护士 A 的手仍似诊脉状，眼睛观察胸部起伏，测量病人呼吸频率。

**4. 测血压**

护士 A："请您平躺，手臂略外展"（为病人摆放），"手掌向上，为您测量血压，衣袖紧吗？"（检查）"您平时血压怎么样？"开始测量血压。

**5. 测量结束**

护士 A 为病人整理衣物，取出病人腋下体温计，读数，甩至 35 ℃以下，放于车下弯盘中。护士 A 告知病人体温、脉搏、呼吸及血压数值。

**6. 操作后嘱咐**

护士 A："30 min 后我再次给您测量一次体温，根据汗湿衣裤状况，您可以饮温开水 1 000 mL，请更换汗湿衣裤及床单，防止受凉。谢谢您的配合"（一边嘱咐一边整理衣物，观察病人病情变化）。"有事请您按呼叫器，我们会及时来到您身边。"

### 知识拓展—课程素养 ▶▶▶

吴孟超院士被誉为"中国肝胆外科之父"。在吴孟超看来，"一个好医生，眼里看的是病，心里装的是人。"冬天查房，他会先把听诊器焐热了再使用；每次为病人做完检查，他都会帮他们把衣服拉好、把腰带系好。他曾说："即使有一天，倒在手术室里，也将是我一生最大的幸福！"从医 70 多年，吴孟超推动中国的肝病医学从无到有、从有到精，使我国肝脏疾病的诊断准确率，手术成功率和术后存活率均达到世界领先水平。

吴孟超信守职业道德，游刃肝胆，精准无误，满腔热忱，彰显了对人民群众生命健康的医者仁心。

### 课后习题

1. 临床上常以口腔、直肠、腋窝等处的温度来代表体温，其中成人正常口腔温度平均值及正常范围为（　　）。

A. 36.5 ℃　36.0 ～ 37.0 ℃　　　　B. 37.0 ℃　36.3 ～ 37.2 ℃

C. 37.5 ℃　36.5 ～ 37.7 ℃　　　　D. 36.0 ℃　36.0 ～ 37.0 ℃

E. 37.0 ℃　36.5 ～ 37.7 ℃

2. 关于体温生理性变化的叙述，下列错误的是（　　　）。

    A. 2:00—6:00 体温最低

    B. 14:00—18:00 体温最高

    C. 昼夜体温变动范围不超过 1 ℃

    D. 儿童基础代谢率高，体温可略高于成人

    E. 女性在月经前期和妊娠早期，体温可轻度降低

3. 脉搏短绌常见于下列的病人有（　　　）。

    A. 发热

    B. 房室传导阻滞

    C. 洋地黄中毒

    D. 心房颤动

    E. 甲状腺功能亢进

4. 关于测量脉搏的方法，下列错误的是（　　　）。

    A. 用示指、中指、无名指诊脉

    B. 病人剧烈活动后休息 30 min 后再测

    C. 异常脉搏需测 1 min

    D. 脉搏短绌者先测心率，后测脉率

    E. 偏瘫病人选择健侧肢体测脉搏

5. 测量呼吸时护士的手不离开诊脉部位的目的是（　　　）。

    A. 保持病人体位不变

    B. 转移病人的注意力

    C. 易于计时

    D. 对照呼吸与脉搏的频率

    E. 观察病人面色

6. 病人李某，女，40 岁，体温在 39～40 ℃波动，持续 2 周，日差不超过 1 ℃。P：106 次 /min，R：28 次 /min。病人神志清，面色潮红，口唇干裂，精神不振，食欲差。该病人的热型属于（　　　）。

    A. 间歇热　　　　　　　　　　　　B. 弛张热

    C. 波浪热　　　　　　　　　　　　D. 稽留热

    E. 不规则热

7. 病人，男性，60 岁，因风湿性心脏病入院，住院期间病人曾出现心房颤动。护士为其测量脉搏时，错误的方法是（　　　）。

    A. 应由两名护士同时测量心率和脉率

    B. 测量前使病人安静

    C. 病人手臂放于舒适位置

    D. 由听心率者发出"起"或"停"口令

    E. 计数 30 s，将所测的数值乘以 2

8.病人，男性，23岁，安眠药中毒后意识模糊不清，呼吸微弱、浅而慢，不易观察。护士应采取的测量方法是（　　　　）。

  A. 以1/4的脉率计算

  B. 测脉率后观察胸腹起伏次数

  C. 听呼吸音响计数

  D. 用手感觉呼吸气流通过计数数计算呼吸频率

  E. 用少许棉花置于病人鼻孔前观察棉花纤维飘动次数

9.病人，男性，47岁，原发性高血压。护士对病人进行高血压相关知识宣教后，病人反馈内容不正确的是（　　　　）。

  A. 动脉血压随年龄增长而逐渐增高   B. 在高温环境中，血压会稍降低

  C. 左上肢血压高于右上肢血压   D. 更年期前女性血压低于同龄男性

  E. 下肢血压高于上肢血压

10.病人，男性，62岁，因持续头痛就诊。既往高血压病史10年，左侧肢体偏瘫3年。门诊以重度高血压收入院。为该病人测量血压的方法，下列正确的是（　　　　）。

  A. 袖带松紧适宜，以能容纳两指为宜

  B. 固定测量左上肢的血压

  C. 指导病人固定取坐位测量血压

  D. 变音与消失音之间差异大时，应记录消失音

  E. 袖带下缘距肘窝2～3 cm为宜

# 任务九

## 鼻饲技术

知识目标：掌握鼻饲法的核心步骤；归纳鼻饲法的注意事项。

能力目标：能根据病情规范完成鼻饲技术操作；能将胃管顺利置入胃内。

素质目标：在操作过程中态度认真，具有爱伤观念；在操作过程中体会病人的痛苦，进一步树立关爱病人的职业精神。

**临床情境** ▶▶▶

**案例**

张某，男，62岁，有10年高血压病史，2 h前因与老伴吵架突然头痛、头晕、跌倒，左侧肢体活动受限，伴恶心、呕吐两次，随后出现意识不清，急时送医院就诊。经头部CT显示：右侧基底节区出血。医嘱给予脱水、止血、吸氧等对症治疗，并予以心电监护，给予鼻饲。

**工作任务**

1. 鼻饲法适用于哪些病人？如何测量胃管插入的长度？

2. 为该病人进行鼻饲时注意事项有哪些？

3. 结合临床情境应用护理程序的方法完成该名病人鼻饲操作。

视频：
鼻饲法

# 一、应用护理程序为病人制订护理方案

## 1. 基础知识

鼻腔通透性评估
- 鼻腔炎症：鼻痒、鼻干、烧灼感、鼻黏膜水肿
- 鼻腔肿胀：通气不畅、流清鼻涕、打喷嚏
- 鼻腔息肉：嗅觉障碍、鼻根处或面颊部疼痛、头痛
- 鼻中隔弯曲：鼻塞、鼻出血、鼻分泌物增多

影响鼻饲因素的评估
- 病情因素：不能张口患者（破伤风）、口腔疾患，上消化道肿瘤引起吞咽困难患者，早产儿、拒绝进食者
- 心理因素：讲解鼻饲操作目的、过程，减缓焦虑、恐惧
- 环境因素：宽敞明亮，温度、湿度适宜
- 意识障碍：昏迷患者、病情危重

鼻饲患者的护理
- （1）口腔护理：在操作前将患者呼吸道分泌物清理干净，保持呼吸道通畅，减少肺部并发症的发生，提高患者舒适度
- （2）鼻饲前护理：从鼻部插入胃管并长期保留会在一定程度上给患者及家属造成心理压力，从而易产生焦虑情绪甚至拒绝治疗，医护人员应与患者或家属进行有效沟通，确保患者相信此过程安全有效。鼻饲前应先抽吸痰液及患者胃内容物，安全、妥善地固定胃管并检查是否松动及移位，确定导管在胃内后缓缓注入食物匀浆，控制食物输入量及输入速度、温度，以免过冷或过热引起胃痉挛而造成食物反流，应用药物时应溶解以免滞留在消化道内
- （3）鼻饲中护理：鼻饲过程中密切关注患者反应，若出现呛咳、呼吸困难等现象，说明胃管可能误入气管，应重新插好。换管动作要轻柔，以免损伤呼吸道黏膜，鼻饲保持半卧位，以利于胃肠蠕动及食物消化，防止因体位低而加重食物逆流引起吸入性肺炎，若发生误吸应及时予以处理，停止鼻饲并吸出分泌物，对症使用抗生素等，预防呼吸衰竭的发生
- （4）鼻饲后护理：意识尚清的患者应鼓励或协助进行活动，以促进患者胃肠功能恢复。不能活动者由护理人员进行被动运动，如按摩腹部、定时翻身，在膳食中增加粗纤维保持大便畅通。定期更换胃管，鼻饲前后用温开水冲洗胃管，防止液体残留硬化而堵塞管道，增加更换胃管次数损伤黏膜
- （5）一般护理：由于患者长期卧床，抵抗力下降，易引起胃肠道感染，故操作前应先洗手，注射前后，应用温开水冲净胃管，以免食物在胃管内腐败变质或堵管，胃管插入后应妥善固定，胃管末端用无菌纱布包裹固定
- （6）心理护理：对神志清醒的患者在操作前应做好心理护理，解除其紧张恐惧心理，耐心解释鼻饲的目的及方法，以取得配合

## 2. 与鼻饲相关的护理诊断

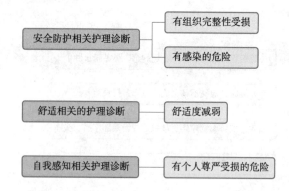

安全防护相关护理诊断 —— 有组织完整性受损

安全防护相关护理诊断 —— 有感染的危险

舒适相关的护理诊断 —— 舒适度减弱

自我感知相关护理诊断 —— 有个人尊严受损的危险

## 3. 应用护理程序为病人制订护理计划

| 开始日期 | 时间 | 护理诊断 | 预期目标 | 护理措施 | 签名 | 评价 | | |
|---|---|---|---|---|---|---|---|---|
| | | | | | | 日期／时间 | 结果 | 签名 |
| 10.20 | 6：00 | 有组织完整性受损：与长期放置胃管、组织结构破坏有关 | 长期鼻饲病人鼻部皮肤以妥善处理 | 1. 长期鼻饲者每天应进行口腔护理，并定期更换胃管<br>2. 硅胶胃管每月更换1次，普通胃管每周更换1次，在晚间末次注食后拔出，次晨再从另一侧鼻孔插入 | 李× | 10.06<br>6：40 | 目标实现 | 李× |
| 10.20 | 8：00 | 舒适度减弱：与放置胃管有关 | 病人的舒适度提高，情绪稳定，能够配合治疗和护理 | 插入胃管时，前端用少许石蜡润滑，以减少插入时的摩擦阻力。<br>插入时动作轻柔，清醒病人可配合做吞咽动作，昏迷病人插管前去枕，头后仰，当插入10～15 cm，托起病人头，使下颌靠近胸骨柄，缓缓插入。<br>拔胃管时可叮嘱病人深呼吸，在呼气时拔管，边拔管边用纱布擦胃管，至咽喉处快速拔出，同时清洁病人口腔、面部，使病人感觉舒适 | 李× | 10.23<br>8：00 | 目标实现 | 李× |

## 4. 标准化沟通模式（SBAR）

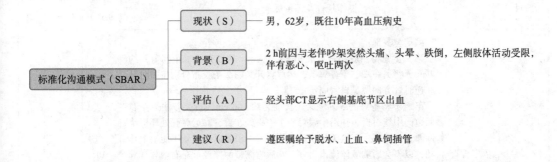

# 二、护理措施实施阶段——鼻饲护理技术操作评分标准及流程

## 1. 鼻饲护理技术操作规程及评价标准

| 项目 | | 操作规程及评价标准 | 分值（分） | 扣分（分） | 备注 |
|---|---|---|---|---|---|
| 准备（10分） | 环境评估 | 口述：操作环境宽敞整洁，操作前半小时停止清扫工作，减少人员走动，操作台清洁，平坦，干燥（1分） | 1 | | |
| | 护士准备 | 护士着装整齐，仪表端庄，剪短指甲（2分），洗手（1分），戴口罩（1分）计时开始 | 4 | | |
| | 用物准备 | 治疗车上：洗手液、医嘱单、护理记录单、棉签缸、高压灭菌包（纱布2块、治疗巾1块、弯盘2个、镊子1把）；一次性胃管、固定夹、压舌板、石蜡油棉球、薄膜手套、20 mL注射器1个、注食器1个、无菌敷布盘内备（盛放38～40℃温开水和鼻饲液的治疗碗各1个）、胶布板（备好的白胶布）、5列绷带、管道标识贴、手电、剪刀、皮尺<br>治疗车下：生活垃圾桶、医用垃圾桶等（缺一件扣0.5分，共5分） | 5 | | |
| 操作过程（80分） | 安全与舒适 | 检查用物（3分），推车至床旁，治疗车位置摆放合理（2分）<br>采用两种方法确认病人的身份，协助病人取半卧位（5分）<br>检查并清洁一侧鼻腔（口述：有义齿取下妥善放置）（5分）<br>在病人头部侧面打开鼻饲包。合理摆放用物（5分） | 20 | | |
| | 插入胃管 | 戴手套，检查鼻饲管是否通畅，测量胃管应插入的长度（前额发际至剑突或鼻尖经耳垂至剑突的距离）（5分）<br>润滑胃管的前段，持镊子夹住胃管缓慢插入。<br>插入胃管至10～15 cm（咽喉部），嘱其做吞咽动作，一直插管到预定长度后再插入5～7 cm（口述：昏迷病人插管前，先协助病人去枕，头向后仰，当胃管插入约15 cm时，用左手将其头部托起，使下颌靠近胸骨柄，将胃管沿后壁滑行缓缓插到预定长度）（10分）<br>检查胃管是否盘在口中，抽吸胃液确认胃管在胃内后用固定夹夹闭胃管的末端。为病人擦拭面部，脱手套（5分） | 20 | | |

续表

| 项目 | | 操作规程及评价标准 | 分值（分） | 扣分（分） | 备注 |
|---|---|---|---|---|---|
| 操作过程（80分） | 固定胃管 | 固定鼻翼部：<br>　第一步先将白胶布裁剪成长度约 7 cm，从胶布一端中间剪开约 4 cm，将另一端贴于鼻翼上，然后将开叉的 2 条胶布分别按顺时针和逆时针方向绕鼻胃管固定。<br>　第二步将备好的 5 列绷带（长度为约 100 cm，折叠方法为左右两边向中线对折，在沿中线对折）中央处在胃管靠近鼻孔处环形绕两圈，然后打一死结（位于鼻胃管上方）松紧以使胃管不能上下移动，以不会影响液体流出为宜。然后将绷带两端经过左右两耳耳廓再向下至下颌处打结固定，松紧度以能置入一只手指为宜。用皮尺测量外露长度。在胃管末端上 15 cm 处标注置管日期、插入长度、责任人（15分）<br>　先注入 30 mL 温开水，后缓慢注入鼻饲液 50 mL 两次，鼻饲完毕，再次注入 30 mL 温开水（10分）<br>　将胃管末端塞住，固定夹夹紧，胶布固定于耳部，妥善放置胃管（5分） | 30 | | |
| | 清洁整理 | 协助病人恢复体位（1分），整理病人及床单位（2分），妥善处理用物，垃圾分类正确（2分）<br>洗手（2分），记录（鼻饲的时间、插入胃管长度或外露长度，有无胃潴留，胃液的颜色性质、注入食物的种类及量）（3分） | 10 | | |
| 评价（10分） | | 操作步骤正确（3分）<br>迅速熟练（3分）<br>体现人文关怀，病人无不适感（4分） | 10 | | |

## 2. 依据临床情境为病人进行鼻饲——操作流程

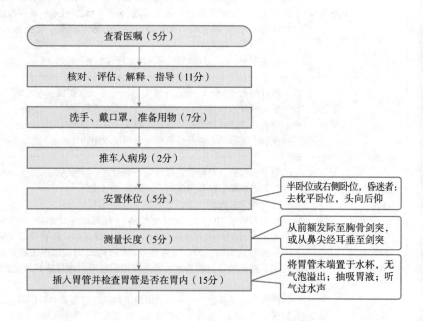

查看医嘱（5分）

核对、评估、解释、指导（11分）

洗手、戴口罩，准备用物（7分）

推车入病房（2分）

安置体位（5分）　　半卧位或右侧卧位，昏迷者：去枕平卧位，头向后仰

测量长度（5分）　　从前额发际至胸骨剑突，或从鼻尖经耳垂至剑突

插入胃管并检查胃管是否在胃内（15分）　　将胃管末端置于水杯，无气泡溢出；抽吸胃液；听气过水声

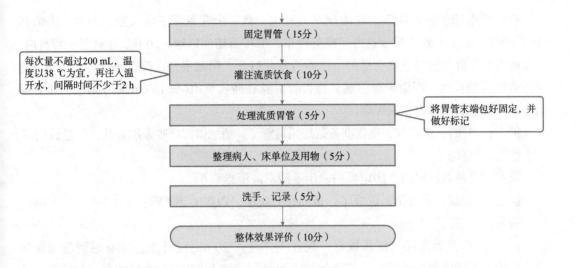

每次量不超过200 mL，温度以38 ℃为宜，再注入温开水，间隔时间不少于2 h —→ 灌注流质饮食（10分）

将胃管末端包好固定，并做好标记

固定胃管（15分）

灌注流质饮食（10分）

处理流质胃管（5分）

整理病人、床单位及用物（5分）

洗手、记录（5分）

整体效果评价（10分）

## 三、鼻饲操作与病人沟通口述

### 1. 操作前的评估

护士："您好！（核对病人身份信息），请问您叫什么名字？"查看核对床头卡。

病人："张强。"

护士："我现在需要扫描一下您腕带上的条形码。"

护士："张叔叔您好，我是您的责任护士小李，为解决您现在不能进食问题，我要遵医嘱给您下个胃管。请您不要紧张，我会动作轻柔的，可以吗？您还有问题吗？如果有可以告诉我。"

病人："下管我担心疼痛，还有担心感染，希望您能注意这两点。"

护士："好的，我会很小心，我现在给您下鼻饲管，可以吗？"

病人："可以。"

护士："张叔叔，我现在给您把床头摇起来，半坐着，这样利于插管，好吗？"

病人："好的。"

护士："我先帮您检查下鼻腔情况，不用紧张，无鼻中隔弯曲，无异常。"

护士："张叔叔，您先在病房等我下，我去准备下，马上就来。"

病人："可以。"

### 2. 操作前准备

按六步洗手法洗手，戴口罩，备齐用物。

将治疗车推至床旁，核对床头卡、床号、姓名，再次向病人解释并根据病情帮助病人取舒适体位。

护士："请问您是张强对吗？现在准备给您放置胃管了，在置管过程中，您会感觉到有些不适，请您做深呼吸和吞咽动作配合我。我现在帮您清洁鼻腔，不用紧张。"

病人："好的。"

　　将治疗巾铺于病人颌下，在治疗车上开包，将一个弯盘置于病人颌下，另一个弯盘（内置纱布、镊子）置于治疗盘内。准备胶布，准备石蜡油棉球、20 mL 注射器于弯盘内，根据病人的年龄及病情选择合适的一次性胃管并打开，佩戴手套，检查胃管是否通畅，测量胃管插入的长度，润滑胃管前端。将胃管沿鼻孔插入至 10～15 cm 时叮嘱病人做吞咽动作，将胃管插入胃内，脱手套。

　　护士："好的，张叔叔，现在准备帮您插胃管了，请您做深呼吸来配合我，尽量放松。"

　　病人："好的。"

　　检查胃管是否在胃内，固定妥当，用手消毒液消毒双手。

　　护士："叔叔，胃管帮您放好了，请问您有腹痛、腹胀的感觉吗？"

　　病人："没有。"

　　护士："现在为您注入流质饮食。现在为你注入 20 mL 温开水。您有感到腹痛腹胀吗？有什么不适请您告诉我。胃管已经帮您放好了，注入 200 mL 流质饮食，请问您有感觉到腹痛、腹胀吗？"

　　病人："好的，没有，谢谢。"

　　护士："我现在将您的胃管妥善固定，请您在翻身和坐起的时候一定要小心，防止胃管脱出；为了保持您的口腔清洁，预防口腔感染，我将定时为您进行口腔护理，谢谢您的配合。"

### 3. 整理床单位

消毒双手记录病人反应及鼻饲量并交代病人注意事项。回治疗室，处理用物，洗手。

### 4. 操作结束

拔管

遵医嘱为病人拔管，准备用物，携至病房，查对床头卡、床号、姓名，向病人解释。

　　护士："请问是张强吗？好的，由于您的病情有所缓解，现在可以经口进食了，所以我将遵医嘱为您拔除胃管，您不用紧张，配合我就可以了。"

　　病人："好的。"

　　将治疗巾铺于病人颌下，置弯盘于病人颌下，去除别针，揭去固定的胶布，检查鼻腔情况，右手戴 PE 手套，左手用纱布包裹近鼻孔处胃管，边拔边用纱布擦胃管，拔到咽喉处快速拔出，将拔出的胃管置于弯盘内。清洁病人的口、鼻、面部，擦净鼻翼处的胶布痕迹，协助病人取舒适卧位，整理床单位，向病人解释。

　　护士："张叔叔，现在我帮您擦干净面部。现在胃管已经帮您拔除了，是不是感觉到舒服一些了？您现在可以经口进食了，先进食一些流质饮食，慢慢地过渡到半流质饮食，请少食多餐。如果感觉到哪里不舒服或者有什么需要随时按电铃告诉我，我也会随时过来看您的，谢谢您的配合！请您好好地休息！"

　　病人："好的，谢谢护士。"

　　消毒双手，记录。回治疗室，按消毒隔离原则处理用物，洗手，脱口罩。

**知识拓展—课程素养** ➤➤➤

### 检查胃管在胃内的其他方法

据研究，成人胃管的插管位置错误率为 1.3% ~ 50%。若胃管置入太浅、太深或误入气道均会影响治疗，甚至导致并发症发生。故在进行管饲喂食前，护士均应检查胃管是否在胃内。除传统方法外，还有以下方法。

（1）X 线检查法：通过 X 线摄片，可清晰显示胃管走行及是否在胃内，是判断胃管在胃内的金标准。

（2）抽吸物检测：对抽吸物进行 pH 检测，或进行胆红素与 pH 相结合的方法检测。用此方法判断的干扰因素较多。

（3）$CO_2$ 测定法：用 $CO_2$ 比色计在鼻胃管头端测定 $CO_2$ 浓度来排除胃管误入呼吸道。

（4）电磁探查：通过电磁探查，可实时确认胃管位置。

（5）内镜检查：通过内镜观察，准确率高，但检查具有侵入性、费用高。因此，临床运用有限。

**课后习题**

1. 为成人进行鼻饲插入胃管深度（ ）cm。
   A. 35 ~ 40
   B. 40 ~ 45
   C. 45 ~ 55
   D. 50 ~ 55
   E. 50 ~ 60

2. 鼻饲插管过程中，病人发生呛咳、呼吸困难时应（ ）。
   A. 嘱病员做深呼吸
   B. 将病员头部抬高
   C. 拔管重插
   D. 停止片刻，嘱深呼吸，再轻轻插入
   E. 放弃不再插

3. 插胃管时反复插管可致（ ）。
   A. 胃黏膜损伤
   B. 声带损伤
   C. 食管损伤
   D. 口腔黏膜损伤
   E. 牙齿损伤

4. 为提高昏迷病人鼻饲插管的成功率，在插管前应采取的措施是（ ）。
   A. 使病人头向后仰
   B. 使病人头向前仰
   C. 使病人头偏向一侧再插
   D. 使病人下颌向前仰
   E. 使病人头向左

5. 鼻饲法操作错误的做法是（ ）。
   A. 鼻饲量在刚开始灌注时不超 200 mL
   B. 应检查胃管是否通畅
   C. 检查胃管是否在胃内可注少量温开水
   D. 如果灌入药物，先将药片研碎溶解
   E. 鼻饲液的温度不超过 35 ℃

6. 禁忌使用鼻饲的病人是（　　　　）。

　　A. 昏迷病人　　　　　　　　　　　　B. 口腔手术病人

　　C. 食管狭窄的病人　　　　　　　　　D. 食管下段静脉曲张病人

　　E. 消化道肿瘤

7. 给昏迷病人插胃管时，当插入咽喉部将下颌贴近胸骨柄是为了（　　　　）。

　　A. 增大咽喉部通道弧度　　　　　　　B. 顺利通过气管分叉处

　　C. 顺利通过膈肌　　　　　　　　　　D. 减少胃道黏膜损伤

　　E. 顺利通过胃道黏膜

8. 为病人插入鼻饲管后，再灌入少量温开水，其目的是（　　　　）。

　　A. 使病人温暖、舒适　　　　　　　　B. 便于测量、记录准确

　　C. 防止呕吐　　　　　　　　　　　　D. 便于冲净胃管，避免食物存积

　　E. 防止头晕

9. 对长期鼻饲的病人，在护理过程中，下列做法错误的是（　　　　）。

　　A. 每日所有鼻饲用物应消毒一次　　　B. 每次灌食前检查胃管是否在胃内

　　C. 鼻饲间隔时间不少于 2 h　　　　　D. 鼻饲管应每日更换消毒

　　E. 鼻饲液温度 38～40 ℃

10. 拔出鼻饲管时应做到（　　　　）。

　　A. 嘱病人头后仰　　　　　　　　　　B. 嘱病人深呼吸

　　C. 慢慢向外拔管　　　　　　　　　　D. 捏紧胃管末端，轻快拔出胃管

　　E. 快速拔管

# 任务十

## 留置导尿技术

**学习要点**

知识目标：掌握多尿、少尿、无尿、尿潴留、留置导尿术等概念；正确陈述留置导尿目的；正确描述排尿评估内容。

能力目标：能根据病情规范完成留置导尿操作技术。

素质目标：在排尿护理过程中，能体现人文关怀，共情，留置导尿操作前给予科学合理的解释、操作中给予指导、操作后给予嘱咐。尊重关爱病人、保护病人隐私、确保病人安全舒适。

**临床情境** ▶▶▶

视频：导尿术

**案例**

王某，男，75岁，因言语含混，右侧肢体活动不灵3h来诊，诊断脑梗死，于8:00入院，收入院后病人自诉12h未排尿，下腹部胀痛，尿意强烈但排不出。既往有前列腺增生病史。查体：下腹部膨隆，叩诊膀胱，耻骨联合上3横指呈实音。

**工作任务**

1.能正确评估病人所出现的排尿异常状况。

2.为病人实施相关排尿异常护理措施。

3.结合临床情境应用护理程序的方法完成该名病人留置导尿操作技术。

# 一、应用护理程序为病人制订护理方案

## 1. 排尿护理基础知识——排尿的评估

**排尿的评估内容**

- 排尿次数：一般成人白天排尿4~6次，夜间0~2次

- 尿量：在肾脏功能正常的情况下，一般成人每次尿量为200~400 mL，24 h的尿量为1 000~2 000 mL，平均为1 500 mL左右

- 尿液颜色：正常新鲜的尿液受尿胆原及尿色素的作用和影响，呈淡黄色或深黄色
  - 血尿：肉眼血尿尿色呈洗肉水色、浓茶色或红色。常见于急性肾小球肾炎、输尿管结石、泌尿系肿瘤
  - 血红蛋白尿：一般尿液呈浓茶色、酱油色。常见于溶血、恶性疟疾等
  - 胆红素尿：呈深黄色或黄褐色，振荡尿液后泡沫呈黄色。见于阻塞性黄疸和肝细胞性黄疸
  - 乳糜尿：尿液中含有淋巴细胞，排出的尿液呈乳白色。见于丝虫病

- 酸碱反应：正常人的尿液呈弱酸性，pH值为4.5~7.5，平均为6。进食大量蔬菜时，尿液呈碱性；进食大量肉类时，尿液呈酸性

- 比重：成人在正常情况下，尿液比重波动为1.015~1.025。一般情况下，尿比重与尿量成反比，若尿比重经常固定在1.010左右，提示该患者肾功能严重障碍

- 气味：正常尿液的气味来自尿内的挥发性酸。将尿液久置后，尿素发生分解，产生氨，固有氨臭味。当尿道发生感染时，新鲜的尿液也有可能出现氨臭味

**影响排尿因素的评估**

- 疾病因素：神经系统损伤和病变可出现尿失禁；肾脏病变可出现少尿或无尿；泌尿系统肿瘤、结石或狭窄可出现尿潴留

- 治疗及检查：手术中使用麻醉剂可干扰人体正常排尿反射，导致尿潴留；外科手术或外伤，一旦损伤输尿管、膀胱、尿道肌肉，患者将失去正常的排尿功能，会发生尿潴留或尿失禁

- 液体和饮食摄入：咖啡、茶、酒类饮料，有利尿作用；摄入含盐较高的饮料或食物则会造成水钠潴留，使尿量减少

- 心理因素：当个体处于过度焦虑和紧张的情形下，有时会出现尿频、尿急，有时也会出现尿潴留；如有人听见流水声也会产生尿意

- 环境因素：排尿一般在隐蔽、安全的场所进行

- 个人习惯、气候变化：夏季炎热，导致尿液浓缩和尿量减少；冬季寒冷，身体外周血管收缩，循环血量增加，尿量增加

多尿：指24 h尿量超过2 500 mL

少尿：指24 h尿量少于400 mL或每小时尿量少于17 mL

无尿或尿闭：指24 h尿量少于100 mL或12 h无尿产生者

膀胱刺激征：患者同时出现尿频、尿急、尿痛的症状，则被称为膀胱刺激征

**异常排尿的评估**

尿潴留：指尿液大量存留在膀胱内而不能自主排出。患者主诉下腹胀痛，排尿困难。查体可见耻骨上膨隆，扪及囊样包块，叩诊呈实音，有压痛

尿失禁：指患者排尿失去意识控制或不受意识控制，尿液不自主地流出

　持续性尿失禁：尿液持续地从膀胱或尿道瘘中流出，膀胱处于空虚状态

　充溢性尿失禁：膀胱排出口梗阻或膀胱逼尿肌失去张力，引起尿潴留，膀胱过度充盈，造成尿液从尿道不断溢出

　急迫性尿失禁：膀胱局部炎症、出口梗阻的刺激，患者反复的低容量不自主排尿，常伴有尿频、尿急

　压力性尿失禁：尿道括约肌张力减低或骨盆底部尿道周围肌肉和韧带松弛，当腹内压骤然增高（如咳嗽、喷嚏、大笑等）时，少量尿液不自主地由尿道口溢出

**膀胱检查**

视诊：平视被检查者下腹部，查看耻骨联合上方下腹部有无膨隆

触诊：操作者以右手自脐部开始向耻骨方向触摸，触及肿块应详查其性质，以便鉴别其为膀胱、子宫或其他肿物

叩诊

　（1）自脐部开始，沿腹中线向下叩诊，板指与腹中线垂直，逐渐向耻骨联合方向移动（边叩边移动），直至叩诊由鼓音转为浊音，既可能为充盈的膀胱上界

　（2）下腹部左右两侧依同法叩诊，叩出凸面向上的半圆形浊音区既为充盈的膀胱左右两界

## 2. 排尿护理基础知识——排尿异常的护理

**尿失禁**

皮肤护理：保持会阴部皮肤的清洁干燥

外部引流：必要时应用接尿装置引流尿液

重建排尿功能：指导患者每日白天摄入液体2 000~3 000 mL，促进排尿反射预防泌尿系统感染；定时使用便器，每1~2 h使用便器一次，以后间隔时间可以逐渐延长，指导患者进行盆底肌肉康复锻炼，长期尿失禁的患者，可行留置导尿

心理护理：医务人员应尊重和理解患者，给予安慰、开导和鼓励，树立恢复健康的信心，积极配合治疗和护理

**排尿异常的护理**

**尿潴留**

提供隐蔽的排尿环境

调整体位和姿势：病情允许，协助卧床患者略抬高上身或坐起，某些手术的患者应先有计划地训练其在床上排尿，以免术后不适应排尿姿势而导致尿潴留

诱导排尿：利用条件反射如听流水声或用温水冲洗会阴诱导患者排尿

热敷、按摩：对患者进行局部热敷按摩，放松肌肉，促进排尿

心理护理：及时发现患者心理问题，安慰患者，消除其焦虑和紧张情绪

健康教育：讲解尿潴留有关知识，指导患者养成定时排尿的习惯

行导尿术：如果上述方法不能奏效，可根据医嘱实施导尿术

### 3. 与排尿相关护理诊断

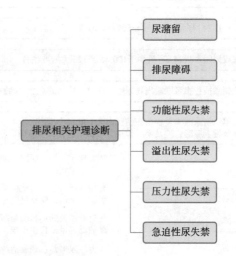

### 4. 应用护理程序为病人制订护理计划

| 开始日期 | 时间 | 护理诊断 | 预期目标 | 护理措施 | 签名 | 评价 | | |
|---|---|---|---|---|---|---|---|---|
| | | | | | | 日期/时间 | 结果 | 签名 |
| 11.02 | 8：00 | 尿潴留：与前列腺增生尿路机械梗阻有关 | 病人膀胱中潴留的尿液顺利排出，无憋胀感 | 1. 为病人提供隐蔽的排尿环境，关闭门窗，用屏风遮挡<br>2. 协助病人略抬高上身或坐起，尽量使用病人习惯的姿势排尿<br>3. 采取诱导排尿，利用条件反射听流水声、温水冲洗会阴<br>4. 热敷、按摩下腹部，注意防烫伤<br>5. 做好病人心理护理，安慰鼓励病人，减轻病人的思想顾虑<br>6. 密切观察病人的病情变化，如上述方法无效，通知医生，必要时遵医嘱给予留置导尿 | 刘× | 11.02 9：00 | 遵医嘱为病人行留置导尿，首次引流出黄色澄清尿液800 mL，病人自述下腹部憋胀感减轻 | 刘× |

## 5. 标准化沟通模式（SBAR）

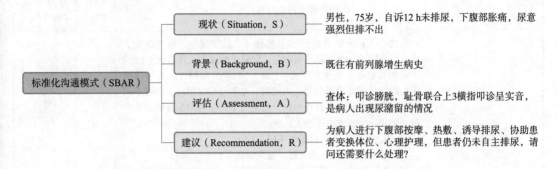

标准化沟通模式（SBAR）
- 现状（Situation，S）—— 男性，75岁，自诉12 h未排尿，下腹部胀痛，尿意强烈但排不出
- 背景（Background，B）—— 既往有前列腺增生病史
- 评估（Assessment，A）—— 查体：叩诊膀胱，耻骨联合上3横指叩诊呈实音，是病人出现尿潴留的情况
- 建议（Recommendation，R）—— 为病人进行下腹部按摩、热敷、诱导排尿、协助患者变换体位、心理护理，但患者仍未自主排尿，请问还需要什么处理？

# 二、护理措施实施阶段——留置导尿技术操作评分标准及流程

## 1. 留置导尿技术操作规程及评价标准

| 项目 | | 操作规程及评价标准 | 分值（分） | 扣分（分） | 备注 |
|---|---|---|---|---|---|
| 操作前准备（20分） | 护士素质 | 护士着装整齐，仪表端庄（1分） | 1 | | |
| | 评估指导 | 1. 查看医嘱/PDA（1分），核查"床头卡"信息无误后，采用"询问式"及"PDA腕带扫描"两种方法确认病人身份（2分）<br>2. 评估病情、临床诊断、导尿目的、意识状态、有无尿道病变（2分）<br>3. 评估病人膀胱充盈程度、生活自理能力、合作程度、心理状况、会阴部清洁及皮肤黏膜情况，选择适当方式保护病人隐私（2分）<br>4. 向病人及家属讲解和指导导尿目的、方法、注意事项和配合要点，根据病人自理能力，叮嘱其清洁外阴。签知情同意书，取得合作（2分） | 9 | | |
| | 护士准备 | 洗手（2分），戴口罩（2分） | 4 | | |
| | 用物准备 | 治疗车上：速手消、一次性导尿包、一次性治疗巾、标识帖、导管固定装置<br>治疗车下：医用垃圾桶、生活垃圾桶等（缺一件扣1分，共6分） | 6 | | |
| 操作过程（60分） | 女病人留置导尿过程 | 1. 检查备用物品（1分）<br>2. 推车至病人旁，治疗车摆放位置合理（1分）<br>3. 查看医嘱/PDA，核查"床头卡"信息无误后，采用"询问式"及"PDA腕带扫描"两种方法共同确认病人身份（2分）<br>4. 关闭门窗，保持合适的室温、选择适当方式保护病人隐私（2分）<br>5. 站于病人右侧，协助病人取仰卧位（1分）<br>6. 松开床尾盖被，掀开盖被，暴露双侧下肢，协助病人脱去对侧裤腿盖在近侧腿上，对侧腿用被遮盖（1分），臀下垫一次性治疗巾（1分）<br>7. 摆放体位：协助病人取屈膝仰卧位，两腿略外展，暴露外阴（1分） | 60 | | |

| 项目 | | 操作规程及评价标准 | 分值（分） | 扣分（分） | 备注 |
|---|---|---|---|---|---|
| 操作过程（60分） | 女病人留置导尿过程 | 8. 洗手（3分），在治疗车上打开一次性导尿包，取弯盘放于病人近会阴处，打开碘伏棉球包，将碘伏棉球倒入弯盘内（1分）<br>9. 初步消毒：左手戴手套（1分），初步消毒顺序：右手持镊子夹取碘伏棉球消毒阴阜、大阴唇，左手分开大阴唇，消毒小阴唇、尿道口，顺序：由外向内，自上而下，先对侧后近侧，每个棉球限用一次，方法正确（3分）<br>10. 脱去手套，移动弯盘至床尾（1分）<br>11. 指导病人不要移动双腿，避免污染（2分）<br>12. 洗手（3分），将导尿包放于双腿间（治疗巾开口处朝向床尾），按无菌操作原则打开治疗巾（1分），戴无菌手套（2分），铺洞巾，铺在病人的外阴处并暴露会阴（1分），与治疗巾形成无菌区，摆放物品至合理位置（1分）<br>13. 向尿管气囊支端注入无菌溶液10 mL，检查导尿管球囊（外观）完好，抽出无菌溶液，连接尿袋（2分）<br>14. 打开石蜡油包，用镊子夹取石蜡油棉球润滑导尿管前端，放盘中备用（1分）<br>15. 再次消毒：打开碘伏棉球包（1分），左手分开大阴唇（2分），右手持镊子夹棉球再次消毒：尿道口→对侧小阴唇→近侧小阴唇→尿道口，将镊子及棉球弃于床尾弯盘内（2分）。左手分开大阴唇固定不动，右手不污染（2分）<br>16. 将盛有导尿管的方盘置入洞巾口旁，指导病人放松（嘱病人张口呼吸），协调配合（1分）<br>17. 持镊子夹导尿管轻柔缓慢插入尿道4～6 cm（3分），见尿液流出后再插入7～10 cm（2分），松开固定小阴唇的手下移固定导尿管（2分）<br>18. 连接注射器根据导尿管上注明的气囊容积向气囊注入等量的无菌溶液（通常10～15 mL）（1分），轻轻向外牵拉导尿管有阻力感，即证实导尿管固定于膀胱内（1分），夹毕引流管，撤下洞巾（1分），用纱布擦净会阴（1分）<br>19. 用导管固定装置在尿管分叉处进行固定，固定于大腿内侧，管路沿膝下放置（1分）；集尿袋固定于床沿下（低于耻骨联合水平，避免接触地面），开放导尿管（1分）<br>20. 整理导尿用物丢弃于医疗垃圾桶内，撤出病人臀下的治疗巾放于医疗垃圾桶内，脱手套（1分）<br>21. 贴标识，并注明日期和责任者（固定于尿管末端气囊部位）（1分）<br>22. 垃圾分类处理正确（1分）<br>23. 协助病人穿裤子、盖被、取舒适卧位（1分）<br>24. 整理床单位（1分）<br>25. 洗手（1分），记录（1分） | 60 | | |
| | 男病人留置导尿过程 | 1. 检查备用物品（1分）<br>2. 推车至病人旁，治疗车摆放位置合理（1分）<br>3. 查看医嘱/PDA，核查"床头卡"信息无误后，采用"询问式"及"PDA腕带扫描"两种方法共同确认病人身份（2分）<br>4. 关闭门窗，保持合适的室温、选择适当方式保护病人隐私（2分）<br>5. 站于病人右侧协助病人取仰卧位（1分） | | | |

续表

| 项目 | | 操作规程及评价标准 | 分值（分） | 扣分（分） | 备注 |
|---|---|---|---|---|---|
| 操作过程（60分） | 男病人留置导尿过程 | 6. 掀开盖被，暴露双侧下肢，协助病人脱去对侧裤腿盖在近侧腿上，近侧用被遮盖（1分），臀下垫一次性治疗巾（1分）<br>7. 摆放体位：协助病人取屈膝仰卧位，两腿略外展，暴露外阴（1分）<br>8. 洗手（3分），在治疗车上打开一次性导尿包，弯盘放于近会阴处，打开碘伏棉球包，将碘伏棉球倒入弯盘内（1分）<br>9. 初步消毒：左手戴手套（1分），右手持镊子夹碘伏棉球，进行初步消毒，顺序为：阴茎背侧、阴茎腹侧（自阴茎根部向尿道口消毒）、阴囊（2分）。左手持无菌纱布包住阴茎，后推包皮，（暴露尿道口）自尿道口向外向后螺旋擦拭，严格消毒尿道口、阴茎头（龟头）、冠状沟，每个棉球限用一次（1分）<br>10. 脱去手套，移动弯盘至床尾（1分）<br>11. 指导病人不要移动双腿，避免污染（2分）<br>12. 洗手（3分），将导尿包放于双腿间（治疗巾开口处朝向床尾），按无菌操作原则打开治疗巾（1分），戴无菌手套（2分），铺洞巾，铺在病人的外阴处并暴露阴茎（1分），与治疗巾形成无菌区，摆放物品至合理位置（1分）<br>13. 向尿管气囊支端注入无菌溶液10 mL，检查导尿管球囊（外观）完好，抽出无菌溶液，连接尿袋（2分）<br>14. 打开石蜡油包，用镊子夹取石蜡油棉球润滑导尿管前端，放盘中备用（1分）<br>15. 再次消毒：打开碘伏棉球包（1分），左手持无菌纱布包住阴茎，后推包皮，暴露尿道口（2分），右手持镊子夹碘伏棉球（2分），再次自尿道口螺旋向外消毒尿道口、阴茎头（龟头）、冠状沟，污染物放于床尾弯盘内（1分），右手不污染（1分）。<br>16. 将盛有导尿管的方盘置于洞巾口旁，指导病人放松（嘱病人张口呼吸），协调配合（1分）<br>17. 指导病人放松，协调配合（1分），左手持无菌纱布包住并提起阴茎，使之与腹壁成60°（使耻骨前弯消失，以利插管）（4分）。嘱病人张口呼吸，用另一镊子持导尿管轻轻插入尿道20～22 cm，见尿液流出后再插入5～7 cm（3分）<br>18. 连接注射器根据导尿管上注明的气囊容积向气囊注入等量的无菌溶液（通常10～15 mL）（1分），轻轻向外牵拉导尿管有阻力感，即证实导尿管固定于膀胱内（1分），夹毕引流管，撤下洞巾（1分），用纱布擦净会阴（1分）<br>19. 用导管固定装置在尿管分叉处进行固定，固定于大腿内侧，管路沿膝下放置（1分）；集尿袋固定于床沿下（低于耻骨联合水平，避免接触地面），开放导尿管（1分）<br>20. 整理导尿用物丢弃于医疗垃圾桶内，撤出病人臀下的治疗巾放于医疗垃圾桶内，脱手套（1分）<br>21. 贴标识，并注明日期和责任者（固定于尿管末端气囊部位）（1分）<br>22. 垃圾分类处理正确（1分）<br>23. 协助病人穿裤子、盖被、取舒适卧位（1分）<br>24. 整理床单位（1分）<br>25. 洗手（1分），记录（1分） | 60 | | |

续表

| 项目 | 操作规程及评价标准 | 分值（分） | 扣分（分） | 备注 |
|---|---|---|---|---|
| 注意事项（10分） | 口述注意事项（10分）：<br>1. 选择导尿管的粗细要适宜，对小儿或疑有尿道狭窄者，尿管宜细<br>2. 严格无菌技术操作，以防止尿路感染<br>3. 包皮冠状沟易藏污垢应仔细擦拭，预防感染<br>4. 插入尿管前评估尿管完好性<br>5. 插入尿管动作要轻柔，以免损伤尿道黏膜，若插导尿管遇到阻力，可稍待片刻，嘱病人做深呼吸，再缓缓插入，切忌使用暴力<br>6. 对膀胱过度充盈者，一次导出尿量不超过 1 000 mL，以防出现虚脱和血尿<br>7. 如遇膀胱高度充盈的尿潴留病人，导尿完毕，夹闭引流管，防止潴留尿液流出过多<br>8. 病人尿管拔除后，观察病人排尿时的异常症状<br>9. 老年女性尿道口回缩，插管时应仔细观察、辨认，避免误入阴道。若误入阴道应更换无菌导尿管，重新插管<br>10. 导尿毕，撤下孔巾，擦净外阴，对于男性病人注意将包皮退回原处，避免发生龟头水肿 | 10 | | |
| 评价（10分） | 1. 正确指导病人（2分）<br>2. 遵循无菌操作原则，操作规范，熟练有序（2分）<br>3. 沟通合理有效，病人/家属能够知晓护士告知的事项，对服务满意（2分）<br>4. 注意保暖，操作中体现出对病人的人文关怀（2分）<br>5. 完成操作时间：8 min（超出 30 s 扣 1 分，共 2 分） | 10 | | |

### 2. 依据临床情境为病人进行留置导尿——操作流程

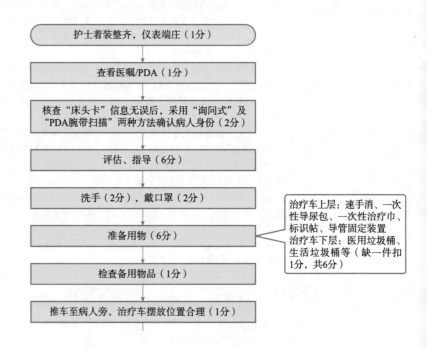

查看医嘱/PDA，核查"床头卡"，采用"询问式"及"PDA腕带扫描"两种方法确认病人身份（2分）

↓

关闭门窗，保持合适的室温、选择适当方式保护病人隐私（2分）

↓

站在病人右侧，协助病人取仰卧位（1分）

↓

暴露双侧下肢，脱去对侧裤腿盖在近侧腿上，对侧腿用被遮盖（1分），臀下垫一次性治疗巾（1分）

↓

摆放体位：协助病人取屈膝仰卧位，两腿略外展，暴露外阴（1分）

↓

洗手（3分），在治疗车上打开一次性导尿包，取弯盘放于近会阴处，打开碘伏棉球包，将碘伏棉球倒入弯盘内（1分）

↓

左手戴手套（1分）

↓

**男性导尿病人初步消毒顺序及方法：** 阴茎背侧、阴茎腹侧（自阴茎根部向尿道口消毒）、阴囊。左手持无菌纱布包住阴茎，后推包皮（暴露尿口），自尿道口向外向后螺旋擦拭，严格消毒尿道口、阴茎头（龟头）、冠状沟，每个棉球限用一次

**初步消毒（3分）**

**女性导尿患者初步消毒顺序及方法。** 顺序：由外向内，自上而下，先对侧后近侧方法：阴阜、大阴唇，左手分开大阴唇，消毒小阴唇、尿道口；每个棉球限用一次

↓

消毒完毕，脱去手套，移动弯盘至床尾（1分）

↓

指导病人不要移动双腿，避免污染（2分）

↓

洗手（3分），将导尿包放于患者双腿间，按无菌操作原则打开治疗巾（1分），戴无菌手套（2分），铺洞巾，铺在病人的外阴并暴露会阴（1分），与治疗巾形成无菌区，摆放物品至合理位置（1分）

↓

向尿管气囊支端注入无菌溶液10 mL，检查导尿管球囊（外观）完好，抽出无菌溶液，连接尿袋（2分）

↓

打开石蜡油包，用镊子夹取石蜡油棉球润滑导尿管前端，放盘中备用（1分）

↓

**男：** 打开碘伏棉球包，左手持无菌纱布包住阴茎，后推包皮，暴露尿道口，右手持镊子夹碘伏棉球，再次自尿道口螺旋向外消毒尿道口、阴茎头（龟头）、冠状沟，将污染物放于床尾弯盘内，右手不污染

**再次消毒（7分）**

**女：** 打开碘伏棉球包，左手分开大阴唇，右手用镊子夹棉球再次消毒：尿道口→对侧小阴唇→近侧小阴唇→尿道口，将镊子及棉球弃于床尾弯盘内，左手分开大阴唇固定不动，右手不污染

↓

将盛有导尿管的方盘置于洞巾口旁，指导病人放松（嘱病人张口呼吸），协调配合（1分）

↓

**男：** 左手持无菌纱布包住并提起阴茎，使之与腹壁呈60°（使耻骨前弯消失，以利插管）。嘱病人张口呼吸，用另一镊子持尿管轻轻插入尿道20~22 cm，见尿液流出后再插入7~10 cm

**插入导尿管（7分）**

**女：** 持镊子夹导尿管轻柔缓慢插入尿道4~6 cm，见尿液流出后再插入7~10 cm，松开固定小阴唇的手下移固定导尿管

↓

向气囊内注入等量无菌溶液（1分），轻轻向外牵拉导管有阻力感，即证实导尿管固定于膀胱内（1分），撤下洞巾（1分），用纱布擦净会阴（1分）

↓

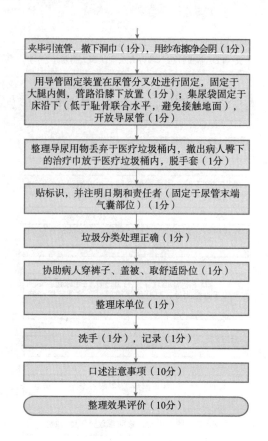

夹毕引流管，撤下洞巾（1分），用纱布擦净会阴（1分）

用导管固定装置在尿管分叉处进行固定，固定于大腿内侧，管路沿膝下放置（1分）；集尿袋固定于床沿下（低于耻骨联合水平，避免接触地面），开放导尿管（1分）

整理导尿用物丢弃于医疗垃圾桶内，撤出病人臀下的治疗巾放于医疗垃圾桶内，脱手套（1分）

贴标识，并注明日期和责任者（固定于尿管末端气囊部位）（1分）

垃圾分类处理正确（1分）

协助病人穿裤子、盖被、取舒适卧位（1分）

整理床单位（1分）

洗手（1分），记录（1分）

口述注意事项（10分）

整理效果评价（10分）

## 三、男性病人留置导尿操作的与病人沟通

护士："您好！（核对病人身份信息），请问您叫什么名字？"查看核对床头卡。

病人："王伟。"

护士："我现在需要扫描一下您腕带上的条形码。"

护士："王大伯您好，我是您的责任护士小张，解决您现在的不适，为了让您顺利排尿，我要遵医嘱给您留置导尿管。请您不要紧张，我会动作轻柔的。在我为您留置导尿管的过程中，不要挪动腿部及臀部，并请您按照我的指示去做，可以吗？您还有问题吗？如果有担心可以告诉我。"

病人："留置导尿管我担心疼痛，还有担心感染，希望您能注意这两点。"

护士："好的，我会很小心，我现在给您留置导尿管，可以吗？"关闭门窗，遮挡屏风。

病人："可以。"

护士："王大伯，我现在给您掀开被子，协助您抬起臀部，我帮您把裤子脱下来，将一次性治疗巾铺于臀下。"

护士："王大爷请您平躺、屈膝、分开双腿，请您保持这个姿势，暂时不要挪动，好吗？"

病人："好的。"

护士："我现在给您做一下消毒，可能会感觉有点凉，请您不要紧张。"（初步消毒）

护士："王大伯请您保持平躺双腿分开，不要随意移动，可以吗？"

病人："可以。"

护士："王大伯，我现在给您导尿了，请您不要紧张，请张口呼吸，我会动作轻柔。"

病人："好的。"

护士："王大伯，您现在感觉怎么样？""为您导出尿液800 mL，下腹部憋胀感好些了吗？"

病人："感觉轻松多了。"

护士："您配合得很好，导尿已经结束，请您在活动时要注意，动作幅度不能太大，避免导尿管脱落；现在我将您的导尿管已经关闭了，当您感觉到有尿意的时候，再打开导尿管上的夹子，排完尿后，再关闭导尿管，不要将导尿管一直开放着；您需要每日饮水量要达到3～4瓶的水量，同时我们会每日为您进行尿道口护理两次，这样可以防止发生泌尿系统的感染。您看我说的这些您记住了吗？您有任何不适可以随时按手边的呼叫器找我，我也经常来看您的，您好好休息吧，谢谢您的配合。"

病人："记住了，谢谢你小张。"

### 知识拓展—课程素养 ▶▶▶

#### 孙思邈与导尿术

传说曾有一位病人因其腹胀难受找到孙思邈，他的尿脬（膀胱）都快要胀破了，十分痛苦。孙思邈仔细观察该病人，只见他双手捂着高高隆起的腹部，呻吟不止。孙思邈见状心里非常难过，他想："尿液流不出来的原因大概是排尿不畅引起，尿脬盛不下这么多尿，服药恐怕来不及了，如果想办法从尿道插进一根软管，尿液也许就能排出来。"于是，孙思邈决定试一试。可是，尿道很窄，到哪儿去找这种又细又软、能插进尿道的管子呢？正为难时，他忽然瞥见邻居家的孩子正拿着一根葱管吹着玩。孙思邈眼睛一亮，"葱管细软而中空，我不妨用它来试试。"于是，他找来一根细葱管，切下尖头，小心翼翼地插入病人的尿道，并像那小孩一样，鼓足两腮，用劲一吹。果然，病人的尿液从葱管里缓缓流了出来。待尿液放得差不多后，他将葱管拔了出来。病人转危为安，并将用葱管导尿成功的消息传遍四周。孙思邈崇高的医德和高超的技术让人为之钦佩。

### ? 课后习题

1. 多尿是指（　　）。

A. 24 h尿量1 000～2 000 mL

B. 24 h尿量大于2 500 mL

C. 24 h尿量少于400 mL

D. 24 h尿量小于100 mL

E. 24 h尿量小于17 mL

2. 尿液呈酱油色见于（　　　　）。

  A. 阻塞性黄疸        B. 急性溶血

  C. 肝细胞性黄疸       D. 肾脏肿瘤

  E. 晚期丝虫病

3. 为女病人实施导尿时，第二次消毒的顺序是（　　　　）。

  A. 自上而下，由外向内     B. 自下而上，由外向内

  C. 自下而上，由内向外     D. 自上而下，由内向外

  E. 自上而下，由内向外再向内

4. 尿潴留病人第一次放尿不应超过（　　　　）mL。

  A. 500           B. 800

  C. 1 000          D. 1 200

  E. 1 500

5. 病人，女性，56 岁，患慢性肾功能衰竭，近 2 天平均尿量为 12 mL/h，考虑为（　　　　）。

  A. 少尿          B. 无尿

  C. 多尿          D. 尿潴留

  E. 正常尿量

6. 尿潴留病人如果首次导尿过多，将会发生（　　　　）。

  A. 膀胱挛缩        B. 加重不舒适感

  C. 血尿和虚脱        D. 诱发膀胱感染

  E. 膀胱反射功能恢复减慢

7. 病人，女性，30 岁，1：00 顺产分娩一男婴，至 9：00 主诉有尿意但排尿困难。下列护理措施不正确的是（　　　　）。

  A. 听流水声

  B. 屏风遮挡，提供隐蔽排尿环境

  C. 立即行导尿术

  D. 协助其坐起排尿

  E. 热敷并按摩下腹部

8. 病人，男性，28 岁，车祸后休克，护士遵医嘱留置导尿管，其目的是（　　　　）。

  A. 引流尿液，减轻痛苦     B. 保持会阴部清洁干燥

  C. 协助诊断        D. 记录尿量，观察病情变化

  E. 训练膀胱功能

9. 为男性病人导尿时，提起阴茎与腹壁呈 60°，其目的是（　　　　）。

  A. 使耻骨下弯消失      B. 使耻骨前弯消失

  C. 使尿道内口扩张      D. 使尿道膜部扩张

  E. 使尿道外口扩张

10.病人，女性，56岁，卵巢癌术后，拔出尿管后7 h未能自行排尿。查体：耻骨上部膨隆，叩诊呈实音，有压痛，考虑尿潴留。为病人提供的护理措施中，维护其隐私的是（　　　）。

    A.教育其养成良好的排尿习惯　　　　B.耐心解释并提供隐蔽的排尿环境

    C.调整体位以协助排尿　　　　　　　D.按摩其下腹部，使尿液排出

    E.温水冲洗会阴以诱导排尿

# 任务十一

## 大量不保留灌肠技术

**学习要点**

知识目标：掌握灌肠法概念及大量不保留灌肠操作目的。

能力目标：能规范完成大量不保留灌肠操作技术；能用所学知识对灌肠、排便异常病人进行健康教育。

素质目标：培养护理人员专业素养、良好的爱伤观念。

**临床情境** >>>

**案例**

吴某，男，60岁，3年前开始，每3～4天排便1次，排便前下腹痛，便后症状减轻；排便时间长、便量不多，大便干、硬，偶有羊屎样便或肛门流血状况。病人每日饮水量较少，喜食油炸食品，很少进食水果蔬菜，不爱运动。近5天，无明显诱因未解大便，伴有腹胀，偶有少量排气，病人焦虑不安。既往高血压病史。

视频：灌肠术

**工作任务**

1. 能正确评估异常排便。

2. 能掌握灌肠法目的、方法、注意事项。

3. 能正确实施大量不保留灌肠操作。

4. 能正确为排便异常病人进行健康宣教。

# 一、应用护理程序为病人制订护理方案

## （一）大量不保留灌肠技术操作基础知识

### 1. 概念

灌肠法（Enema）是将一定量的液体由肛门经直肠灌入结肠，以帮助病人清洁肠道、排便、排气或由肠道供给药物或营养，达到确定诊断和治疗目的的方法。

便秘（Constipation）是指一种（组）临床症状，表现为排便困难和（或）排便次数减少、粪便干硬。排便困难包括排便费力、排出困难、肛门直肠堵塞感、排便不尽感、排便费时，以及需手法辅助排便。排便次数减少是指每周排便 <3 次。

### 2. 便秘的原因

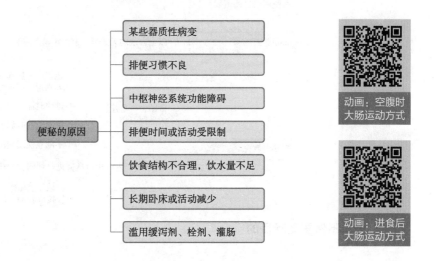

动画：空腹时
大肠运动方式

动画：进食后
大肠运动方式

### 3. 便秘的临床表现

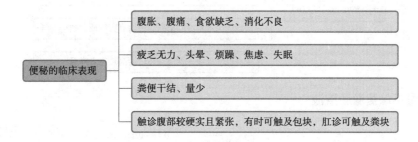

## 4. 便秘患者的护理

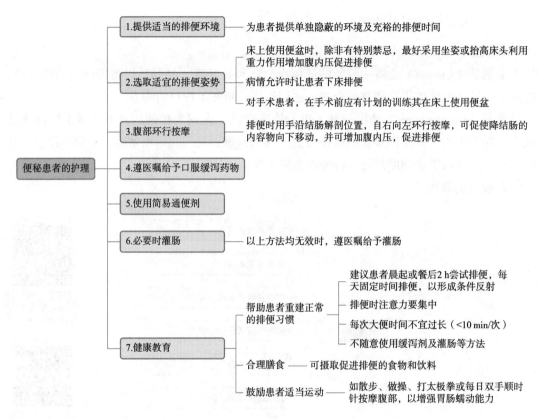

## 5. 大量不保留灌肠目的

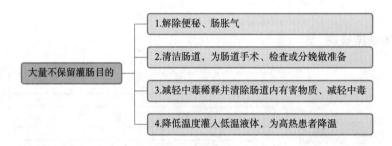

## 6. 大量不保留灌肠溶液

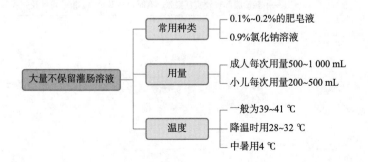

## 7. 大量不保留灌肠注意事项

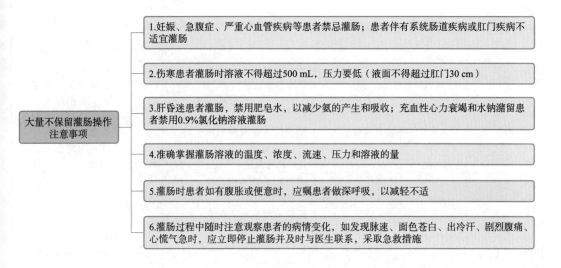

大量不保留灌肠操作注意事项

1. 妊娠、急腹症、严重心血管疾病等患者禁忌灌肠；患者伴有系统肠道疾病或肛门疾病不适宜灌肠

2. 伤寒患者灌肠时溶液不得超过500 mL，压力要低（液面不得超过肛门30 cm）

3. 肝昏迷患者灌肠，禁用肥皂水，以减少氨的产生和吸收；充血性心力衰竭和水钠潴留患者禁用0.9%氯化钠溶液灌肠

4. 准确掌握灌肠溶液的温度、浓度、流速、压力和溶液的量

5. 灌肠时患者如有腹胀或便意时，应嘱患者做深呼吸，以减轻不适

6. 灌肠过程中随时注意观察患者的病情变化，如发现脉速、面色苍白、出冷汗、剧烈腹痛、心慌气急时，应立即停止灌肠并及时与医生联系，采取急救措施

## （二）与大量不保留灌肠相关护理诊断

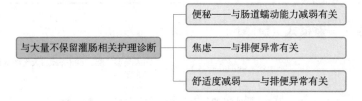

与大量不保留灌肠相关护理诊断

便秘——与肠道蠕动能力减弱有关

焦虑——与排便异常有关

舒适度减弱——与排便异常有关

## （三）应用护理程序为病人制订护理计划

| 开始日期 | 时间 | 护理诊断 | 预期目标 | 护理措施 | 签名 | 评价 | | |
|---|---|---|---|---|---|---|---|---|
| | | | | | | 日期/时间 | 结果 | 签名 |
| 11.2 | 8：00 | 便秘：与肠道蠕动能力减弱有关 | 病人便秘症状解除 | 1. 提供适当的排便环境<br>2. 选取适宜的排便姿势：在床上使用便盆时，除非有特别禁忌，最好采取坐姿或抬高床头。病情允许时让病人下床排便<br>3. 腹部环形按摩：排便时用手沿结肠解剖位置自右向左环行按摩<br>4. 使用简易通便剂<br>5. 以上方法均无效时，遵医嘱给予灌肠 | 刘× | 11.2 9：00 | 大量不保留灌肠后病人排出干硬粪便，量约200 g，便秘症状解除 | 刘× |

续表

| 开始日期 | 时间 | 护理诊断 | 预期目标 | 护理措施 | 签名 | 评价 | | |
|---|---|---|---|---|---|---|---|---|
| | | | | | | 日期/时间 | 结果 | 签名 |
| 11.2 | 8：00 | 焦虑：与排便异常有关 | 病人便秘解除，焦虑症状缓解 | 1. 遵医嘱正确实施排便护理措施<br>2. 对病人进行排便相关健康教育<br>3. 指导病人建立健康生活方式，缓解排便困难症状，预防便秘发生 | 刘× | 11.4<br>8：05 | 病人能说出促进排便的相关措施并已执行，今晨排便一次，未发生便秘 | 刘× |
| 11.2 | 8：00 | 舒适度减弱：与排便异常有关 | 病人能够正确配合灌肠操作，便秘解除 | 1. 遵医嘱正确实施大量不保留灌肠操作<br>2. 操作前教会病人配合方法<br>3. 操作中密切观察给予指导，操作轻柔、规范、尊重、关爱病人<br>4. 保护病人隐私，屏风遮挡，异性离开<br>5. 注意保暖 | 刘× | 11.2<br>9：00 | 大量不保留灌肠后，病人排便一次，病人自诉无不适 | 刘× |

## （四）标准化沟通模式（SBAR）

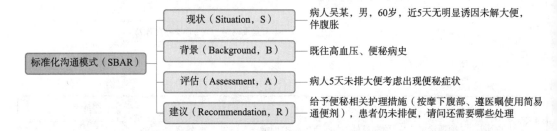

| 标准化沟通模式（SBAR） | 现状（Situation，S） | 病人吴某，男，60岁，近5天无明显诱因未解大便，伴腹胀 |
|---|---|---|
| | 背景（Background，B） | 既往高血压、便秘病史 |
| | 评估（Assessment，A） | 病人5天未排大便考虑出现便秘症状 |
| | 建议（Recommendation，R） | 给予便秘相关护理措施（按摩下腹部、遵医嘱使用简易通便剂），患者仍未排便，请问还需要哪些处理 |

# 二、护理措施实施阶段——大量不保留灌肠操作评分标准及流程

## 1.大量不保留灌肠操作规程及评价标准

| 项目 | | 操作规程及评价标准 | 分值（分） | 扣分（分） | 备注 |
|---|---|---|---|---|---|
| 操作前准备（20分） | 护士素质 | 护士着装整齐，仪表端庄（2分） | 2 | | |
| | 评估指导 | 1. 查看医嘱/PDA（2分）<br>2. 核查"床头卡"信息无误后，采用"询问式"及"PDA腕带扫描"两种方法共同确认病人身份（2分）<br>3. 向病人及家属讲解和指导灌肠的目的、方法及注意事项，签知情同意书，取得病人的配合（2分）<br>4. 评估病情、意识、肛门周围皮肤黏膜状况、有无灌肠禁忌证及心理状态（2分） | 8 | | |

续表

| 项目 | | 操作规程及评价标准 | 分值（分） | 扣分（分） | 备注 |
|---|---|---|---|---|---|
| 操作前准备（20分） | 护士准备 | 洗手（2分），戴口罩（2分） | 4 | | |
| | 用物准备 | 治疗车上层：PDA、速手消、一次性灌肠包（内有薄膜手套、石蜡油棉球、软皂、灌肠袋、一次性垫单）、盛温水的量杯（39～41℃，500～1 000 mL）、水温计（带包装）、弯盘、卫生纸、剪刀<br><br>治疗车下层：生活垃圾桶、医用垃圾桶、大便器（缺一件扣0.5分，共6分） | 6 | | |
| 操作过程（63分） | 确认身份摆放体位 | 1.检查备用物品（1分），测量水温（1分），推车至病人旁，治疗车摆放位置合理（1分）<br>2.确认病人身份：查看医嘱/PDA，核查"床头卡"信息无误后，采用"询问式"及"PDA腕带扫描"两种方法共同确认病人身份（2分）<br>3.关闭门窗，屏风遮挡病人（1分）<br>4.协助病人脱裤至膝部，取左侧卧位（2分），臀部靠近床沿，盖好被子（2分） | 10 | | |
| | 灌肠操作 | 5.打开灌肠包，关闭灌肠管（2分），倒入适量的灌肠液（2分），打开软皂包装投入灌肠袋，将灌肠袋挂于输液架上，调整高度使液面距肛门40～60 cm（2分）<br>6.将治疗巾铺病人臀下（1分），将备好的卫生纸放于治疗巾上，盖好被子，只露臀部（1分）<br>7.戴手套（2分），取石蜡油棉球润滑肛管前端（2分）<br>8.排尽肛管内气体至弯盘内（2分），夹闭肛管上段（2分）<br>9.指导病人灌肠过程中配合要点（2分）<br>10.左手持卫生纸分开臀部（1分），显露肛门，嘱病人深呼吸，右手持肛管轻轻插入直肠7～10 cm，小儿4～7 cm（2分）<br>11.左手固定肛管，右手打开胶管（2分），使溶液缓慢流入（2分）<br>12.观察液面下降情况（1分），适当调整流速（2分）<br>13.指导做深呼吸（2分），观察病人有无面色苍白、出冷汗、剧烈腹痛、心慌气急、脉速等反应（2分）<br>14.灌肠完毕，夹闭灌肠管（2分），左手持手纸轻轻按压肛门，右手将肛管缓缓拔出（2分）<br>15.擦净肛门（1分），用治疗巾包裹灌肠管一同弃去，脱去手套（1分），洗手（2分） | 40 | | |
| | 整理病人及用物 | 16.协助病人穿裤子、平卧、盖被（1分）<br>17.卫生纸放在便于病人取用的地方，呼叫器放于病人手边，大便器放于床旁椅上（2分）<br>18.嘱病人保留5～10 min后排便（1分），排便后观察大便性状，必要时留取标本送检（2分）<br>19.整理床单位（1分）<br>20.整理用物（1分），垃圾分类处理正确（2分） | 10 | | |
| | 洗手记录 | 21.洗手（2分），记录（1分） | 3 | | |

续表

| 项目 | 操作规程及评价标准 | 分值（分） | 扣分（分） | 备注 |
|------|------|------|------|------|
| 注意事项（7分） | 口述注意事项（7分）<br>1. 对急腹症、妊娠、消化道出血、严重心血管疾病的病人禁忌灌肠<br>2. 肝性脑病病人禁用肥皂水灌肠，充血性心力衰竭、水钠潴留病人禁用0.9% 氯化钠溶液灌肠<br>3. 大量不保留灌肠常用溶液为 0.1% ～ 0.2% 的肥皂水或 0.9% 氯化钠溶液，用量：成人 500 ～ 1 000 mL/次，小儿 200 ～ 500 mL/次，1 岁以下小儿 50 ～ 100 mL/次，温度：39 ～ 41℃为宜，降温时 28 ～ 32℃，中暑时 4℃，伤寒病人液体量不应超过 500 mL，液面不得高于肛门 30 cm<br>4. 对病人进行降温灌肠，灌肠后保留 30 min 后再排便，排便后 30 分钟测体温<br>5. 小量不保留灌肠，如用注洗器，更换注洗器时要防止空气进入肠道，如用小容量灌肠筒，液面距肛门低于 30 cm，灌肠后尽量保留溶液 10 ～ 20 min<br>6. 灌肠过程中应随时注意观察病人的病情变化，准确掌握灌肠溶液的温度、浓度、流速、压力和溶液的量<br>7. 灌肠时如液体流入受阻，可前后旋转移动肛管或挤捏肛管；如病人感到腹胀或有便意，指导病人张口深慢呼吸，放松腹肌并适当降低灌肠筒的高度，减慢流速或夹管，暂停灌肠 30 s，再缓慢进行灌肠 | 7 | | |
| 评价（10分） | 1. 正确指导病人（2分）<br>2. 操作规范有序（2分）、熟练（2分）<br>3. 沟通合理有效，病人/家属能够知晓护士告知的事项，对服务满意（2分）<br>4. 注意保暖，操作中体现出对病人的人文关怀（2分） | 10 | | |

## 2. 依据临床情境为病人进行大量不保留灌肠操作——操作流程

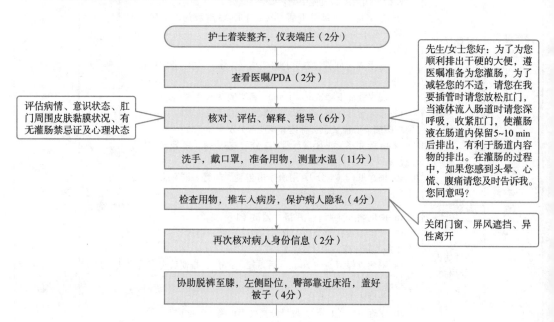

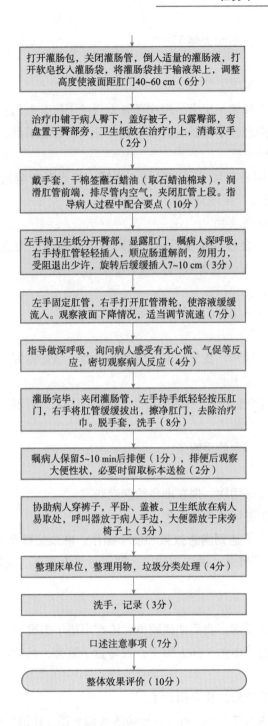

打开灌肠包，关闭灌肠管，倒入适量的灌肠液，打开软皂投入灌肠袋，将灌肠袋挂于输液架上，调整高度使液面距肛门40~60 cm（6分）

治疗巾铺于病人臀下，盖好被子，只露臀部，弯盘置于臀部旁，卫生纸放在治疗巾上，消毒双手（2分）

戴手套，干棉签蘸石蜡油（取石蜡油棉球），润滑肛管前端，排尽管内空气，夹闭肛管上段。指导病人过程中配合要点（10分）

左手持卫生纸分开臀部，显露肛门，嘱病人深呼吸，右手持肛管轻轻插入，顺应肠道解剖，勿用力，受阻退出少许，旋转后缓缓插入7~10 cm（3分）

左手固定肛管，右手打开肛管滑轮，使溶液缓缓流入。观察液面下降情况，适当调节流速（7分）

指导做深呼吸，询问病人感受有无心慌、气促等反应，密切观察病人反应（4分）

灌肠完毕，夹闭灌肠管，左手持手纸轻轻按压肛门，右手将肛管缓缓拔出，擦净肛门，去除治疗巾。脱手套，洗手（8分）

嘱病人保留5~10 min后排便（1分），排便后观察大便性状，必要时留取标本送检（2分）

协助病人穿裤子，平卧、盖被。卫生纸放在病人易取处，呼叫器放于病人手边，大便器放于床旁椅子上（3分）

整理床单位，整理用物，垃圾分类处理（4分）

洗手，记录（3分）

口述注意事项（7分）

整体效果评价（10分）

## 三、大量不保留灌肠操作语言沟通

护士："您好，我是护士小李。我需要核对一下您的信息。请问您叫什么名字？"

病人："我叫吴华。"

护士："让我看一下您的手腕带，好吗？"

病人："好的。"

护士："吴先生您几天不解大便了？"

病人："5天了吧。"

护士："有什么不舒服吗？"

病人："就觉得有大便解不出来。现在还是觉得肚子胀，肛门有堵塞感。"

护士："现在医生给您开了灌肠的医嘱，我一会儿要帮您灌肠。"

病人："什么是灌肠？"

护士："灌肠就是用一根管子经肛门插入直肠，将灌肠的溶液通过这根管子灌进去，达到软化粪便、润滑肠道、促进粪便排出的目的。"

病人："哦，是这样啊。"

护士："灌肠的时候会有些腹胀不适，灌肠后会有强烈的便意，可能要排便一两次，这样可很好地解除便秘。您愿意配合吗？"

病人："愿意。"

护士："让我检查一下您肛门的情况，好吗？"

病人："好的。"

护士："肛周没什么异常。我先去准备灌肠的用物。请您稍等一下。"

（护士携用物来到病房）

护士："您好！我是护士小李。我需要再次核对您的信息。请问您叫什么名字？几床的？"

病人："我叫吴华，2床。"

护士："请让我看一下您的手腕带。"

病人："好的。"

护士："我已经准备好用物。现在准备给您灌肠。"

（护士关闭门窗，用屏风遮挡病人）

护士："吴先生，为了达到满意效果和便于操作，麻烦您移至床边并转过身去，取左侧卧位，然后把裤子褪到膝部，两腿屈曲，大腿尽量靠近腹部。我来帮您躺好。您这样躺着还行吧？"

病人："还行。"

护士："麻烦您抬高臀部，我要把橡胶单和治疗巾垫于您臀下。"

（护士把橡胶单和治疗巾垫于病人臀下，置弯盘于臀旁，然后左手持卫生纸分开臀部，右手持肛管）

护士："请您深呼吸放松，我要插管了。"

（护士轻轻将肛管插入7～10 cm，打开输液器调节器，让液体缓慢流入肠道）

护士："您感觉怎么样？轻微腹胀是正常现象，但如果腹胀明显或有便意时，请您告诉我一声。"

病人："好的。"

（过了一会儿）

病人："护士，我现在感觉很想上厕所。"

护士："您尽量深呼吸放松，我让液体的流速减慢，就会好一些……怎样？好些了吗？"

病人："好些了。"

护士："液体灌完了，我要为您拔管了。"

（护士关闭灌肠管调节器，用卫生纸包住肛管轻轻拔出，分离肛管，将其放入医疗垃圾桶内，擦净肛门。协助病人平卧）

护士："吴先生，您尽量忍5～10 min后再排便，这样可以让灌肠液和粪便充分融合，利于软化粪便。谢谢您的配合。有事请随时按呼叫器。"

病人："好的。"

### 知识拓展—课程素养

健康是促进人的全面发展的必然要求，是经济社会发展的基础条件，是民族昌盛和国家富强的重要标志，也是广大人民群众的共同追求。

**"健康中国2030"规划纲要**

到2030年具体实现以下目标：

——人民健康水平持续提升。人民身体素质明显增强，2030年人均预期寿命达到79岁，人均健康预期寿命显著提高。

——主要健康危险因素得到有效控制。全民健康素养大幅提高，健康生活方式得到全面普及，有利于健康的生产生活环境基本形成，食品药品安全得到有效保障，消除一批重大疾病危害。

——健康服务能力大幅提升。优质高效的整合型医疗卫生服务体系和完善的全民健身公共服务体系全面建立，健康保障体系进一步完善，健康科技创新整体实力位居世界前列，健康服务质量和水平明显提高。

——健康产业规模显著扩大。建立起体系完整、结构优化的健康产业体系，形成一批具有较强创新能力和国际竞争力的大型企业，成为国民经济支柱性产业。

——促进健康的制度体系更加完善。有利于健康的政策法律、法规体系进一步健全，健康领域治理体系和治理能力基本实现现代化。

### 课后习题

1. 大量不保留灌肠时，肛管插入的长度是（　　　）cm。

    A. 2～3　　　　　　　　　　　　B. 4～6

    C. 7～10　　　　　　　　　　　　D. 10～12

    E. 13～14

2. 下列不宜行大量不保留灌肠的是（　　　）。

    A. 高热　　　　　　　　　　　　　B. 急腹症

    C. 习惯性便秘　　　　　　　　　　D. 腹部手术前

    E. 头部手术后

3. 当液体灌入 100 mL 时, 病人感觉腹胀并有便意, 正确的护理措施是 (　　　)。

    A. 移动肛管或挤捏肛管　　　　　　　　B. 嘱病人张口深呼吸

    C. 停止灌肠　　　　　　　　　　　　　D. 提高灌肠筒的高度

    E. 协助病人平卧

4. 大量不保留灌肠时, 成人每次用液量为 (　　　) mL。

    A. 200～500　　　　　　　　　　　　B. 250～600

    C. 300～800　　　　　　　　　　　　D. 500～1 000

    E. 1 000～1 500

5. 大量不保留灌肠时, 灌肠筒内液面距肛门常为 (　　　) cm。

    A. 40～50　　　　　　　　　　　　　B. 40～60

    C. 45～60　　　　　　　　　　　　　D. 50～60

    E. 60～70

6. 大量不保留灌肠结束后, 病人最佳的排便时间为 (　　　)。

    A. 灌肠液保留 15～20 min 后排便　　　B. 灌肠液保留 10～15 min 后排便

    C. 灌肠液保留 5～10 min 后排便　　　　D. 灌肠液保留 3～5 min 后排便

    E. 灌肠液保留 1～3 min 后排便

7. 关于大量不保留灌肠, 下列描述正确的是 (　　　)。

    A. 灌肠液温度 39～41 ℃

    B. 病人取右侧卧位

    C. 灌肠筒挂于输液架上, 液面比肛门高 20～30 cm

    D. 肛管插入肛门 15～20 cm

    E. 灌肠结束嘱病人尽量于 30 min 后排便

8. 灌肠过程中, 如果病人出现脉速、面色苍白、出冷汗、剧烈腹痛, 心慌气促, 正确的处理方法是 (　　　)。

    A. 移动肛管　　　　　　　　　　　　　B. 嘱病人张口深呼吸

    C. 停止灌肠　　　　　　　　　　　　　D. 提高灌肠筒高度

    E. 挤捏肛管

9. 下列情况可实施大量不保留灌肠的病人是 (　　　)。

    A. 中暑病人　　　　　　　　　　　　　B. 心肌梗死病人

    C. 急腹症病人　　　　　　　　　　　　D. 消化道出血病人

    E. 妊娠早期病人

10. 下列灌肠的卧位正确的是 (　　　)。

    A. 大量不保留灌肠取右侧卧位　　　　　B. 慢性痢疾病人取右侧卧位

    C. 阿米巴痢疾病人取右侧卧位　　　　　D. 清洁灌肠取头高足低位

    E. 大量不保留灌肠取半坐卧位

# 任务十二

## 口服给药技术

### 学习要点

知识目标：掌握药疗原则及医院常用外文缩写的中文意译；掌握口服给药的目的及注意事项；熟悉药物的种类和保管方法。

能力目标：能按照医嘱为不同的病人准备不同剂型的口服给药。

素质目标：具有严谨求实的态度，严格执行无菌操作和查对制度，对病人关心体贴，确保药疗安全。能体现人文关怀。

### 临床情境

**案例**

王某，女，52岁，一年多前体检发现患了糖尿病，遵医嘱服用医院开的二甲双胍，血糖空腹一般在 6.5 mmol/L 左右。后来由于工作繁忙，常常忘了测血糖，最近发现看东西总是模模糊糊，于是去医院检查，结果空腹血糖 9.0 mmol/L，餐后 13.9 mmol/L，检查发现，视物模糊是由于糖尿病引起的视网膜病变。

**工作任务**

1. 能正确评估病人所出现的视网膜病变的情况。

2. 结合护理程序的方法完成该名病人口服给药操作。

# 一、应用护理程序为病人制订护理方案

## 1. 口服给药技术基础知识

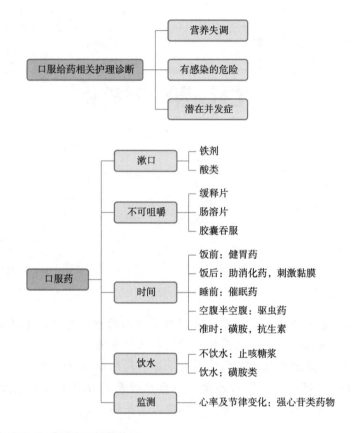

## 2. 应用护理程序为病人制订护理计划

| 开始日期 | 时间 | 护理诊断 | 预期目标 | 护理措施 | 签名 | 评价 | | |
|---|---|---|---|---|---|---|---|---|
| | | | | | | 日期/时间 | 结果 | 签名 |
| 10.20 | 6：00 | 营养失调：与机体需要量有关 | 5 天内改善病人的营养状况 | 1. 计算病人每日所需总热量食物中碳水化合物、蛋白质、脂肪分配 2.适当的运动每日1～2次，每次 15 ～ 30 min 3. 遵医嘱用药加强眼部护理每日看手机不超过 30 min 4. 遵医嘱进食食盐每天控制在 5 ～ 6 g | 刘 × | 10.24 6：40 | 目标完全实现 | 刘 × |

续表

| 开始日期 | 时间 | 护理诊断 | 预期目标 | 护理措施 | 签名 | 评价 日期／时间 | 评价 结果 | 评价 签名 |
|---|---|---|---|---|---|---|---|---|
| 10.20 | 8：00 | 有感染风险：与血糖增高营养不良有关 | 1周内血糖控制在正常范围内 | 1. 密切关注病人血糖分析结果 2. 提供病情动态信息 3. 加强饮食护理 | 刘× | 10.25 8：00 | 血糖恢复正常目标完全实现 | 刘× |
| 10.20 | 8：00 | 潜在并发症：与酮症酸中毒、视网膜病变有关 | 2周内无酮症酸中毒、视网膜病变发生 | 1. 观察病人有无酮症酸中毒低血糖反应和高渗性昏迷症状，并提供生活照顾 2. 遵医嘱测量血糖 | 刘× | 10.28 8：00 | 目标完全实现 | 刘× |

## 3. 使用护理程序为病人制订护理方案

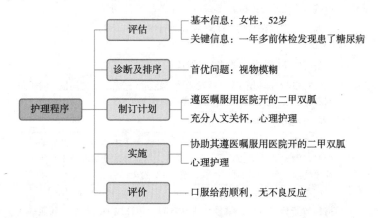

护理程序
- 评估
  - 基本信息：女性，52岁
  - 关键信息：一年多前体检发现患了糖尿病
- 诊断及排序
  - 首优问题：视物模糊
- 制订计划
  - 遵医嘱服用医院开的二甲双胍
  - 充分人文关怀，心理护理
- 实施
  - 协助其遵医嘱服用医院开的二甲双胍
  - 心理护理
- 评价
  - 口服给药顺利，无不良反应

## 4. 标准化沟通模式（SBAR）

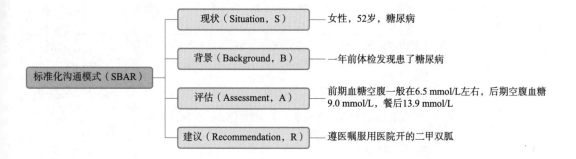

标准化沟通模式（SBAR）
- 现状（Situation, S）——女性，52岁，糖尿病
- 背景（Background, B）——一年前体检发现患了糖尿病
- 评估（Assessment, A）——前期血糖空腹一般在6.5 mmol/L左右，后期空腹血糖9.0 mmol/L，餐后13.9 mmol/L
- 建议（Recommendation, R）——遵医嘱服用医院开的二甲双胍

## 二、护理措施实施阶段——口服给药护理技术操作评分标准及流程

### 1. 口服给药护理技术操作规程及评价标准

| 项目 | | 操作规程及评价标准 | 分值（分） | 扣分（分） | 备注 |
|---|---|---|---|---|---|
| 操作前准备（12分） | 护士素质 | 护士着装整齐，仪表端庄（3分） | 3 | | |
| | 评估 | 1.病人年龄、病情及治疗情况是否适合口服给药。有无口腔、食管疾患，有无吞咽困难及呕吐（1分）<br>2.病人服药能否自理，对给药计划的了解、认识和合作程度（1分）<br>3.病人对服药的心理反应，以及是否具备对所服药物相关知识的掌握（1分） | 3 | | |
| | 护士准备 | 洗手，戴口罩，熟悉药物的药理作用及用法，向病人解释用药的目的及相应的注意事项（3分） | 3 | | |
| | 物品准备 | 药杯、小药卡、小毛巾或纸巾；服药本、发药盘或发药车（内有按医嘱摆好的药物）、盛凉开水的水壶等（3分） | 3 | | |
| 操作过程（78分） | 病人准备 | 病人理解用药目的，了解所服用药物相关知识并能积极配合（3分） | 3 | | |
| | 环境准备 | 备药的环境安静、整洁、光线适宜（6分） | 6 | | |
| | | 查对服药本与小药卡（核对床号、姓名、药名、浓度剂量、时间和用法），将小药卡按床号顺序插在药盘（5分） | 5 | | |
| | | 取出小药杯，根据小药卡摆药（5分） | 5 | | |
| | | 摆固体药：用药匙取固体药丸（或胶囊）于小药杯中，摆油剂药时，倒少量温开水于另一小药杯中，用滴管按剂量取药于小药杯（药液不足1 mL时用滴管，按1 mL为15滴计算）（5分） | 5 | | |
| | | 倒水剂药时，右手将水剂药液摇匀，打开瓶盖，左手持量杯，拇指置于所需刻度，举量杯使所需刻度和视线平，右手持药瓶（瓶签朝掌心）倒药液入量杯，再将药液倒入小药杯，盖好盖子，湿纱布擦净瓶口，倒凉开水于量杯（洗净量杯）（11分） | 11 | | |
| | | 全部药配完后，请另一名护士再次核对服药本、小药卡和药物（4分） | 4 | | |
| | | 携带服药本，备温开水，按床号顺序送药至病人床前，核对床号、姓名、药名、剂量、浓度、时间、方法，协助病人取舒适体位服药（5分） | 5 | | |
| | | （1）自理者，帮助其倒水，确认服下后方可离开（6分） | 6 | | |
| | | （2）自理有困难者，如危重者及不能自行服药者应喂服；鼻饲者须将药物碾碎，用水溶解后，从胃管注入，再以少量温开水冲净胃管（10分） | 10 | | |
| | | 再次核对，服药后，收回药杯，按要求做相应处理，清洁药盘（8分） | 8 | | |
| | | 随时观察病人服药后的反应，若有异常，及时与医生联系（5分） | 5 | | |
| | 口述提问 | 表述清楚，音量适中<br>内容准确<br>语句通顺、流利（5分） | 5 | | |

续表

| 项目 | 操作规程及评价标准 | 分值（分） | 扣分（分） | 备注 |
|---|---|---|---|---|
| 注意事项（5分） | 1. 发药前收集病人资料，凡因特殊检查或手术须禁食者，暂不发药，并做好交班；发药时如病人不在，应将药物带回保管，并进行交班；若病人出现呕吐，应查明原因再进行相应处理，并暂停口服给药；小儿、鼻饲、上消化道出血者或口服固体药困难者应将药物研碎后服用<br>2. 发药时注意倾听病人的意见，若病人提出疑问，应虚心听取，重新核实，确认无误后再给病人服药<br>3. 发药后观察药效和反应，若发现异常，应及时和医生联系，酌情处理<br>4. 严格执行查对制度，备药、发药时执行查对制，防止差错事故发生，确保病人用药安全 | 5 | | |
| 评价（5分） | 举止端庄、仪表大方，遵循查对制度，操作规范熟练有序。操作过程中进行有效沟通，充分体现人文关怀，病人满意，病人能主动配合，合作良好（3分） | 3 | | |
| | 病人能叙述所服药物的有关知识及注意要点，病人安全正确地服药，达到治疗效果（2分） | 2 | | |

## 2. 依据临床情境为病人进行口服给药——操作流程

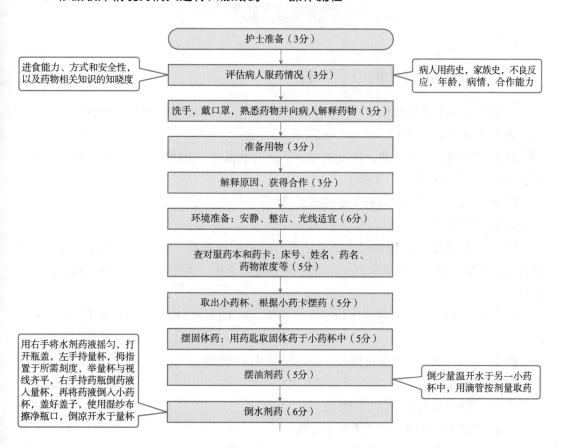

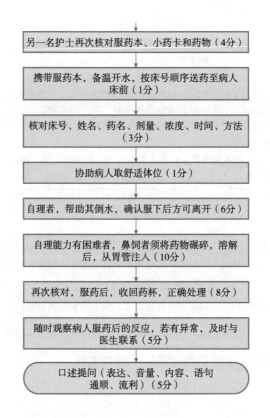

另一名护士再次核对服药本、小药卡和药物（4分）

携带服药本，备温开水，按床号顺序送药至病人床前（1分）

核对床号、姓名、药名、剂量、浓度、时间、方法（3分）

协助病人取舒适体位（1分）

自理者，帮助其倒水，确认服下后方可离开（6分）

自理能力有困难者，鼻饲者须将药物碾碎，溶解后，从胃管注入（10分）

再次核对，服药后，收回药杯，正确处理（8分）

随时观察病人服药后的反应，若有异常，及时与医生联系（5分）

口述提问（表达、音量、内容、语句通顺、流利）（5分）

## 三、口服给药操作的语言沟通

护士："您好！我是您的责任护士李丽，请告诉我您的姓名和年龄，好吗？"

病人："王芳，52 岁。"

护士："2 病室 1 床王芳，我再核对一下您的手腕带。王阿姨，您现在感觉怎么样？要吃晚饭了，我们准备服口服药了。"

护士："您的口腔、咽部有不适的感觉吗？"

病人："没有。"

护士："根据您的血糖情况，医生给您开的口服降糖药二甲双胍缓释片，可以有效控制您的血糖，剂量是一次 0.25 g，2 次 / 天，也就是说一天早晚两次餐前服药，您看可以吗？"

病人："可以。"（病人复述用药的注意事项，如果已经服用过，并掌握了，就不必再复述了）

护士："王阿姨，您掌握得很好，我们现在可以服药吗？"

病人："可以。"

护士："好，我去取药品，您稍等。"

护士："洗手、戴口罩，遵医嘱准备药物。"

护士："阿姨药物已经给您拿过来了，可以服药吗？"

病人："可以。"

护士："阿姨请告诉我一下您的床号和姓名。"

病人："王芳，52 岁。"

护士："王阿姨请您拿好水杯，将药物服下。"

病人："好。"

护士："王阿姨，您先休息，感谢您的配合。"

洗手，摘口罩。

## 知识拓展—课程素养 ▶▶▶

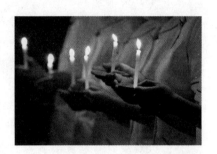

终身纯洁，忠贞职守。勿为有损之事，勿取服或故用有害之药。尽力提高护理之标准，慎守病人家务及秘密，竭诚协助医师之诊治，务谋病者之福利。

慎独精神是作为一名护士的基本素质，在口服给药时要严谨工作态度，保障病人用药安全。

### 相关知识

口服给药（Administering Oral Medications）是药物疗法最常采用的给药方式，药物经胃肠道黏膜吸收。

口服给药的优点如下：

（1）给药方式简便；

（2）不直接损伤皮肤或黏膜；

（3）药品生产成本较低，价格相对较低，故能口服给药者不首选注射给药。

口服给药的缺点如下：

（1）意识不清或昏迷病人不宜采用；

（2）吸收较慢且不规则，药效易受胃肠功能及胃肠内容物的影响；

（3）某些药物会对胃肠产生不良刺激作用；

（4）某些药物，如青霉素、胰岛素口服易被破坏而失效，只能注射给药。

口服给药的注意事项如下：

（1）对因特殊检查或手术须禁食者暂不发药，护士应做好交班；若病人突然呕吐，则应查明情况再行处理；对小儿、鼻饲病人、上消化道出血者或口服固体药物困难者，应将药物研碎后再给药。

（2）应备好一个病人的药后，再备另一个病人的药；同一病人的所有药物应一次取离药盘。

（3）护士确认病人服药后方可离开，特别是麻醉药、抗肿瘤药、镇静催眠药。

（4）对危重症病人，护士应喂其药；对鼻饲病人，可将药粉用水溶解后从胃管注入，再用少量温开水冲洗胃管。

（5）病人不在或暂不能服药时，护士应将药物带回保管，适时再发或交班。

（6）病人提出疑问时，护士应虚心听取，重新核对，确认无误后给予解释，再给病人服下。

（7）护士应根据药物的特性对病人进行用药指导。

（8）发药后，护士应观察药物的疗效和病人的反应，若发现异常，应及时与医生联系，酌情处理。

（9）根据药物性能，指导病人合理用药，以提高疗效，减少不良反应。具体要求如下。

①某些对牙齿有腐蚀作用或使牙齿染色的药物，如酸剂、铁剂，服用时应避免与牙齿接触，可用饮水管吸入，服用后漱口。

②对于刺激食欲的药物，宜在饭前服用，使胃液大量分泌，增进食欲。

③对胃黏膜有刺激的药物或助消化药，宜在饭后服用，使药物与食物充分混合，以减少对胃黏膜的刺激，利于食物的消化。

④糖浆对呼吸道黏膜起安抚作用，服用后不宜立即饮水。如同时服用多种药物应最后服用止咳糖浆，以免冲淡药液，使药效降低。

⑤磺胺类药物，服药后指导病人多饮水，以防因尿少而析出结晶，堵塞肾小管。

⑥发汗类药，服药后指导病人多饮水，以增强药物疗效。

⑦强心苷类药物，服用前应先测脉率、心率，并注意节律变化。如脉率低于60次/min或节律不齐，应立即停用，并通知医生。

## ？ 课后习题

1. 下列关于药品标签叙述不正确的是（　　）。
   A. 内服药标签为蓝色边　　　　　　　　B. 外用药标签为红色边
   C. 剧毒药标签为黑色边　　　　　　　　D. 麻醉药标签为黑色边
   E. 外用药标签为蓝色边

2. 对药物的保管原则，下列不正确的是（　　）。
   A. 药柜应放在光线充足处且不宜直射　　B. 药柜要透光并保持清洁
   C. 各种药物分类放置　　　　　　　　　D. 剧毒药和麻醉药品应加锁保管
   E. 药瓶上应有明显标签

3. 容易潮解的口服药是（　　）。
   A. 酵母片　　　　　　　　　　　　　　B. 胃蛋白酶
   C. 地西泮　　　　　　　　　　　　　　D. 阿司匹林
   E. 硝酸甘油

4. 宜饭后服用的药物是（　　　　）。

    A. 地西泮　　　　　　　　　　　　　　B. 胃蛋白酶合剂

    C. 硫酸亚铁　　　　　　　　　　　　　D. 吗丁啉

    E. 地高辛

5. 宜饭前服用的药物是（　　　　）。

    A. 胃蛋白酶合剂　　　　　　　　　　　B. 维生素 C

    C. 硫酸亚铁　　　　　　　　　　　　　D. 止咳合剂

    E. 颠茄合剂

6. 指导病人服药时，正确的是（　　　　）。

    A. 胃舒平宜饭后嚼碎服用　　　　　　　B. 吗丁啉应饭后 1 h 服用

    C. 胃蛋白酶应饭后服用　　　　　　　　D. 维生素 C 不宜与磺胺类药物同服

    E. 服用止咳糖浆后应多饮水

7. 护士为缺铁性贫血的住院病人进行健康宣教时，尤其需要注意口服铁剂的护理宣教，宣教错误的是（　　　　）。

    A. 铁剂应在饭后服用　　　　　　　　　B. 铁剂禁止与浓茶一起服用

    C. 铁剂不能与氨基酸同服　　　　　　　D. 铁剂避免与牛奶、咖啡同服

    E. 液体铁剂需用吸管服用

8. 女，39 岁，因风湿性关节炎引起疼痛，在服用阿司匹林时，护士嘱其饭后服用，其目的是（　　　　）。

    A. 减少对胃肠道黏膜的刺激　　　　　　B. 提高药物的疗效

    C. 降低药物的毒性　　　　　　　　　　D. 减少对肝脏的损害

    E. 避免尿少时结晶析出

9. 病人王某，需要口服磺胺类药，护士嘱咐其服药期间需多喝水的目的是（　　　　）。

    A. 减轻胃肠道刺激　　　　　　　　　　B. 维持血液 pH 值

    C. 增强药物疗效　　　　　　　　　　　D. 增加药物溶解度. 避免结晶析出

    E. 避免损害造血系统

10. 内服药在瓶上应贴有（　　　　）的标签。

    A. 蓝色　　　　　　　　　　　　　　　B. 红色

    C. 黑色　　　　　　　　　　　　　　　D. 绿色

    E. 黄色

# 任务十三

## 雾化吸入法

知识目标：掌握雾化吸入法、超声雾化吸入法、氧气雾化吸入法等概念；正确陈述雾化吸入法的目的。

能力目标：能根据临床情境规范完成雾化吸入法操作。

素质目标：在实施雾化吸入操作过程中，能体现人文关怀，操作中尊重、关爱病人，确保病人安全、舒适。

**临床情境** ▶▶▶

**案例**

李某，女，70岁，肺炎球菌肺炎，入院三天。自诉呼吸困难、咳嗽、咳痰，但痰液多而黏稠，不易咳出，并伴有乏力、头痛等症状。遵医嘱给予雾化吸入每日两次。

**工作任务**

1. 为该名病人选择雾化吸入药物。

2. 指导该名病人雾化吸入时正确呼吸方法。

3. 结合临床情境应用护理程序的方法完成该名病人雾化吸入法操作。

# 一、应用护理程序为病人制订护理方案

## （一）雾化吸入法基础知识

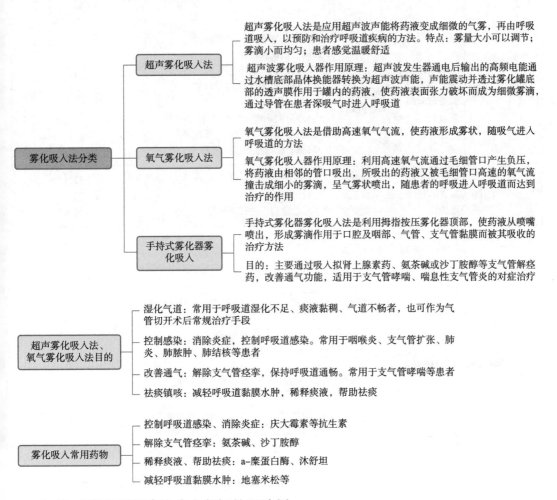

超声雾化吸入法是应用超声波声能将药液变成细微的气雾，再由呼吸道吸入，以预防和治疗呼吸道疾病的方法。特点：雾量大小可以调节；雾滴小而均匀；患者感觉温暖舒适

超声波雾化吸入器作用原理：超声波发生器通电后输出的高频电能通过水槽底部晶体换能器转换为超声波声能，声能震动并透过雾化罐底部的透声膜作用于罐内的药液，使药液表面张力破坏而成为细微雾滴，通过导管在患者深吸气时进入呼吸道

氧气雾化吸入法是借助高速氧气气流，使药液形成雾状，随吸气进入呼吸道的方法

氧气雾化吸入器作用原理：利用高速氧气流通过毛细管口产生负压，将药液由相邻的管口吸出，所吸出的药液又被毛细管口高速的氧气流撞击成细小的雾滴，呈气雾状喷出，随患者的呼吸进入呼吸道而达到治疗的作用

手持式雾化器雾化吸入法是利用拇指按压雾化器顶部，使药液从喷嘴喷出，形成雾滴作用于口腔及咽部、气管、支气管黏膜而被其吸收的治疗方法

目的：主要通过吸入拟肾上腺素药、氨茶碱或沙丁胺醇等支气管解痉药，改善通气功能，适用于支气管哮喘、喘息性支气管炎的对症治疗

湿化气道：常用于呼吸道湿化不足、痰液黏稠、气道不畅者，也可作为气管切开术后常规治疗手段

控制感染：消除炎症，控制呼吸道感染。常用于咽喉炎、支气管扩张、肺炎、肺脓肿、肺结核等患者

改善通气：解除支气管痉挛，保持呼吸道通畅。常用于支气管哮喘等患者

祛痰镇咳：减轻呼吸道黏膜水肿，稀释痰液，帮助祛痰

控制呼吸道感染、消除炎症：庆大霉素等抗生素

解除支气管痉挛：氨茶碱、沙丁胺醇

稀释痰液、帮助祛痰：a-糜蛋白酶、沐舒坦

减轻呼吸道黏膜水肿：地塞米松等

## （二）应用护理程序为病人制订护理计划

| 开始日期 | 时间 | 护理诊断 | 预期目标 | 护理措施 | 签名 | 评价 | | |
| --- | --- | --- | --- | --- | --- | --- | --- | --- |
| | | | | | | 日期/时间 | 结果 | 签名 |
| 11.3 | 9：00 | 清理呼吸道无效：与呼吸道感染、痰液黏稠有关 | 3 天内病人痰液稀释，容易咳出 | 1. 遵医嘱给予雾化吸入化痰药物每日两次 2. 适当增加饮水量，使痰液稀释，利于咳出 3. 配合叩击、震颤等方法使痰液松动，利于咳出 4. 必要时给予吸痰法 5. 观察病人咳嗽症状有无缓解，痰液性状、颜色、量 | 李× | 11.5 11：00 | 目标完全实现 | 刘× |

续表

| 开始日期 | 时间 | 护理诊断 | 预期目标 | 护理措施 | 签名 | 评价 | | |
|---|---|---|---|---|---|---|---|---|
| | | | | | | 日期/时间 | 结果 | 签名 |
| 11.3 | 10：00 | 低效性呼吸形态：与肺炎球菌肺炎有关 | 3天内病人呼吸困难症状缓解 | 1. 密切观察病情变化，遵医嘱应用抗炎药物<br>2. 协助病人取半坐卧位<br>3. 遵医嘱给予低流量吸氧（2 L/min）<br>4. 室内温度、湿度适宜，开窗通风每日两次，每次30 min，保持室内空气清新 | 李× | 11.6<br>8：00 | 目标完全实现 | 王× |
| 11.3 | 10：00 | 知识缺乏：缺乏有效咳嗽知识 | 2天内病人掌握正确的咳嗽方法 | 1. 指导病人进行爆发性咳嗽<br>2. 指导病人进行深呼吸 | 李× | 11.5<br>13：00 | 目标完全实现 | 刘× |

### （三）标准化沟通模式（SBAR）

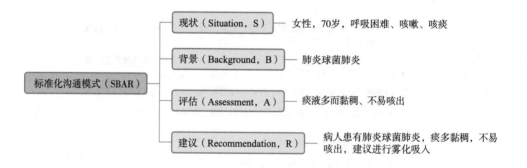

## 二、护理措施实施阶段——雾化吸入法护理技术操作评分标准及流程

### 1. 雾化吸入法技术操作规程及评价标准

| 项目 | 操作规程及评价标准 | | 分值（分） | 扣分（分） | 备注 |
|---|---|---|---|---|---|
| 操作前准备（23分） | 护士素质 | 护士着装整齐，仪表端庄（2分） | 2 | | |
| | 评估指导 | 1. 查看医嘱，核对"床头卡"信息无误后，采用"询问式"及"PDA腕带扫描"两种方法共同确认病人身份（2分）<br>2. 向病人及家属讲解和指导操作目的、方法，取得合作（2分） | 12 | | |

续表

| 项目 | | 操作规程及评价标准 | 分值（分） | 扣分（分） | 备注 |
|---|---|---|---|---|---|
| 操作前准备（23分） | 评估指导 | 3. 评估病人病情、治疗情况、用药史、过敏史；评估病人意识状态、肢体活动能力，对用药的认知及合作程度；呼吸道是否通畅；面部及口腔黏膜有无感染、溃疡（3分）<br>4. 询问病人1 h前是否进食，防止雾化过程中气流刺激引起呕吐（2分）<br>5. 告知病人清洁口腔，清除口腔内分泌物及食物残渣（1分）<br>6. 指导病人用嘴吸气、鼻呼气的方式进行深呼吸（2分） | 12 | | |
| | 护士准备 | 洗手（2分），戴口罩（2分） | 4 | | |
| | 用物准备 | 病人处：毛巾、漱口杯、漱口水<br>治疗车上：速手消、超声雾化吸入器或氧气表（湿化瓶内勿放水）、药液（遵医嘱）、一次性使用雾化器、吸痰装置<br>治疗车下：医用垃圾桶、生活垃圾桶、锐器盒等（缺一件扣0.5分，共5分） | 5 | | |
| 操作过程（62分） | 确认身份（10分） | 检查核对用物（3分），推车至病房，治疗车摆放位置合理（3分）<br>采用两种方法再次确认病人身份：核查"床头卡"信息无误后，采用"询问式"及"PDA腕带扫描"两种方法共同确认病人身份，即PDA扫描病人腕带（进入当前病人界面）→扫描雾化签二维码→再次扫描腕带→点击执行（4分） | 10 | | |
| | 摆放体位（6分） | 协助病人取舒适卧位：坐位或半卧位，或侧卧位并摇高床头（3分）<br>病人颌下铺毛巾，协助漱口（3分） | 6 | | |
| | 连接（11分） 超声雾化吸入（11分） | 将雾化器放于床头桌上（1分），接通电源（1分）<br>按医嘱将药液加入超声雾化器的雾化罐内（3分），连接一次性雾化器（2分），打开电源开关（1分），设定所需时间，调节雾量大小（3分） | 11 | | 雾化吸入操作过程中，连接处分值列为两行，为11分，操作中根据用物情况选择其中一种，根据选择雾化器类型给予相应评分 |
| | 连接（11分） 氧气雾化吸入（11分） | 将吸氧表连接于氧气筒或中心吸氧装置（2分），将一次性使用雾化器的接口与吸氧表连接（3分），按医嘱将药液加入一次性雾化器的雾化罐内（3分），由小到大调节氧流量6～8 L/min（3分） | | | |

| 项目 | 操作规程及评价标准 | 分值<br>（分） | 扣分<br>（分） | 备注 |
|---|---|---|---|---|
| 操作过程<br>（62分） | **雾化吸入<br>（16分）**<br>再次核对（2分）<br>协助病人将口含嘴放入口中；或面罩罩住病人口鼻部（2分）<br>指导病人用嘴吸气，用鼻呼气的方式深呼吸，如此反复，直至药液吸完为止（15～20 min）（5分）<br>再次核对（2分）<br>将呼叫器置于病人伸手可及处（1分），洗手（2分），记录（2分） | 16 | | |
| | **结束雾化<br>（8分）**<br>治疗完毕<br>超声雾化吸入：取下口含嘴或面罩，关雾化开关，再关闭电源开关（氧气雾化吸入：取下口含嘴或面罩，关闭氧气开关）（5分）<br>正确处理一次性雾化器（3分） | 8 | | |
| | **操作后处理<br>（11分）**<br>协助深漱口（1分），擦干面部和颈部（2分）<br>协助取舒适卧位（1分），整理床单位（1分）<br>拔下电源接头（1分）<br>整理用物，垃圾分类处理正确（2分）<br>洗手（1分），记录及观察治疗效果及反应（2分） | 11 | | |
| 注意事项<br>（5分） | 1. 一次性雾化器应做到专人专用，用后对储药瓶、管路、口含嘴（面罩）彻底消毒，晾干封闭存放<br>2. 尽量不将两种药物混在同一雾化器中使用<br>3. 正确使用供氧装置，注意用氧安全，室内应避免火源<br>4. 氧气湿化瓶内勿盛水，以免液体进入雾化器内使药液稀释影响疗效<br>5. 治疗鼻腔疾病病人用鼻呼吸，治疗咽、喉或下呼吸道疾病病人用口呼吸，气管切开者对准气管套管自然呼吸<br>6. 注意观察病人痰液排出情况，如痰液仍未咳出，可予以拍背、吸痰等方式协助排痰<br>7. 雾化吸入结束后指导病人进行深漱口，使用面罩者指导其清洁面部，防止药物在咽部聚积。避免药物进入眼睛，吸药前不能抹油性面膏<br>8. 心肾功能不全及年老体弱者，防止雾化量大造成肺水肿；免疫功能减退者，防止诱发口腔真菌感染<br>9. 雾化吸入过程中如出现频繁刺激性咳嗽或呼吸困难等不适症状，应暂停雾化吸入，并予以相应的治疗措施 | 5 | | |
| 评价<br>（10分） | 1. 遵循无菌操作原则和查对制度（2分），操作熟练（2分），步骤正确（2分）<br>2. 沟通合理有效，病人/家属能够知晓护士告知的事项，对服务满意（2分）<br>3. 操作中体现出对病人的人文关怀（2分） | 10 | | |

## 2. 依据临床情境为病人进行雾化吸入法——操作流程

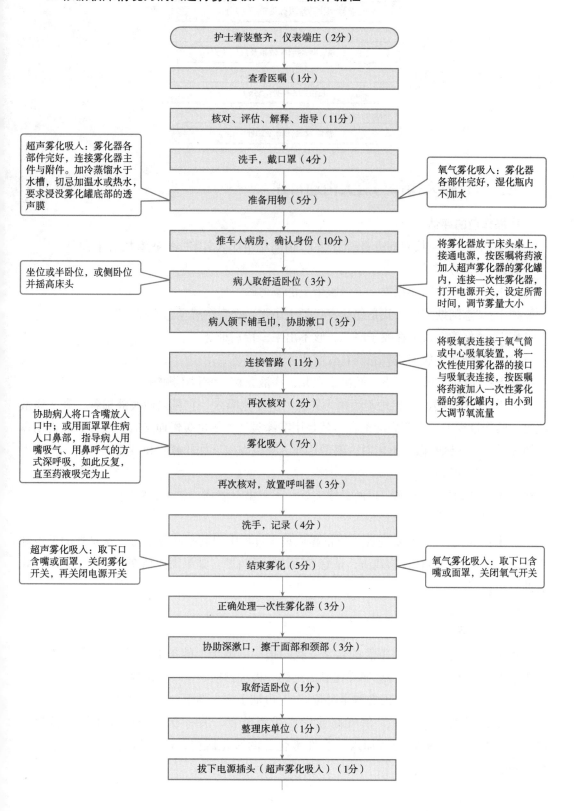

护士着装整齐, 仪表端庄（2分）

查看医嘱（1分）

核对、评估、解释、指导（11分）

超声雾化吸入: 雾化器各部件完好, 连接雾化器主件与附件。加冷蒸馏水于水槽, 切忌加温水或热水, 要求浸没雾化罐底部的透声膜

洗手, 戴口罩（4分）

准备用物（5分）

氧气雾化吸入: 雾化器各部件完好, 湿化瓶内不加水

推车入病房, 确认身份（10分）

将雾化器放于床头桌上, 接通电源, 按医嘱将药液加入超声雾化器的雾化罐内, 连接一次性雾化器, 打开电源开关, 设定所需时间, 调节雾量大小

坐位或半卧位, 或侧卧位并摇高床头

病人取舒适卧位（3分）

病人颌下铺毛巾, 协助漱口（3分）

连接管路（11分）

将吸氧表连接于氧气筒或中心吸氧装置, 将一次性使用雾化器的接口与吸氧表连接, 按医嘱将药液加入一次性雾化器的雾化罐内, 由小到大调节氧流量

再次核对（2分）

协助病人将口含嘴放入口中; 或用面罩罩住病人口鼻部, 指导病人用嘴吸气、用鼻呼气的方式深呼吸, 如此反复, 直至药液吸完为止

雾化吸入（7分）

再次核对, 放置呼叫器（3分）

洗手, 记录（4分）

超声雾化吸入: 取下口含嘴或面罩, 关闭雾化开关, 再关闭电源开关

结束雾化（5分）

氧气雾化吸入: 取下口含嘴或面罩, 关闭氧气开关

正确处理一次性雾化器（3分）

协助深漱口, 擦干面部和颈部（3分）

取舒适卧位（1分）

整理床单位（1分）

拔下电源插头（超声雾化吸入）（1分）

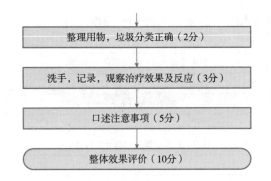

整理用物，垃圾分类正确（2分）

洗手，记录，观察治疗效果及反应（3分）

口述注意事项（5分）

整体效果评价（10分）

## 三、雾化吸入操作与病人沟通口述

**1. 操作前的评估**

护士："您好！（核对病人身份信息），请问您叫什么名字？"查看核对床头卡。

病人："李芳。"

护士："我现在需要扫描一下您腕带上的条形码。"

护士："李阿姨您好，我是您的责任护士小张，您现在感觉怎么样？"

病人："好像有痰卡在嗓子眼儿，咳不出来，特别难受。"

护士："阿姨，您用我教您的有效咳痰方法了吗？"

病人："我试着咳了一下，咳出来点儿，痰液黏稠，咳得不顺畅。"

护士："李阿姨，一会儿遵医嘱为您做一次雾化吸入，它可以使痰液稀释，利于痰液咳出。操作过程中，需要您的配合，就是用嘴深吸气，尽量缓慢而又有深度，然后再用鼻子缓慢呼气。您试着做一下。对，就是这样。我检查一下您的鼻腔和口腔。"

检查鼻腔和口腔。

护士："您的鼻腔通畅，口腔黏膜完好，无感染、溃疡。您 1 h 内进食了吗？"

病人："没有。"

护士："请您暂时不要进食，防止雾化吸入过程中引起呕吐等不适。这是您的毛巾和水杯吗？如果口腔内有食物残渣，请您先清洁一下口腔。如果需要请您去一下卫生间，我去准备用物。"

病人："好的。"

**2. 操作过程**

护士："您好，再说一下您的名字。我扫描一下腕带上的条形码。"PDA 扫描病人腕带（进入当前病人界面）→扫描雾化签二维码→再次扫描腕带→点击执行。

护士："李阿姨，我协助您取半卧位。"毛巾铺于病人颌下。"我协助您漱口"。

护士：将吸氧表连接于氧气筒或中心吸氧装置，将一次性使用雾化器的接口与吸氧表连接，按医嘱将药液加入一次性雾化器的雾化罐内，由小到大调节氧流量 6 ～ 8 L/min。

护士："李芳阿姨，是吗？"

病人："是的。"

护士："阿姨，现在请您将口含嘴放入口中，紧闭嘴唇深吸气，鼻子缓慢呼气，如此反复，直至药液吸完为止。呼叫器放于您的手旁，有需要随时呼叫我。"

**3. 雾化结束**

护士："李阿姨，药液已经吸完了，我协助您取下口含嘴。"

护士："李阿姨，我协助您漱口"。擦干面部、颈部。"阿姨，雾化吸入结束了，您现在感觉怎么样？"

病人："感觉嗓子舒服多了。"

护士："一会儿您再用我教您的咳痰方法试着咳一咳。平时您要多喝水，也可以使痰液稀释，利于咳出。这个卧位舒适吗？"

病人："挺好的，我再坐一会儿。"

护士："那好，您休息。"

## 知识拓展—课程素养 ▶▶▶

雾化吸入作为呼吸系统疾病治疗的重要手段，有着悠久的发展史。

大约公元前 1554 年，古埃及的"埃伯斯伯比书"记载了通过吸入莨菪烟雾来治疗呼吸困难，只不过那时的人们是把莨菪叶放在砖块上用火烤，使其中的莨菪碱气化，方便被病人吸入。这便是雾化吸入的起源。但那时并没有吸入装置。

据记载，"医学之父"希波克拉底把醋和油浸泡过的草药和树脂，放在一个壶形装置内加热，壶盖中上一个开口放置芦苇秆，加热后产生的气雾从秆中冒出，而后由病人经口吸入。一个简易的吸入装置出现了。

英国医生本内特，最早公开发表了吸入器的设计图。但是，这个吸入器貌似仅存在于图纸上，没有实物。

随后英国的马奇医生设计了马奇吸入器，并找了一个伦敦工匠，将图纸变成了实物。现如今这个吸入器还被珍藏了起来。

法国医生塞尔斯 - 吉洪在此基础上成功研制了便携式雾化吸入装置，这个装置包括放置药物溶液的储槽、气泵、射流喷嘴和冲击板。这就是现在应用的雾化吸入装置的原型。

一呼一吸，生命之息。全球每年因各类呼吸系统疾病致死的人无以计数。从历史上第一个吸入装置的出现，到如今的变频雾化器。创新之路无止境，这也让一代又一代医学工作者为之不懈努力。

**课后习题**

1. 超声雾化吸入的特点不包括（　　　）。
   A. 利用高速气流输出雾滴　　　　　　B. 雾滴小而均匀
   C. 雾量大小可调节　　　　　　　　　D. 气雾温暖
   E. 药液可吸入至终末细支气管和肺泡

2. 氧气雾化吸入时，下列做法不妥的是（　　　）。
   A. 吸入前检查雾化器各部件是否完好　B. 药物用蒸馏水稀释在 5 mL 以内
   C. 湿化瓶内不能放水　　　　　　　　D. 嘱病人吸气时松开出气口
   E. 氧气流量用 6～8 L/min

3. 女，50 岁，患慢性支气管炎，最近咳嗽加剧，痰液黏稠，伴呼吸困难，给予超声雾化吸入治疗，其治疗的目的不包括（　　　）。
   A. 消除炎症　　　　　　　　　　　　B. 减轻咳嗽
   C. 稀释痰液　　　　　　　　　　　　D. 帮助祛痰
   E. 促进食欲

4. 使用氧气雾化吸入时，氧气流量应调至（　　　）L/min。
   A. 2～4　　　　　　　　　　　　　　B. 4～6
   C. 6～8　　　　　　　　　　　　　　D. 8～10
   E. 10～12

5. 以下雾化吸入常用药物中，用于稀释痰液的药物是（　　　）。
   A. 庆大霉素　　　　　　　　　　　　B. 沐舒坦
   C. 氨茶碱　　　　　　　　　　　　　D. 地塞米松
   E. 布地奈德

6. 某护士在为病人进行氧气雾化吸入时，操作不当的是（　　　）。
   A. 先讲解示范　　　　　　　　　　　B. 吸入糖皮质激素后协助病人漱口
   C. 遵医嘱将药液稀释至 3～5 mL　　　D. 嘱病人吸气时尽量深长吸气
   E. 湿化瓶内加入灭菌蒸馏水

7. 男，30 岁，以慢性支气管炎、慢性阻塞性肺气肿伴Ⅱ型呼吸衰竭入院，近 1 周频繁咳嗽，痰液黏稠不易咳出。该病人不适宜采用的雾化吸入法是（　　　）。
   A. 氧气雾化吸入法　　　　　　　　　B. 超声雾化吸入法
   C. 手持式雾化器雾化吸入法　　　　　D. 以上都不适宜
   E. 以上三种雾化吸入法均可以采用

8. 为病人使用超声雾化吸入法进行雾化治疗，水槽内的水温超过（　　　）℃，需要更换蒸馏水。
   A. 80　　　　　　　　　　　　　　　B. 70
   C. 50　　　　　　　　　　　　　　　D. 40
   E. 30

9. 超声波雾化器产生声能的部件是（　　　）。

    A. 超声波发生器　　　　　　　　　B. 晶体换能器

    C. 雾化罐　　　　　　　　　　　　D. 透声膜

    E. 雾化器电子元件

10. 在使用超声雾化吸入治疗中，下列操作错误的是（　　　）。

    A. 使用前检查机器性能　　　　　　B. 机器和雾化罐型号相同

    C. 晶体换能器和透声膜应轻按　　　D. 水槽和雾化罐中应加温水

    E. 需连续使用时，应间隔 30 min

# 任务十四
## 皮内注射

学习要点

知识目标：掌握皮内注射法。

能力目标：能规范进行皮内注射，确保病人安全。

素质目标：在实施皮内注射过程中，能体现人文关怀，严格执行查找制度和无菌操作制度。

**临床情境** >>>

### 案例

李某，女，40岁，主述突发寒战、高热1天，咳嗽、气急，胸痛半日。检查：体温39.5 ℃，脉率 P114 次/min，血压 120/60 mmHg，神志清楚，急性面容，呼吸急促，左胸呼吸运动减弱，可闻支气管呼吸音及细湿啰音，白细胞计数 $17×10^9$/L。诊断：大叶性肺炎。医嘱：青霉素皮肤过敏试验。

### 工作任务

1. 能正确选择注射部位。

2. 掌握无痛注射原则，减轻病人疼痛。

3. 结合临床情境应用护理程序的方法完成该病人皮内注射操作。

视频：皮内注射

# 一、应用护理程序为病人制订护理方案

## （一）皮内注射基础知识

皮内注射法是将少量药液或生物制品注射于表皮与真皮之间的方法。

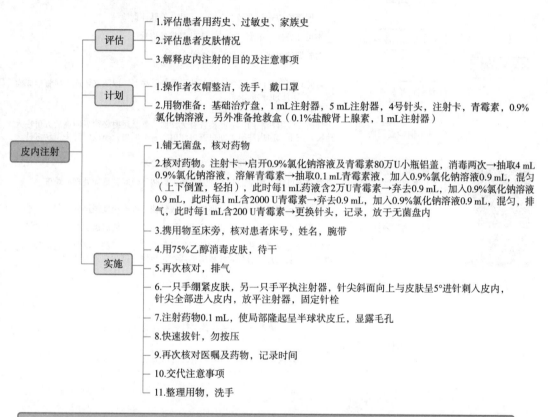

20 min后，阴性：皮丘大小无变化，周围无红肿，无红晕，无伪足，病人无不适表现；阳性：皮丘隆起增大，出现红晕，直径大于1 cm，周围有伪足伴痒感，患者头晕、心慌、恶心甚至发生过敏性休克

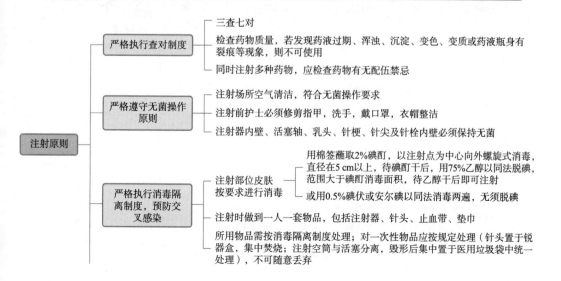

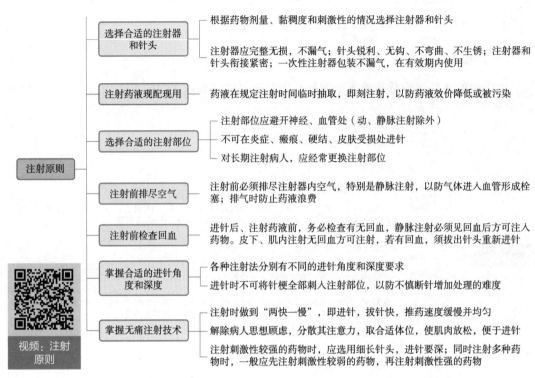

视频：注射原则

（二）与皮内注射相关护理诊断

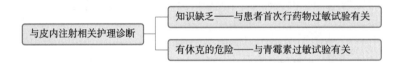

（三）应用护理程序为患者制订护理计划

| 开始日期 | 时间 | 护理诊断 | 预期目标 | 护理措施 | 签名 | 评价 | | |
|---|---|---|---|---|---|---|---|---|
| | | | | | | 日期 时间 | 结果 | 签名 |
| 10.20 | 6:00 | 1.知识缺乏：与患者首次行药物过敏试验有关 | 健康宣教后患者掌握并能执行相关知识要点 | 1.告知患者避免空腹进行皮试 2.皮试后不要按揉穿刺局部 3.皮试后，嘱患者勿离开病室，保持情绪平稳，20 min后观察结果 | 刘× | 10.20 8:30 | 目标完全实现 | 刘× |
| | 8:00 | 2.有休克的危险——与青霉素过敏试验有关 | 患者未发生休克 | 1.过敏试验前询问患者用药史、过敏史、家族过敏史及乙醇过敏史 2.执行药物过敏试验前准备急救盒（内有0.1%盐酸肾上腺素等） | 刘× | 10.20 8:30 | 患者未发生过敏性休克 | 刘× |

续表

| 开始日期 | 时间 | 护理诊断 | 预期目标 | 护理措施 | 签名 | 评价 | | |
|---|---|---|---|---|---|---|---|---|
| | | | | | | 日期/时间 | 结果 | 签名 |
| 10.20 | 8:00 | 2.有休克的危险——与青霉素过敏试验有关 | 患者未发生休克 | 3.执行药物过敏试验时将急救盒一同携带到患者床前<br>4.一旦发生立即启动药物过敏性休克应急预案 | 刘× | 10.20<br>8:30 | 患者未发生过敏性休克 | 刘× |

## （四）标准化沟通模式（SBAR）

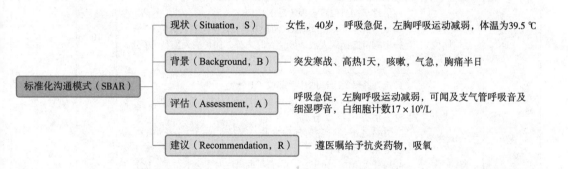

## 二、护理措施实施阶段——皮内注射护理技术操作评分标准及流程

### 1. 皮内注射操作规程及评价标准

| 项目 | | 操作规程及评价标准 | 分值（分） | 扣分（分） | 备注 |
|---|---|---|---|---|---|
| 操作前准备（40分） | 护士素质 | 护士着装整齐，仪表端庄（2分） | 2 | | |
| | 评估 | 1.查看医嘱，了解药物使用注意事项（1分）<br>2.采用核对床头卡和询问式两种方法正确核对病人身份（2分）<br>3.询问、了解病人身体状况（1分）<br>4.向病人解释操作目的、配合注意事项，取得合作（2分）<br>5.了解病人有无药物过敏史及注射部位情况（2分） | 8 | | |
| | 护士准备 | 洗手（2分），戴口罩（2分） | 4 | | |
| | 物品准备 | 操作台上：无菌巾包、清洁治疗盘、医嘱单、酒精棉签、药物、砂片、贴签、1 mL注射器<br>治疗车上：速手消、干棉签<br>治疗车下：锐器盒、医用、生活垃圾桶等（少一件扣0.5分，共6分） | 6 | | |

| 项目 | | 操作规程及评价标准 | 分值（分） | 扣分（分） | 备注 |
|---|---|---|---|---|---|
| 操作前准备（40分） | 按医嘱备药 | 1. 按医嘱写药签，签名（2分）<br>2. 核对检查药物（2分）<br>3. 铺无菌盘（2分）<br>4. 检查并取出注射器（1分）、贴药签（1分）<br>5. 用砂轮片划痕，消毒，掰开安瓿（3分）<br>6. 弃去针头保护帽，抽吸药液（或配制好试敏液），安瓿套在针头上（2分）<br>7. 再次与医嘱核对（2分）<br>8. 放入无菌盘内，盖好上层包布（2分）<br>9. 将无菌盘、碘伏棉签、医嘱单放于车上（3分） | 20 | | |
| 操作过程（47分） | 确认身份摆放体位 | 1. 治疗车摆放位置合理（3分）<br>2. 采用核对床头卡和询问式两种方法正确核对病人身份（2分）<br>3. 用隔帘遮挡病人或请异性暂时离开，保护病人隐私（3分）<br>4. 协助病人采取舒适的卧位（2分） | 10 | | |
| | 注射 | 1. 选择并暴露合适的注射部位（1分）<br>2. 口述：皮内注射：常选用前臂掌侧下段；预防接种：常选上臂三角肌下缘（2分）<br>3. 70% 乙醇消毒注射部位皮肤，直径 5 cm（2分），棉签与皮肤呈 45° 角（1分）<br>4. 揭开无菌巾一角（2分），右手取出注射器交予左手（1分），核对药名后（1分），右手取下安瓿弃于车下锐器盒中（1分）<br>5. 正确排气（2分）<br>6. 左手拇指与示指绷紧皮肤（1分），右手持注射器，将针尖斜面向上与皮肤呈 5° 角刺入皮内（3分）<br>7. 固定好注射器，推药 0.1 mL 形成一皮丘（3分）<br>8. 注射完毕快速拔针（2分）<br>9. 再次核对（2分）<br>10. 观察病人反应（2分） | 26 | | |
| | 整理 | 1. 取下针头放锐器盒中（2分）<br>2. 棉签及注射器放医用垃圾桶内（1分）<br>3. 协助病人整理衣裤（1分）<br>4. 安置舒适卧位（1分）<br>5. 整理床单位，安抚病人（3分）<br>6. 洗手，记录（3分） | 11 | | |
| 注意事项（3分） | | 口述注意事项（3分）<br>1. 病人对皮试药物有过敏史，禁止皮试<br>2. 皮试药液要现用现配，剂量要准确，并备肾上腺素等抢救药品及物品<br>3. 皮试结果阳性时，应告知医师、病人及家属，并予注明 | 3 | | |
| 评价（10分） | | 1. 操作熟练（2分），步骤正确（2分）<br>2. 遵循无菌原则和查对制度（2分）<br>3. 沟通合理有效（2分）<br>4. 注意保暖，体现人文关怀（2分） | 10 | | |

## 2. 依据临床情境进行皮内注射技术操作——操作流程

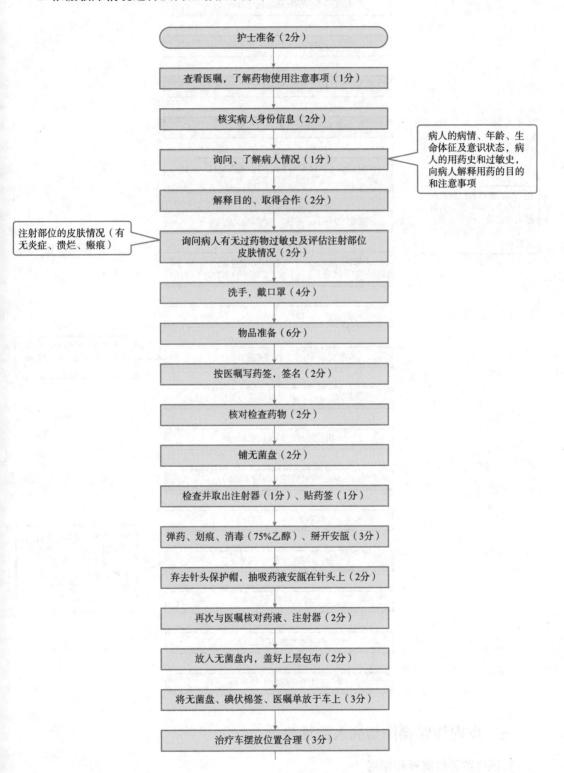

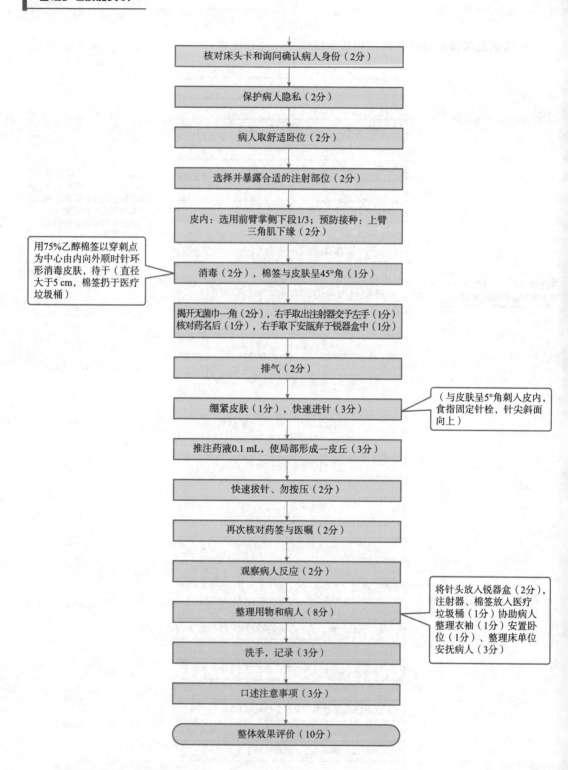

核对床头卡和询问确认病人身份（2分）

保护病人隐私（2分）

病人取舒适卧位（2分）

选择并暴露合适的注射部位（2分）

皮内：选用前臂掌侧下段1/3；预防接种：上臂三角肌下缘（2分）

用75%乙醇棉签以穿刺点为中心由内向外顺时针环形消毒皮肤，待干（直径大于5 cm，棉签扔于医疗垃圾桶）

消毒（2分），棉签与皮肤呈45°角（1分）

揭开无菌巾一角（2分），右手取出注射器交予左手（1分）核对药名后（1分），右手取下安瓿弃于锐器盒中（1分）

排气（2分）

绷紧皮肤（1分），快速进针（3分）

（与皮肤呈5°角刺入皮内，食指固定针栓，针尖斜面向上）

推注药液0.1 mL，使局部形成一皮丘（3分）

快速拔针、勿按压（2分）

再次核对药签与医嘱（2分）

观察病人反应（2分）

整理用物和病人（8分）

将针头放入锐器盒（2分），注射器、棉签放入医疗垃圾桶（1分）协助病人整理衣袖（1分）安置卧位（1分）、整理床单位安抚病人（3分）

洗手，记录（3分）

口述注意事项（3分）

整体效果评价（10分）

## 三、皮内注射操作与病人沟通口述

### 1. 操作前评估解释和核对

护士："您好，请问您叫什么名字？"查看核对床头卡。

病人："李敏。"

护士："我现在要看您的腕带。"

护士："李女士您好，我是责任护士小张。您现在感觉怎么样？"

病人："还是有些发热。"

护士："刚才为您测得体温 39.5 ℃，高于正常范围，导致您出现了寒战、高热的症状。一会儿遵医嘱为您做青霉素过敏试验。青霉素是一种比较常见的抗生素，在临床上使用的概率非常高，能有效预防链球菌引发的各种感染，达到治疗呼吸道感染的效果，改善您的不适症状。李女士，您吃饭了吗？以前注射过青霉素吗？有过敏史、家族过敏史、乙醇过敏史吗？"

病人："已经吃过饭了，没有用药史、过敏史、家族过敏史及乙醇过敏史。"

护士："皮内注射是将药液注射到表皮与真皮之间的方法。操作过程中您只需配合我放松肢体就可以，我动作尽量轻柔，请您不要担心。"

护士："我将在您的右侧前臂下段掌侧进行注射。这侧肢体可以吗？请您活动一下。我再看一下您局部皮肤情况。皮肤完好无破损、无瘢痕、无结节。如果需要，请您去一下卫生间，我去准备用物，马上来为您注射。"

**2. 操作前准备用物**

洗手，戴口罩。检查一次性物品、药品处于完好备用状态。正确抽吸药液，严格执行无菌操作原则。核对无误后，将抽吸好的药液放于无菌盘内，推车至病房推车至床旁，再次有效核对。

护士："您好，我是你的责任护士，能说一下您的名字吗？"

病人："李敏"。

护士："我再看您的腕带。"核对药签，确认病人和药物无误。

护士："李女士，我现在要给您进行青霉素过敏试验了，请您手心向上，这样可以使肌肉松弛，减轻疼痛。"

**3. 操作注射**

暴露注射部位，消毒，自然待干。

护士：取出药物，二次核对。"请您再说一下您的姓名？"

病人："李敏。"

护士：去除安瓿，排气。"李女士，请您放松，我现在为您注射，在推药的过程中您有什么不适请随时告诉我。"左手拇指、示指绷紧皮肤，右手持注射器，将针尖斜面向上与皮肤呈 5° 快速刺入皮内，进针梗 1/2～2/3，左手抽动活塞，检查有无回血，如无回血，缓慢推注药物。注射完毕。"您配合得非常好。叮嘱您一下，注射部位记得不要按压，搓揉。"

护士："李女士，您刚才注射的是青霉素 50 单位，现在感觉怎么样？"

病人："没有什么不舒适的感觉。"

**4. 操作结束**

护士：取下针头放锐器盒中，棉签及注射器放医用垃圾桶内。协助病人整理衣物，安置舒适卧位，整理床单位。

**5. 操作后嘱咐**

护士："李女士，您觉得这个体位舒适吗？在 20 min 内您不要离开这个房间，您看一下现在的时间和我一起记一下，有什么不舒服的请及时打铃叫我，我会及时过来看您。谢谢您的配合。呼叫器放在您的手旁，有事随时呼叫我。您还有什么需要吗？"

病人："暂时没有。"

护士："您休息，一会儿我再来看您。"

洗手，记录。

**6. 再次观察**

20 min 后，两个护士一起去查看结果。

护士："您好，请问您叫什么名字？可以看一下您的手腕带吗？你现在感觉怎么样注射部位有疼痛吗？有痒感吗？现在有头晕胸闷的症状吗？有呕吐的想法吗？可以看一下您的手吗？注射皮丘小于 1 cm 皮试结果是好的。你先好好休息，我去准备静脉输液的用物，等会就过来。"护士整理床单位，拉床栏。

护士将用物分类处理，核对医嘱写皮试结果，双签名告知医生及其家属。操作完毕。

### 知识拓展—课程素养 ▶▶▶

人类发现的第一种抗生素——青霉素（盘尼西林），是英国微生物学家亚历山大·弗莱明（Alexander Fleming）于 1928 年偶然发现的，但当时并没有提纯出有效成分和分析化学结构。他从被霉菌污染的葡萄球菌培养皿中，观察到霉菌附近的细菌都无法生长，推测霉菌中可能有杀菌的物质，1929 年，弗莱明将这个发现发表在《英国实验病理学期刊》，但没有得到重视。直到 1939 年，牛津大学的佛罗雷（Howard Florey）和钱恩（Ernst Chain）想开发能医疗细菌感染的药物，才在联络弗莱明取得菌株后，成功提纯出青霉素。弗莱明、佛罗雷与钱恩因此于 1945 年共同获得诺贝尔生理学或医学奖。

#### 相关知识

**青霉素皮试结果的判断**

阴性：皮丘无改变，周围不红肿，无自觉症状。

阳性：局部皮丘隆起，并出现红晕硬块，直径 >1 cm，红晕周围有伪足、痒感，严重时可出现过敏性休克。

在观察反应的同时，应询问有无胸闷、气短、发麻等过敏症状。阳性者不可用药，并在医嘱单或门诊病历上注明过敏，若出现过敏性休克，按过敏性休克抢救。

**课后习题**

1. 皮内注射时，消毒剂应选用（　　）。
   - A. 75% 乙醇
   - B. 安尔碘
   - C. 洗必泰
   - D. 碘伏
   - E. 碘酊

2. 关于皮试，以下选项错误的是（　　）。
   - A. 左手绷紧局部皮肤，右手以平执式持注射器，使针尖斜面向上，与皮肤呈 20° 刺入皮内
   - B. 嘱病人：不可用手拭去药液，不可按压皮丘
   - C. 皮试后，病人 20 min 内不可离开病房、不可剧烈活动
   - D. 待针尖斜面全部进入皮内后，放平注射器，左手拇指固定针栓，右手注入药液 0.1 mL，使局部形成一皮丘
   - E. 注射完毕，迅速拔出针头，勿按压针眼

3. 关于皮内注射预防接种的部位，下列说法正确的是（　　）。
   - A. 上臂三角肌下缘
   - B. 腹部
   - C. 后背
   - D. 大腿前侧
   - E. 大腿外侧

4. 下列皮内试验液错误的是（　　）。
   - A. 青霉素皮内试验液以 0.1 mL（含 20 ～ 50 U）为注射标准
   - B. 先锋霉素 VI 皮内试验液 0.1 mL（含先锋霉素 VI 50 μg）为注射标准
   - C. 破伤风抗毒素试验液 0.1 mL（含 15 IU）为注射标准
   - D. 链霉素试验液 0.1 mL（含 25 U）为注射标准
   - E. 取碘造影剂 0.1 mL，作皮内注射，20 min 后观察结果

5. 下列说法错误的是（　　）。
   - A. 使用青霉素应现用现配
   - B. 对青霉素类过敏者，且病情确实需要使用时，一定要在严密观察下做青霉素药物过敏试验，并做好抗过敏性休克的急救准备
   - C. 首次注射青霉素者，皮试结果为阴性，注射后应在室内停留 20 min，如无不良反应再离开
   - D. 皮试观察期间嘱咐病人不可剧烈活动
   - E. 不宜空腹进行

6. 皮内注射选择前臂下端掌侧的主要原因是（　　）。
   - A. 皮肤薄，颜色浅
   - B. 没有大血管
   - C. 皮下脂肪薄
   - D. 没有大神经
   - E. 操作较方便

7.在青霉素治疗过程中，下列需重做皮试的情况是（　　）。

A.肌内注射改为静脉滴注　　　　　　B.肌内注射从每天 1 次改为每天 2 次

C.病人因故未注射药物　　　　　　　D.青霉素批号更改

E.病人病情加重

8.病人青霉素皮试 5 min 后，出现胸闷，气急伴濒危感，皮肤瘙痒，面色苍白，出冷汗，脉细速，血压下降，烦躁不安，考虑病人出现了（　　）情况。

A.青霉素毒性反应　　　　　　　　　B.血清病毒性反应

C.呼吸道过敏反应　　　　　　　　　D.青霉素过敏性休克

E.皮肤组织过敏反应

9.皮内试验法注射过程中，下列说法错误的是（　　）。

A.严格执行"三查七对"　　　　　　B.用 70% 乙醇消毒皮肤

C.针尖与皮肤成 5° 角　　　　　　　D.注药量为 0.1 mL

E.拔针后，用无菌棉签按压针眼处

10.配制青霉素皮肤试验液一般宜用（　　）。

A.注射用水　　　　　　　　　　　　B.平衡盐溶液

C.0.9% 氯化钠溶液　　　　　　　　 D.5% 葡萄糖溶液

E.5% 葡萄糖盐水

# 任务十五

## 皮下注射

**学习要点**

知识目标：掌握皮下注射法的目的、部位及注意事项。

能力目标：能熟练进行皮下注射法的操作，能规范进行皮下注射，确保病人安全。

素质目标：具有严谨求实的态度，严格执行无菌操作和查对制度，对病人关心体贴，确保药疗安全。

**临床情境** ▶▶▶

### 案例

陈某，男，50岁，多饮、多尿1个月，近日出现口渴、头晕、乏力症状。查：空腹血糖 16.2 mmol/L。诊断为"2型糖尿病"。医嘱：生物合成人胰岛素 8 U 皮下注射。

### 工作任务

1. 能正确选择注射部位。

2. 掌握无痛注射原则，减轻病人疼痛。

3. 结合临床情境应用护理程序的方法完成该病人皮下注射法操作。

视频：皮下注射

# 一、应用护理程序为病人制订护理方案

### 1. 皮下注射基础知识

皮下注射法是将少量药液注入皮下组织的方法，不能或不进口服给药，需要在一定时间内达到药效，预防接种，局部麻醉用药。

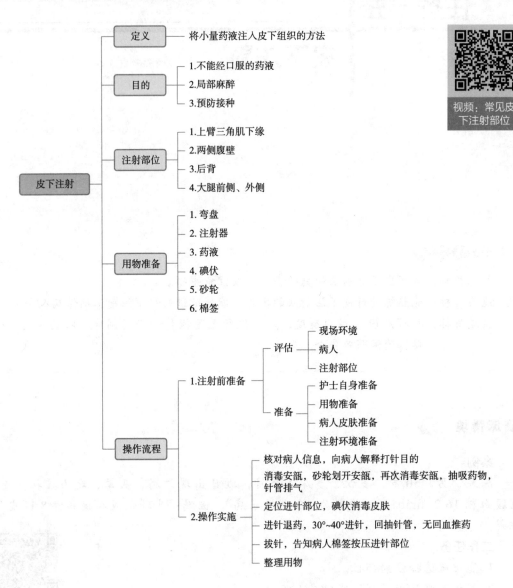

视频：常见皮下注射部位

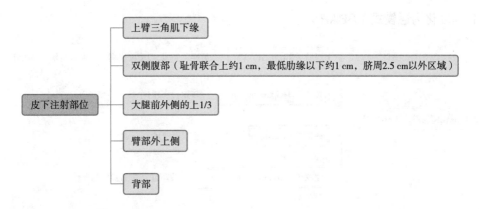

### 2. 皮下注射相关护理诊断

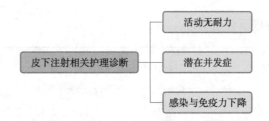

### 3. 应用护理程序为病人制订护理计划

| 开始日期 | 时间 | 护理诊断 | 预期目标 | 护理措施 | 签名 | 评价 | | |
| --- | --- | --- | --- | --- | --- | --- | --- | --- |
| | | | | | | 日期／时间 | 结果 | 签名 |
| 10.20 | 6：00 | 活动无耐力：与乏力有关 | 5天内恢复体力，活动耐力增强 | 1. 嘱咐病人卧床休息减少运动减少心肌耗氧量<br>2. 密切观察病人血糖，每天检测3～4次<br>3. 保持营养摄入一日三餐按时吃 | 刘 × | 10.22 6：40 | 病人体力劳动恢复正常 | 刘 × |
| 10.20 | 8：00 | 潜在并发症：与酮症酸中毒、糖尿病肾病有关 | 2周内无酮症酸中毒、视网膜病变发生 | 1. 遵医嘱注射胰岛素<br>2. 饮食以低蛋白、低盐、低脂为主<br>3. 控制糖分摄入 | 刘 × | 11.2 8：00 | 病人血糖恢复正常 | 刘 × |
| 10.20 | 8：00 | 感染：与免疫力下降多尿有关 | 一周内血糖控制在正常范围内 | 1. 注意尿道周围清洁与护理<br>2. 嘱病人适当运动，增加免疫力 | 刘 × | 10.24 8：00 | 病人免疫力恢复正常 | 刘 × |

### 4. 标准化沟通模式（SBAR）

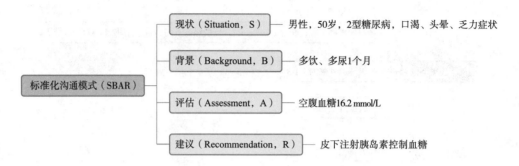

## 二、护理措施实施阶段——皮下护理技术操作评分标准及流程

### 1. 皮下注射操作规程及评价标准

| 项目 | | 操作规程及评价标准 | 分值（分） | 扣分（分） | 备注 |
|---|---|---|---|---|---|
| 操作前准备（20分） | 护士素质 | 护士着装整齐，仪表端庄（2分） | 2 | | |
| | 评估指导 | 1. 查看医嘱单/PDA，了解药物使用注意事项（1分）<br>2. 核查"床头卡"信息无误后，采用"询问式"及"PDA 腕带扫描"两种方法共同确认病人身份（1分）<br>3. 评估病人病情、治疗情况、用药史、过敏史（1分）<br>4. 评估病人意识状态、肢体活动能力、对用药的认知及合作程度（1分）<br>5. 评估注射部位的皮肤及皮下组织状况（1分）<br>6. 向病人讲解和指导目的、配合注意事项，取得合作（1分），若需注射胰岛素，还需了解病人的血糖、进餐及饮食等情况（2分） | 8 | | |
| | 护士准备 | 洗手（2分），戴口罩（2分） | 4 | | |
| | 用物准备 | 操作台上：无菌带盖方盘、医嘱单/PDA、药签、碘伏棉签、药物、砂片、2 mL 注射器<br>治疗车上：速手消、干棉签<br>治疗车下：锐器盒、医用、生活垃圾桶（少一件扣0.5分，共6分） | 6 | | |
| 操作流程（71分） | 按医嘱备药 | 按医嘱备药（2分）<br>核对检查药物，检查药物名称、有效期、瓶体有无裂痕、液体有无浑浊、沉淀（2分）。双人核对无误后，药签上签名（1分），检查并取出注射器（1分），贴药签（1分），用砂轮片划痕、消毒、掰开安瓿（2分），弃去针头保护帽，抽吸药液，安瓿套在针头上（2分），与医嘱单/PDA 再次核对（2分），放入无菌盘内（1分），将无菌盘、碘伏棉签、医嘱单/PDA 放于车上（1分） | 15 | | |

| 项目 | | 操作规程及评价标准 | 分值（分） | 扣分（分） | 备注 |
|---|---|---|---|---|---|
| 操作流程（71分） | 确认身份摆放体位 | 推车至病房，治疗车摆放位置合理（1分） | 1 | | |
| | | 确认病人身份：核查"床头卡"信息无误后（2分）；采用"询问式"及"PDA腕带扫描"两种方法共同确认病人身份（2分） | 9 | | |
| | | 即PDA扫描病人腕带（进入当前病人用药界面）（1分）→正确打开无菌方盘扫描药签二维码（2分）→再次扫描腕带（显示已执行药物）（2分），用隔帘遮挡病人或请异性暂时离开，保护病人隐私（2分），协助病人采取舒适的体位（2分） | 4 | | |
| | 注射 | 1. 选择并暴露合适的注射部位（2分），口述：皮下注射部位：上臂三角肌下缘、腹部、后背、大腿前侧及外侧（2分）。碘伏棉签消毒注射部位皮肤，直径5 cm（2分），棉签与皮肤呈45°角（1分）<br>2. 取干棉签夹于左手，开盖（1分）；右手取出注射器，盖上盖子，注射器交予左手（1分），核对药签与安瓿是否相符（2分），右手取下安瓿弃于车下锐器盒中（1分）<br>3. 正确排气（2分）再次核对（有效询问）（2分）<br>4. 左手拇指与示指绷紧皮肤（1分），右手以平执式持注射器（2分），将针尖斜面向上与皮肤成30°～40°快速刺入皮下（2分），进针梗1/2～2/3（2分）<br>5. 左手抽动活塞，检查有无回血（2分）<br>6. 无回血，缓慢推注药物（2分）<br>7. 注射完毕快速拔针并用干棉签按压针眼（2分）<br>8. 再次核对（有效询问，确认PDA上的用药信息与药签上信息一致）（2分）<br>9. 观察注射后病人反应（2分） | 33 | | |
| | 整理 | 取下针头弃于锐器盒中（2分），棉签及注射器放医用垃圾桶内（1分）<br>协助病人整理衣裤（1分），协助病人舒适卧位（1分），整理床单位（1分）<br>安抚病人（1分）洗手（1分）、记录（1分） | 9 | | |
| 注意事项（3分） | | 口述注意事项（3分）：<br>1. 病人身份识别：至少同时使用两种方式，如姓名、年龄、出生年月、性别、病历号、床号等<br>2. 遵医嘱及药品说明书使用药品，尽量避免应用刺激性较强的药物做皮下注射<br>3. 选择注射部位时应当避开炎症、破溃或者有肿块的部位<br>4. 经常注射者应有计划地更换注射部位<br>5. 针头刺入角度不宜超过45°，以免刺入肌层，消瘦者可捏起局部组织，适当减少穿刺角度<br>6. 注射少于1 mL的药液时，必须用1 mL注射器抽吸药液，以保证药液的剂量准确无误 | 3 | | |
| 评价（6分） | | 1. 操作熟练，步骤正确（2分）<br>2. 遵循无菌原则和查对制度（2分）<br>3. 沟通合理有效（1分）<br>4. 注意保暖，体现人文关怀（1分） | 6 | | |

## 2. 依据临床情境进行皮下给药技术操作——操作流程

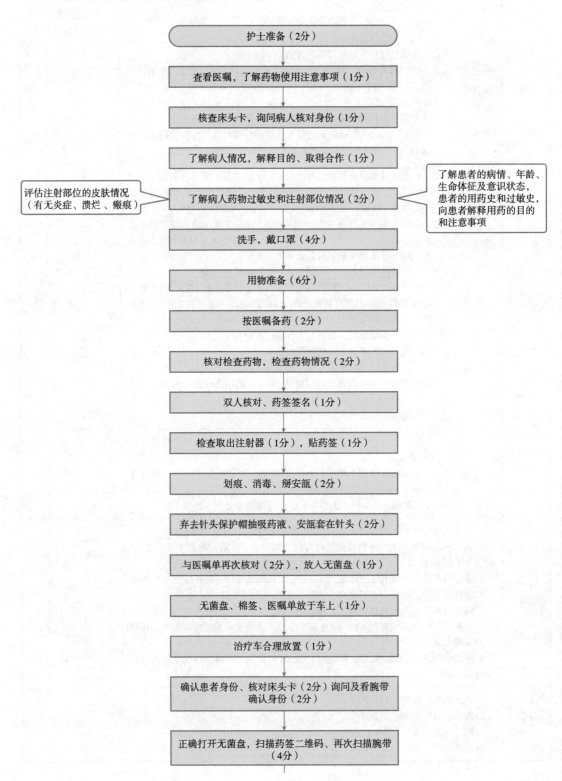

护士准备（2分）

查看医嘱，了解药物使用注意事项（1分）

核查床头卡，询问病人核对身份（1分）

了解病人情况，解释目的、取得合作（1分）

评估注射部位的皮肤情况（有无炎症、溃烂、瘢痕）　了解病人药物过敏史和注射部位情况（2分）　了解患者的病情、年龄、生命体征及意识状态，患者的用药史和过敏史，向患者解释用药的目的和注意事项

洗手，戴口罩（4分）

用物准备（6分）

按医嘱备药（2分）

核对检查药物，检查药物情况（2分）

双人核对、药签签名（1分）

检查取出注射器（1分），贴药签（1分）

划痕、消毒、掰安瓿（2分）

弃去针头保护帽抽吸药液、安瓿套在针头（2分）

与医嘱单再次核对（2分），放入无菌盘（1分）

无菌盘、棉签、医嘱单放于车上（1分）

治疗车合理放置（1分）

确认患者身份、核对床头卡（2分）询问及看腕带确认身份（2分）

正确打开无菌盘，扫描药签二维码、再次扫描腕带（4分）

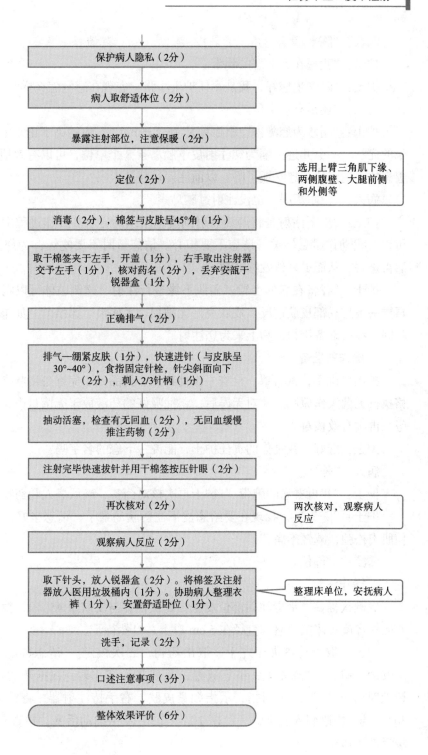

保护病人隐私（2分）

病人取舒适体位（2分）

暴露注射部位，注意保暖（2分）

定位（2分）————选用上臂三角肌下缘、两侧腹壁、大腿前侧和外侧等

消毒（2分），棉签与皮肤呈45°角（1分）

取干棉签夹于左手，开盖（1分），右手取出注射器交予左手（1分），核对药名（2分），丢弃安瓿于锐器盒（1分）

正确排气（2分）

排气—绷紧皮肤（1分），快速进针（与皮肤呈30°~40°），食指固定针栓，针尖斜面向下（2分），刺入2/3针柄（1分）

抽动活塞，检查有无回血（2分），无回血缓慢推注药物（2分）

注射完毕快速拔针并用干棉签按压针眼（2分）

再次核对（2分）————两次核对，观察病人反应

观察病人反应（2分）

取下针头，放入锐器盒（2分）。将棉签及注射器放入医用垃圾桶内（1分），协助病人整理衣裤（1分），安置舒适卧位（1分）————整理床单位，安抚病人

洗手，记录（2分）

口述注意事项（3分）

整体效果评价（6分）

## 三、皮下注射操作与病人沟通口述

### 1. 操作前评估、解释和核对

护士："您好，请问您叫什么名字？"查看核对床头卡。

病人："陈平。"

护士："我现在看下您的腕带。"

护士："陈先生您好，我是责任护士小张。您现在感觉怎么样？"

病人："还是有些头晕。"

护士："刚才为您测得空腹血糖是 16.2 mmol/L，血糖高于正常范围，导致您出现了头晕的症状。一会儿遵医嘱为您注射皮下胰岛素 8 个单位，可以有效地控制您的血糖值，改善您的不适症状。您吃饭了吗？以前注射过胰岛素吗？"

病人："没吃饭呢，也没注射过胰岛素。"

护士："皮下注射是将药液注射到皮下组织的方法。操作过程中您配合我放松肢体就可以，我动作尽量轻柔，请您不要担心。请您暂时不要吃饭，为您注射完胰岛素 30 min 后再进餐。从而更好地发挥药效。"

护士："我将在您的上臂三角肌下缘进行注射。这侧肢体可以吗？请您活动一下。我再看一下您局部皮肤情况。皮肤完好无破损、无瘢痕、无结节。如果需要，请您去一下卫生间，我去准备用物，马上来为您注射。"

### 2. 操作前准备

护士应洗手，戴口罩。检查一次性物品、药品处于完好备用状态。正确抽吸药液，严格执行无菌操作原则。核对无误后，将抽吸好的药液放于无菌盘内，推车至病房推车至床旁，再次有效核对。

护士：您好，我是你的责任护士，能说一下您的名字吗？

病人："陈平。"

护士："我再看您的腕带。"护士再次核对药签，确认病人和药物无误。

护士："陈先生，我现在要给您皮下注射胰岛素了，请您坐好，右手叉腰，这样可以使肌肉松弛，减轻疼痛。"

暴露注射部位。

### 3. 操作注射

取碘伏棉签，消毒注射部位皮肤。碘伏棉签与皮肤呈 45° 角，执笔式，以穿刺点为中心向外螺旋式擦拭两遍，直径在 5 cm 以上，自然待干。

护士：取干棉签夹于左手，取出药物，二次核对。"请您再说一下您的姓名？"去除安瓿，排气。"陈先生，请您放松，我现在为您注射，在推药的过程中您有什么不适请随时告诉我。"左手拇指、示指绷紧皮肤，右手持注射器，将针尖斜面向上与皮肤呈 30° ～ 40° 快速刺入皮下，进针梗 1/2 ～ 2/3，左手抽动活塞，检查有无回血，若无回血，缓慢推注药物。

注射毕，用无菌干棉签轻压针刺处，快速拔针后按压至不出血为止。

护士："您配合得非常好。"

护士："陈先生，您刚才注射的是胰岛素注射液 8 个单位。现在感觉怎么样？"

病人："没有什么不舒适的感觉。"

**4. 操作结束**

护士取下针头放锐器盒中，棉签及注射器放医用垃圾桶内。协助病人整理衣物，安置舒适卧位，整理床单位。

**5. 操作后嘱咐**

护士："陈先生，您觉得这个体位舒适吗？30 min 后您就可以吃饭了。一定要选择含糖量低的食物。进餐后 2 h 我会再为您测量一次血糖。呼叫器放在您的手旁，有事随时呼叫我。您还有什么需要吗？"

病人："暂时没有。"

护士："您休息，一会儿我再来看您。"

洗手，记录。

---

**知识拓展—课程素养**

### 胰岛素注射病人如何避免产生硬结

注射胰岛素是管理糖尿病病人血糖的常见方法之一。然而，如果注射胰岛素时出现硬结，可能会影响胰岛素的吸收和药效。以下是一些减少硬结的方法。

（1）选择合适的注射器和针头：较细而短的针头可以减少刺激和损伤皮下组织的可能性。

（2）注射部位轮换：建议定期轮换注射部位，避免在同一位置注射。

（3）注射前准备：在注射前，将胰岛素瓶轻轻旋转数次，而不是摇晃，以避免产生气泡。

（4）注射技巧：注射时，垂直注射，避免在注射过程中移动针头。

（5）使用无针注射器进行胰岛素注射，减少因针头带来的产生硬结的困扰。

（6）储存胰岛素：未开封胰岛素应保存在冰箱中，避免暴露在高温或阳光下。在使用前，将胰岛素瓶从冰箱中取出，使其回到室温。

如果你遵循这些方法仍然出现硬结，建议咨询医生或糖尿病教育师，他们可以提供更具体的建议和指导。

---

**课后习题**

1. 下列不属于皮下注射常用的注射部位是（　　）。

　A. 上臂三角肌下缘　　　　　　　B. 臀大肌

　C. 腹部　　　　　　　　　　　　D. 后背

　E. 大腿外侧

2. 皮下注射进针时针尖斜面与皮肤的角度呈（　　）。

　A. 10°～15°　　　　　　　　　　B. 20°～25°

　C. 30°～40°　　　　　　　　　　D. 45°～55°

　E. 5°

3. 皮下注射时进针深度为针梗的（　　　）。

    A. 1/2 ～ 1/3 　　　　　　　　　　　　B. 1/2 ～ 2/3

    C. 1/3 ～ 2/3 　　　　　　　　　　　　D. 2/3 ～ 3/4

    E. 1/3

4. 注射部位皮肤消毒的方法，下列正确的是（　　　）。

    A. 从左至右涂擦 5 cm 以上 　　　　　B. 从外向中心旋转涂擦 5 cm 以上

    C. 从中心向外旋转涂擦直径 5 cm 以上 　D. 从上至下涂擦 5 cm 以上

    E. 从近侧至远侧涂擦 5 cm 以上

5. 无痛注射原则不包括（　　　）。

    A. 分散病人注意力

    B. 正确的体位，使肌肉松弛

    C. 两快一慢的注射技术

    D. 刺激性强的药物，快速推入，以免疼痛

    E. 注意配伍禁忌

6. 下列不属于皮下注射时评估内容的是（　　　）。

    A. 病情 　　　　　　　　　　　　　　B. 配合程度

    C. 注射部位 　　　　　　　　　　　　D. 静脉血管情况

    E. 过敏史

7. 病人糖尿病 10 年，常规行胰岛素注射，适合的部位是（　　　）。

    A. 腹部 　　　　　　　　　　　　　　B. 股外侧肌

    C. 臀大肌 　　　　　　　　　　　　　D. 前臂外侧

    E. 臀中、臀小肌

8. 皮下注射进针角度不宜超过（　　　）。

    A. 20° 　　　　　　　　　　　　　　B. 30°

    C. 40° 　　　　　　　　　　　　　　D. 45°

    E. 50°

9. 下列关于皮下注射的目的不正确的是（　　　）。

    A. 预防接种 　　　　　　　　　　　　B. 治疗用药

    C. 局部麻醉 　　　　　　　　　　　　D. 提供试验

    E. 胰岛素注射

10. 皮下注射的药物剂量不能大于（　　　）mL。

    A. 0.5 　　　　　　　　　　　　　　B. 1

    C. 1.5 　　　　　　　　　　　　　　D. 2

    E. 2.5

# 任务十六

## 肌内注射

**学习要点**

知识目标：掌握注射原则；正确理解并解释肌内注射法的概念；正确描述肌内注射法的目的、常用部位及注意事项。

能力目标：能根据临床情境正确进行肌内注射法的操作。

素质目标：具有严谨求实的态度，严格执行无菌操作和查对制度，对病人关心体贴，确保药疗安全。

**临床情境** ▶▶▶

**案例**

李某，女，35岁，肺炎球菌肺炎入院。自觉发热、头痛，浑身无力。病人面部潮红。测得体温为 39.1 ℃，脉搏为 88 次 /min，呼吸为 20 次 /min，血压为 110/70 mmHg。给予物理降温，30 min 后复测体温：38.5 ℃。既往健康，无其他病史。遵医嘱给予复方氨林巴比妥注射液 2 mL 肌内注射。

**工作任务**

1. 为该名病人正确选择注射部位。

2. 减轻该名病人注射中的疼痛感。

3. 结合临床情境应用护理程序的方法完成该病人肌内注射法操作。

视频：肌内注射

## 一、应用护理程序为病人制订护理方案

### 1. 肌内注射法基础知识

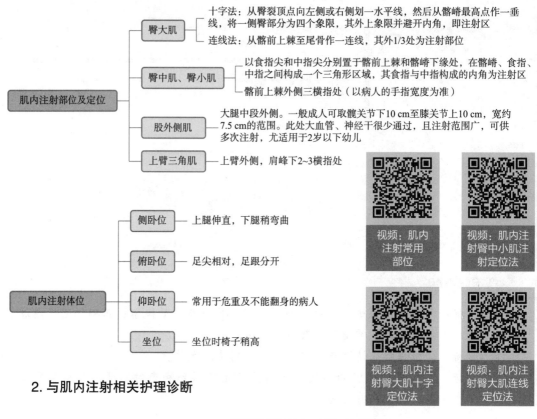

肌内注射部位及定位

**臀大肌**
- 十字法：从臀裂顶点向左侧或右侧划一水平线，然后从髂嵴最高点作一垂线，将一侧臀部分为四个象限，其外上象限并避开内角，即注射区
- 连线法：从髂前上棘至尾骨作一连线，其外1/3处为注射部位

**臀中肌、臀小肌**
- 以食指尖和中指尖分别置于髂前上棘和髂嵴下缘处，在髂嵴、食指、中指之间构成一个三角形区域，其食指与中指构成的内角为注射区
- 髂前上棘外侧三横指处（以病人的手指宽度为准）

**股外侧肌**
- 大腿中段外侧。一般成人可取髋关节下10 cm至膝关节上10 cm，宽约7.5 cm的范围。此处大血管、神经干很少通过，且注射范围广，可供多次注射，尤适用于2岁以下幼儿

**上臂三角肌**
- 上臂外侧，肩峰下2~3横指处

肌内注射体位

**侧卧位** —— 上腿伸直，下腿稍弯曲

**俯卧位** —— 足尖相对，足跟分开

**仰卧位** —— 常用于危重及不能翻身的病人

**坐位** —— 坐位时椅子稍高

视频：肌内注射常用部位

视频：肌内注射臀中小肌注射定位法

视频：肌内注射臀大肌十字定位法

视频：肌内注射臀大肌连线定位法

### 2. 与肌内注射相关护理诊断

与肌内注射相关护理诊断
- 疼痛——与肌内注射有创操作有关
- 有皮肤感染危险——与未严格执行无菌操作有关

### 3. 应用护理程序为患者制订护理计划

| 开始日期 | 时间 | 护理诊断 | 预期目标 | 护理措施 | 签名 | 评价 | | |
| --- | --- | --- | --- | --- | --- | --- | --- | --- |
| | | | | | | 日期/时间 | 结果 | 签名 |
| 10.20 | 8:00 | 1.疼痛——与肌内注射有创操作有关 | 患者使用疼痛程度数字评分法为轻度疼痛 | 1.协助患者取侧卧位，上腿伸直，下腿弯曲，使臀大肌放松 2.采取无痛注射技术 3.注射前分散患者注意力，减轻患者紧张情绪 | 刘× | 10.20 8:30 | 患者使用疼痛数字评分法为轻度疼痛 | 刘× |

| 开始日期 | 时间 | 护理诊断 | 预期目标 | 护理措施 | 签名 | 评价 日期/时间 | 评价 结果 | 评价 签名 |
|---|---|---|---|---|---|---|---|---|
| 10.20 | 8:00 | 2.有皮肤感染的危险——与未严格执行无菌操作有关 | 患者未发生皮肤感染 | 1.根据患者病情、年龄、药物性质选择合适的注射部位 2.严格执行皮肤消毒原则 3.操作中保持无菌物品的无菌状态，避免污染 4.注射后嘱患者保持局部清洁干燥 | 刘× | 10.22 8:30 | 患者未发生皮肤感染 | 刘× |

### 4. 标准化沟通模式（SBAR）

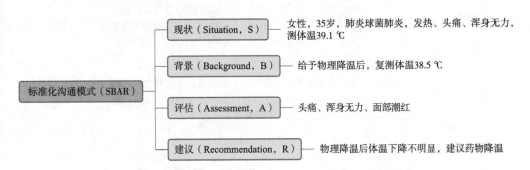

标准化沟通模式（SBAR）

- 现状（Situation, S）—— 女性，35岁，肺炎球菌肺炎，发热、头痛、浑身无力，测体温39.1℃
- 背景（Background, B）—— 给予物理降温后，复测体温38.5℃
- 评估（Assessment, A）—— 头痛、浑身无力、面部潮红
- 建议（Recommendation, R）—— 物理降温后体温下降不明显，建议药物降温

## 二、护理措施实施阶段——肌内注射法护理技术操作评分标准及流程

### 1. 肌内注射法操作规程及评价标准

| 项目 | | 操作规程及评价标准 | 分值（分） | 扣分（分） | 备注 |
|---|---|---|---|---|---|
| 操作前准备（35分） | 护士素质 | 护士着装整齐，仪表端庄（2分） | 2 | | |
| | 评估指导 | 查看医嘱/PDA，核查"床头卡"信息无误后，采用"询问式"及"PDA腕带扫描"两种方法确认病人身份（2分）<br>向病人和家属解释肌内注射的目的、方法、注意事项、配合要点、药物作用及其副作用，取得合作（2分）<br>评估：病人病情，治疗情况、用药史、过敏史；病人的意识状态、肢体活动能力、对用药的认知及合作程度；注射部位的皮肤及肌肉组织状况，注意保护隐私（6分） | 10 | | |
| | 护士准备 | 洗手（2分），戴口罩（1分） | 3 | | |
| | 用物准备 | 操作台上：无菌盘、医嘱单/PDA、注射签、75%乙醇棉签、医嘱用药物、砂轮片、一次性纱布、2～5 mL注射器<br>治疗车上：速手消、干棉签、碘伏棉签<br>治疗车下：医用垃圾桶、生活垃圾桶、锐器盒（缺一件扣0.5分，共5分） | 5 | | |

续表

| 项目 | | 操作规程及评价标准 | 分值（分） | 扣分（分） | 备注 |
|---|---|---|---|---|---|
| 操作前准备（35分） | 按医嘱备药 | 双人核查医嘱、注射签及药物（药物名称、有效期、瓶体有无裂痕、液体有无浑浊、沉淀），注射签上双人签名（2分）<br>将安瓿尖端药液弹至体部，在安瓿颈部划痕（1分）、75%乙醇棉签消毒颈部（1分），垫无菌纱布折断安瓿（1分）<br>检查并取出注射器（1分），旋紧针栓，抽动活塞（1分），贴注射签（1分）<br>弃去针头保护帽，抽取药物（2分），安瓿套在针头上（1分）<br>再次核对（1分），置于无菌盘内（1分）<br>将所需用物放于治疗车上，推车至病人床旁（1分），摆放位置合理（1分） | 15 | | |
| 操作过程（50分） | 确认身份 | 确认病人身份：核查"床头卡"信息无误后（2分）；采用"询问式"及"PDA腕带扫描"两种方法确认病人身份（2分）即PDA扫描病人腕带（进入当前病人界面）→正确打开无菌方盘扫描药签二维码（进入将要注射的药物界面）→再次扫描腕带→点击执行 | 4 | | |
| | 摆放体位 | 用隔帘遮挡病人或请异性暂时离开，保护病人隐私（2分）<br>根据病情不同采取卧位（侧卧位时上腿伸直、下腿稍弯曲；俯卧位时足尖相对，足跟分开，头偏向一侧；坐位时椅子稍高，便于操作；仰卧位常用于危重及不能翻身的病人）（2分） | 4 | | |
| | 定位消毒 | 根据病情、年龄、药物性质等选择注射部位（2分）<br>臀大肌：①十字法：从臀裂顶点向左侧或向右侧划一水平线，然后从髂嵴最高点作一垂线，将一侧臀部分为四个象限，其外上象限并避开内角（从髂后上棘至股骨大转子连线），为注射区；②连线法：从髂前上棘至尾骨作一连线，其外1/3处为注射部位<br>臀中肌、臀小肌：①以示指尖和中指尖分别置于髂前上棘和髂嵴下缘处，在髂嵴、示指、中指之间构成一个三角形区域，其示指与中指构成的内角为注射区；②髂前上棘外侧三横指处（以病人的手指宽度为准）<br>股外侧肌：大腿中段外侧。一般成人可取髋关节下10 cm至膝关节上10 cm，宽约7.5 cm的范围。尤适用于2岁以下小儿<br>上臂三角肌：上臂外侧，肩峰下2～3横指处，只可作小剂量注射<br>碘伏棉签与皮肤呈45°角，执笔式（1分），以穿刺点为中心向外螺旋式擦拭两遍（3分），直径在5 cm以上（1分），自然待干（1分） | 8 | | |
| | 核对排气 | 取干棉签夹于左手（1分），取出药物（2分），二次核对（2分），去除安瓿（1分），排气（2分） | 8 | | |
| | 进针推药 | 左手拇、示指绷紧皮肤（1分），右手以执笔式持注射器，中指固定针栓（2分），将针梗的1/2～2/3迅速垂直刺入皮肤（2分），左手抽动活塞，检查有无回血（2分），如无回血，缓慢推注药物（3分） | 10 | | |
| | 拔针按压 | 注射完毕，用无菌干棉签轻压针刺处，快速拔针后按压至不出血为止（2分） | 2 | | |

续表

| 项目 | | 操作规程及评价标准 | 分值（分） | 扣分（分） | 备注 |
|---|---|---|---|---|---|
| 操作过程（50分） | 再次核对 | 有效询问，确认 PDA 上的用药信息与药签上信息一致（2分），观察病人反应（2分） | 4 | | |
| | 操作后处理 | 取下针头放锐器盒中（2分），棉签及注射器放医用垃圾桶内（1分）<br>协助病人整理衣裤（1分），安置舒适卧位（1分），整理床单位（1分），安抚病人（1分），拉开隔帘（1分） | 8 | | |
| | | 洗手（1分）、记录（1分） | 2 | | |
| 注意事项（5分） | | 1. 严格执行查对制度及无菌操作原则<br>2. 两种或两种以上药物同时注射时，注意配伍禁忌<br>3. 对 2 岁以下婴幼儿不宜选用臀大肌注射，因其臀大肌尚未发育好，注射时有损伤坐骨神经的危险，最好选择股外侧肌、臀中肌和臀小肌注射<br>4. 注射中若针头折断，应先稳定病人情绪，并嘱其保持原位不动，固定局部组织，以防断针移位，同时尽快用无菌血管钳夹住断端取出；如断端全部埋入肌肉，应速请外科医生处理<br>5. 对需长期注射者，应交替更换注射部位，并选用细长针头，以避免或减少硬结发生 | 5 | | |
| 评价（10分） | | 遵循无菌操作原则和查对制度（3分），操作熟练，步骤正确（3分），沟通合理有效，病人/家属能够知晓护士告知的事项，对服务满意（2分），操作中体现出对病人的人文关怀（2分） | 10 | | |

## 2. 依据临床情境为病人进行肌内注射法——操作流程

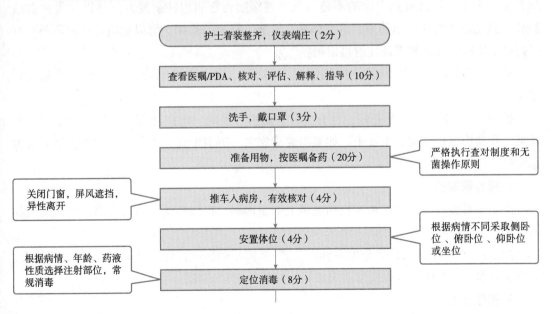

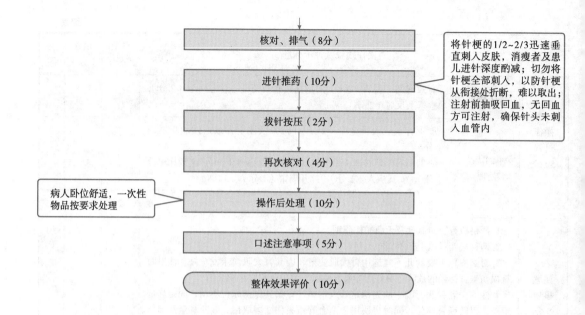

三、肌内注射法操作与病人沟通口述

### 1. 操作前的评估

护士："您好！（核对病人身份信息），请问您叫什么名字？"

病人："李丽。"护士查看核对床头卡。扫描病人腕带上的条形码。

护士："李女士您好，我是您的责任护士小刘，物理降温后 30 min，刚才为您测体温 38.5 ℃，为了减轻您发热引起的不适，我要遵医嘱为您肌内注射复方氨林巴比妥注射液 2 mL。这是临床常用的退热药，具有解热、镇痛、抗炎的作用。您以前用过这种药吗？有药物过敏史吗？在这侧臀部注射可以吗？"

护士："我看一下注射部位皮肤情况。"关闭门窗，遮挡隔帘。协助病人暴露注射部位。

护士："注射部位皮肤完好，没有炎症、瘢痕、硬结，可以注射。操作过程中您不要紧张，我动作尽量轻柔。李女士，如果需要请您去一下卫生间，我去准备用物，稍后来为您注射。"

### 2. 操作前准备

护士查看核对床头卡，再次扫描腕带上的条形码。扫描药签上的二维码，确认病人和药物无误。遮挡隔帘。

护士："李女士，我协助您取左侧卧位。"暴露穿刺部位，注意保暖。"请您上腿伸直，下腿稍弯曲。这个体位可以使您肌肉放松，减轻注射时的痛感。"

### 3. 操作注射

取碘伏棉签，消毒注射部位皮肤。碘伏棉签与皮肤呈 45° 角，执笔式，以穿刺点为中心向外螺旋式擦拭两遍，直径在 5 cm 以上，自然待干。

护士取干棉签夹于左手，取出药物，二次核对。"李丽，对吗？"去除安瓿，排气。"李女士，请您放松，我现在为您注射，在推药的过程中您有什么不适请随时告诉我。"左手拇指、示指绷紧皮肤，右手以执笔式持注射器，中指固定针栓，将针梗的 1/2 ～ 2/3 迅速垂直刺入皮肤，左手抽动活塞，检查有无回血，若无回血，缓慢推注药物。

注射完毕，用无菌干棉签轻压针刺处，快速拔针后按压至不出血为止。"您配合得非常好。"

护士："李丽，您刚才注射的药物是复方氨林巴比妥注射液 2 mL。现在感觉怎么样？"

### 4. 操作结束

护士取下针头放锐器盒中，棉签及注射器放医用垃圾桶内。协助病人整理衣裤，安置舒适卧位，整理床单位，拉开隔帘。

### 5. 操作后嘱咐

"李女士，您觉得这个卧位舒适吗？您可以多喝一些温水，每天 3 000 mL 为宜，以补充高热消耗的水分，还能促进毒素和代谢产物的排出，有利于降温。30 min 后我会再为您测量一次体温。呼叫器放在您的手旁，有事随时呼叫我。您还有什么需要吗？"

病人："暂时没有。"

护士洗手，记录。

## 知识拓展—课程素养 ▶▶▶

### 安全注射

1. 安全注射概念

安全注射是指对接受注射者无害、实施注射操作的医务人员不暴露于可避免的风险，以及注射后的废弃物不对环境和他人造成危害。

2. 安全注射三要素

（1）对接受注射者无害；

（2）对实施注射者无危险；

（3）注射后的物品（废物）不会给公众带来危害。

3. 注射内容

注射内容包括肌内注射、皮内注射、皮下注射、静脉输液或注射、牙科注射、采血、各类穿刺、穴位注射等。

4. 不安全注射的危害

（1）传播疾病；

（2）产生毒副作用；

（3）职业暴露；

（4）资源浪费；

（5）危及接受注射者生命安全。

**课后习题**

1. 关于肌内注射，以下说法正确的是（　　　）。

   A. 肌内注射最常用的部位是臀大肌，适用于所有人群

   B. 臀中肌、臀小肌的注射定位法有构角法和连线法

   C. 三指法：髂前上棘外侧三横指处

   D. 上臂三角肌注射定位法：上臂内侧、肩峰下2～4横指处

   E. 十字法：从尾骨向左侧或向右侧划一水平线，然后从髂嵴最高点作一垂直线

2. 肌内小剂量注射选用上臂三角肌时，其注射区是（　　　）。

   A. 三角肌下缘2～3横指处　　　　　　B. 三角肌上缘2～3横指处

   C. 上臂内侧，肩峰下2～3横指处　　　D. 上臂外侧，肩峰下2～3横指处

   E. 肱二头肌下缘2～3横指处

3. 以下部位只能做小剂量肌内注射的是（　　　）。

   A. 上臂三角肌　　　　　　　　　　　B. 股外侧肌

   C. 臀中肌臀小肌　　　　　　　　　　D. 臀大肌

   E. 臀小肌

4. 为使臀部肌肉松弛，可取的体位是（　　　）。

   A. 侧卧位：上腿弯曲，下腿伸直

   B. 俯卧位：足跟分开，足尖相对，头偏一侧

   C. 坐位：坐位要稍低，便于操作

   D. 仰卧位：两腿弯曲

   E. 侧卧位：双腿伸直

5. 2岁以下婴儿注射，不可选用的注射部位是（　　　）。

   A. 臀大肌　　　　　　　　　　　　　B. 臀中肌

   C. 臀小肌　　　　　　　　　　　　　D. 股外侧肌

   E. 上臂三角肌

6. 为预防感染，肌内注射时最重要的一项是（　　　）。

   A. 严格执行查对制度　　　　　　　　B. 严格执行无菌操作原则

   C. 选择合适的注射器　　　　　　　　D. 选择合适的针头

   E. 选择合适的注射部位

7. 肌内注射进针角度（　　　）。

   A. 5°　　　　　　　　　　　　　　　B. 30°～40°

   C. 15°～30°　　　　　　　　　　　　D. 60°

   E. 90°

8. 肌内注射时，选用连线法进行体表定位，其注射区域正确的是（　　　）。

   A. 髂嵴和尾骨联线的外上1/3处　　　　B. 髂嵴和尾骨联线的中1/3处

   C. 髂前上棘和尾骨连线的外上1/3处　　D. 髂前上棘和尾骨联线的中1/3处

   E. 髂前上棘和尾骨联线的外后1/3处

9. 臀大肌注射时，应避免损伤（  　　）。

    A. 臀部动脉               B. 臀部静脉

    C. 坐骨神经               D. 臀部淋巴

    E. 骨膜

10. 患儿，男，1 岁，因肺炎需肌内注射青霉素，其注射部位最好选用（  　　）。

    A. 臀大肌                B. 臀中肌、臀小肌

    C. 上臂三角肌            D. 前臂外侧肌

    E. 股外侧肌

# 任务十七

## 静脉输液

**临床情境** ▶▶▶

**案例**

王某，男性，70岁，因"呼吸困难、咳嗽咳痰"来院就诊，既往有肺源性心脏病病史，平车推入病房，无过敏史，入院时查体：神志清楚，精神萎靡，T 38.5℃，BP 130/80 mmHg，P 105 次 /min，R 25 次 /min，医嘱予"0.9% 氯化钠溶液 250 mL、头孢呋辛钠 1.5 g、0.9% 氯化钠溶液 100 mL、盐酸氨溴索 30 mg"静脉滴注，低流量吸氧（2 L/min）。

**工作任务**

1. 正确选择输液部位。

2. 根据输液症状分析出输液反应类型。

# 一、应用护理程序为病人制订护理方案

## 1. 静脉输液基础知识

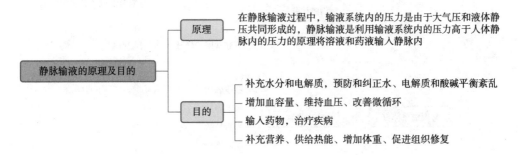

静脉输液的原理及目的

**原理**：在静脉输液过程中，输液系统内的压力是由于大气压和液体静压共同形成的，静脉输液是利用输液系统内的压力高于人体静脉内的压力的原理将溶液和药液输入静脉内

**目的**：
- 补充水分和电解质，预防和纠正水、电解质和酸碱平衡紊乱
- 增加血容量、维持血压、改善微循环
- 输入药物，治疗疾病
- 补充营养、供给热能、增加体重、促进组织修复

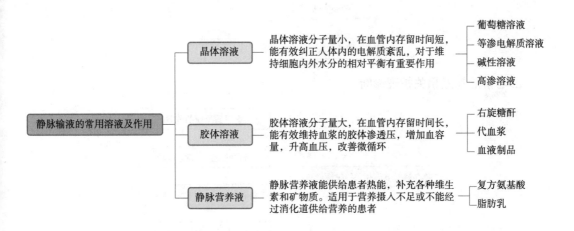

静脉输液的常用溶液及作用

**晶体溶液**：晶体溶液分子量小，在血管内存留时间短，能有效纠正人体内的电解质紊乱，对于维持细胞内外水分的相对平衡有重要作用
- 葡萄糖溶液
- 等渗电解质溶液
- 碱性溶液
- 高渗溶液

**胶体溶液**：胶体溶液分子量大，在血管内存留时间长，能有效维持血浆的胶体渗透压，增加血容量，升高血压，改善微循环
- 右旋糖酐
- 代血浆
- 血液制品

**静脉营养液**：静脉营养液能供给患者热能，补充各种维生素和矿物质。适用于营养摄入不足或不能经过消化道供给营养的患者
- 复方氨基酸
- 脂肪乳

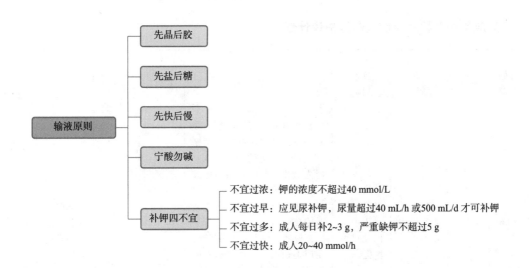

输液原则
- 先晶后胶
- 先盐后糖
- 先快后慢
- 宁酸勿碱
- 补钾四不宜
  - 不宜过浓：钾的浓度不超过40 mmol/L
  - 不宜过早：应见尿补钾，尿量超过40 mL/h 或500 mL/d 才可补钾
  - 不宜过多：成人每日补2~3 g，严重缺钾不超过5 g
  - 不宜过快：成人20~40 mmol/h

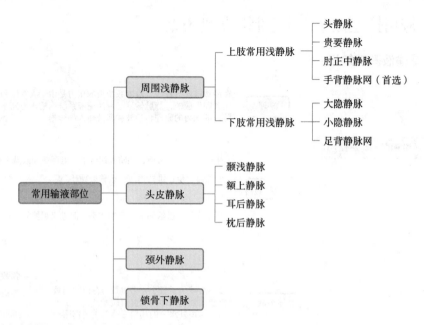

## 2. 与静脉输液相关护理诊断

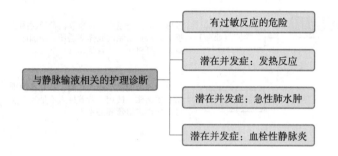

## 3. 应用护理程序为病人制订护理计划

| 开始日期 | 时间 | 护理诊断 | 预期目标 | 护理措施 | 签名 | 评价 | | |
|---|---|---|---|---|---|---|---|---|
| | | | | | | 日期/时间 | 结果 | 签名 |
| 10.6 | 8:00 | 1.有过敏反应的危险 | 病人在静脉输液过程中不出现过敏反应 | 1.严格掌握输液指征，注意药物的选择与配制，对易产生过敏反应的药物，注射时先做皮试，同时询问病人的进食情况 2.输液应选择最佳的药品及输液器具 3.输液过程中需密切观察，定时巡视病人，观察输液反应及用药效果，如病人出现恶心、呕吐时，过敏反应的可能性较大，此时应呼喊医生，同时做好抢救准备 | 刘 × | 10.6 9:00 | 病人在静脉输液过程中没有出现过敏反应 | 刘 × |

| 开始日期 | 时间 | 护理诊断 | 预期目标 | 护理措施 | 签名 | 评价 | | |
|---|---|---|---|---|---|---|---|---|
| | | | | | | 日期/时间 | 结果 | 签名 |
| 10.6 | 8：00 | 2.潜在并发症：发热反应 | 病人在静脉输液过程中不出现发热反应 | 1.在静脉输液操作过程中，要严格地执行无菌技术操作使用正确的操作方法，提高静脉穿刺成功率，减少污染，并且加强病房的环境清洁和消毒<br>2.输液过程中加强巡视，观察病人的生命体征<br>3.根据病人本身的身体特殊情况和输注药物的性质而采用不同的输液速度，并告知病人不要随意调节输液速度 | 刘× | 10.6 9：00 | 病人在静脉输液过程中没有出现发热反应 | 刘× |
| 10.6 | 8：00 | 3.潜在并发症：急性肺水肿 | 病人在静脉输液过程中不出现急性肺水肿 | 1.根据病情调节输液速度，老年人、儿童、心肺功能不全的病人输液速度不宜过快、输液量不宜过多<br>2.密切观察病情、及时发现急性肺水肿的先兆<br>3.加强病人及其家属的健康教育，不得随意调节速度 | 刘× | 10.6 9：00 | 病人在静脉输液过程中没有出现急性肺水肿 | 刘× |
| 10.6 | 8：00 | 4.潜在并发症：血栓性静脉炎 | 病人在静脉输液过程中不出现血栓性静脉炎 | 1.严格执行无菌技术原则与操作规程<br>2.控制药液浓度和速度<br>3.严禁在瘫痪肢体行静脉穿刺和输液<br>4.根据所用药物特性合理安排输液顺序<br>5.选择上肢粗直弹性好的血管，避开关节部位<br>6.有计划地更换输液部位，勿在同一部位反复穿刺<br>7.消毒液待干后再穿刺<br>8.敷料有卷曲或潮湿应及时更换<br>9.提高穿刺成功率<br>10.动态评估穿刺部位 | 刘× | 10.6 9：00 | 病人在静脉输液过程中没有出现血栓性静脉炎 | 刘× |

## 4. 应用护理程序为病人制订护理方案

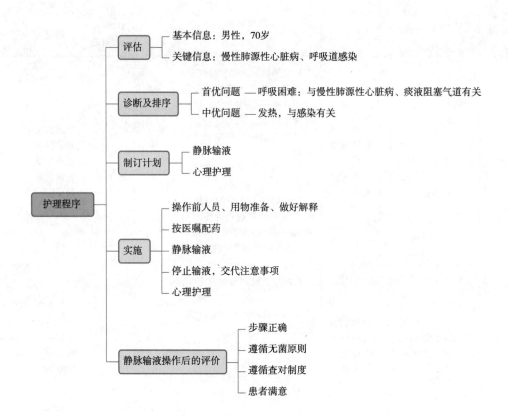

## 5. 标准化沟通模式（SBAR）

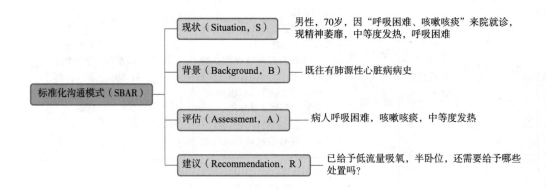

## 二、护理措施实施阶段——静脉输液护理技术操作评分标准及流程

### 1. 静脉输液操作规程及评价标准

| 项目 | | 操作规程及评价标准 | 分值（分） | 扣分（分） | 备注 |
|---|---|---|---|---|---|
| 操作前准备（15分） | 人员素质 | 护士着装整齐，仪表端庄（1分） | 1 | | |
| | 评估 | 查看医嘱（1分）采用"询问式"和"腕带式"两种方法确认病人的身份（2分）<br>告知输液目的，取得病人配合（2分）<br>需要时协助病人如厕，评估病人穿刺部位血管情况（2分） | 7 | | |
| | 人员准备 | 洗手（1分），戴口罩（1分） | 2 | | |
| | 用物准备 | 操作台上：碘伏棉签、输液器、剪子、医嘱本、医嘱所需药液、输液签<br>治疗车上层：速手消、静脉输液巡视卡、剪刀、弯盘、脉枕、小擦布、静脉穿刺包（输液贴、止血带、治疗巾、碘伏棉签）<br>治疗车下层：利器盒、两个污物桶等（缺一件扣0.5分，共5分） | 5 | | |
| 按医嘱备药（20分） | | 按医嘱取药（2分），擦净瓶身（1分），检查药液（2分）并口述（2分）：××药物，×毫升，在有效期内，瓶口无松动，瓶体无裂隙，对光检查溶液无浑浊沉淀<br>按医嘱写输液签（2分），倒贴于瓶身无标签侧（1分）<br>去除瓶盖中心部分，消毒瓶口（2分）<br>检查输液器质量（2分），打开输液器，将输液器插入输液瓶至根部（2分）<br>再次核对（2分），放于治疗车上，推至病房，治疗车位置摆放合理（2分） | 20 | | |
| 静脉输液（50分） | | 1. 用两种方法确认病人身份（2分）<br>2. 协助病人取舒适卧位（2分）<br>3. 调节好输液架的高度与角度，挂输液瓶于输液架上（2分）<br>4. 排尽输液器内空气，滴壶内液面达到1/2～2/3处，调节滑轮位置，关闭调节夹（2分）将头皮针针头向下固定于调节夹上（2分）<br>5. 系止血带，选择合适注射部位，然后松开止血带（2分），垫脉枕及治疗巾（2分）<br>6. 在穿刺点上方6 cm处系止血带（2分）以穿刺点为中心，常规消毒注射部位皮肤5 cm×5 cm（1.5分），待干，准备输液贴，置于静脉输液盘内（1.5分）<br>7. 将头皮针套拔下置于上层弯盘中，再次排气（2分），检查输液管内无气泡（2分），嘱握拳，穿刺，见回血后将针头放平再前行少许进针约2/3（4分）<br>8. 嘱病人松拳（1分）、松止血带（1分）、松调节夹（1分），观察液体滴入是否流畅（2分）<br>9. 固定针头（2分）按医嘱看表（1分）调节输液速度并口述（2分）：15 s乘4，调节滴速原则：一般成人40～60滴/min，儿童20～40滴/min；对年老、体弱、心肺肾功能不良者及婴幼儿或输入刺激性较强的药物时速度宜慢；对严重脱水、血容量不足、心肺功能良好者，可以适当加快输液速度<br>10. 观察病人的反应（2分），协助病人取舒适卧位（1分）<br>11. 交代病人注意事项（2分）：注意保护穿刺部位，避免药物外渗或针头脱落；如果在穿刺部位出现红、肿、热、痛、心慌、发热、胸闷，及时通知医生（按呼叫器） | 50 | | |

续表

| 项目 | 操作规程及评价标准 | 分值（分） | 扣分（分） | 备注 |
|---|---|---|---|---|
| 静脉输液（50分） | 12. 整理用物（将治疗巾留于病人手臂下）（2分）<br>13. 洗手（2分），再次核对（2分）<br>14. 在输液巡视卡上记录输液时间，滴速并签名（2分） | 50 | | |
| 停止输液（5分） | 1. 核对，解释（1分）<br>2. 揭去敷贴，无菌干棉签轻压穿刺点上方，关闭调节夹，迅速拔出留置针（1分）<br>3. 嘱病人按压至无出血，并告知注意事项（0.5分）<br>4. 协助病人取安全舒适体位，询问需要（0.5分）<br>5. 清理治疗用物，分类放置（1分）<br>6. 七步洗手，取下口罩，记录输液结束时间及病人反应（1分） | 5 | | |
| 评价（10分） | 操作熟练（2分），步骤正确（2分），沟通合理有效（2分）<br>遵循无菌原则（2分），遵循查对制度（2分），操作时间12 min，超30 s扣0.5分 | 10 | | |

## 2. 依据临床情境为病人进行静脉输液——操作流程

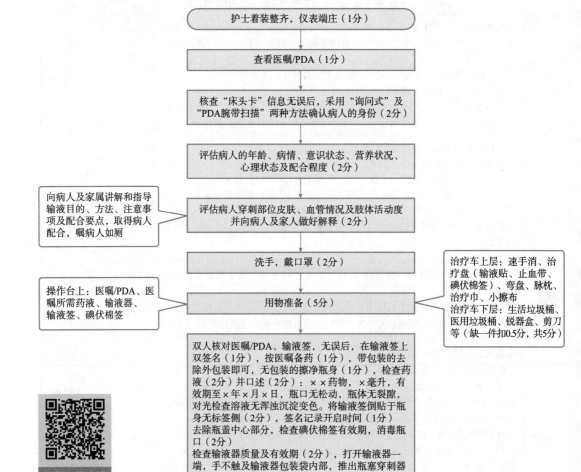

再次核对医嘱/PDA与液体标签一致（2分），放于治疗车上，检查输液贴，推车至病房治疗车位置摆放合理（2分）

再次确认病人身份：核查"床头卡"信息无误，采用"询问式"及"PDA腕带扫描"两种方法确认病人身份，协助病人取舒适卧位（2分）

调节输液架高度与角度（1分）

再次用PDA扫描患者腕带（进入当前患者界面）→扫描输液签二维码→再次扫描腕带（进入将要静脉输液的药物界面）→设置输液速度→点击执行（2分）

挂输液瓶，取下输液器包装袋置于治疗盘上（1分）

倒置茂菲滴管使输液瓶内的液体流出。当茂菲滴管内的液面达到滴管的1/2~2/3满时，迅速转正滴管，打开调节器使液平面缓慢下降，直至排尽导管和针头内的空气

排气（2分）

将输液管末端放入输液器包装袋内，置于治疗盘中（2分）垫脉枕及治疗巾（2分），在穿刺点上方6~8 cm处扎止血带，选择穿刺血管，松开止血带（2分）

以穿刺点为中心，棉签与皮肤呈45°角，常规消毒注射部位皮肤，消毒范围直径≥5cm，待干（2分），准备输液贴，置于治疗盘内（1分），二次消毒，待干（1分）

将头皮针帽拔下置于上层弯盘内，再次排气，关闭调节器（2分），检查输液管内无气泡（2分），嘱握拳，以15°~30°穿刺，见回血后将针头与皮肤平行再进入少许（4分），嘱患者松拳（1分）、松止血带（1分）、打开调节器（1分），观察液体滴入是否流畅（2分），静脉穿刺成功后，输液贴固定针柄，固定针眼部位，将针头附近的输液管环绕后固定（2分）。看表调节滴速（1分）

再次核对（有效询问，确认医嘱/PDA输液信息与输液瓶标签信息一致）（4分）

再次扎止血带，不污染无菌区（1分），穿刺并观察（16分）

再次进行有效核对（1分），观察患者反应（1分）

口述（2分）

15 s乘4，调节滴速原则：
（1）一般成人40~60滴/min，儿童20~40滴/min；
（2）对年老、体弱、心肺肾功能不良者及婴幼儿或输入高渗、含钾或升压药物的患者，可适当减慢输液速度；
（3）对严重脱水、血容量不足、心肺功能良好者，可以适当加快输液速度

撤脉诊、治疗巾、止血带，协助病人取舒适卧位（1分）

交代病人注意事项（2分）

（1）不可随意调节滴速，不要按压、扭曲输液管
（2）注意保护穿刺部位，避免药物外渗或针头脱落
（3）如果在穿刺部位出现红、肿、热、痛、心慌、发热、胸闷，及时通知护士（按呼叫器）

整理用物，垃圾分类（2分）

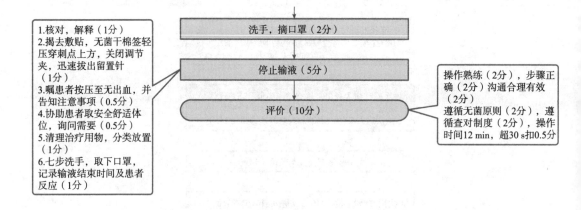

1.核对，解释（1分）
2.揭去敷贴，无菌干棉签轻压穿刺点上方，关闭调节夹，迅速拔出留置针（1分）
3.嘱患者按压至无出血，并告知注意事项（0.5分）
4.协助患者取安全舒适体位，询问需要（0.5分）
5.清理治疗用物，分类放置（1分）
6.七步洗手，取下口罩，记录输液结束时间及患者反应（1分）

洗手，摘口罩（2分）

停止输液（5分）

评价（10分）

操作熟练（2分），步骤正确（2分）沟通合理有效（2分）
遵循无菌原则（2分），遵循查对制度（2分），操作时间12 min，超30 s扣0.5分

## 三、静脉输液操作与病人沟通口述

### 1.核对、解释、评估

核对床号姓名，检查床头卡和腕带。评估病人病情、年龄、意识、心肺功能、自理能力、合作程度、过敏史、穿刺部位的皮肤及血管情况，评估病房环境。

护士："| 您好，请告诉我您的床号和姓名。"

病人："5 床王刚。"

护士："王先生，由于您出现了慢性肺源性心脏病及呼吸道感染，现在遵医嘱给您输液。"

病人："好的。"

护士："您这样躺着舒服吗？"

病人："舒服。"

护士："让我看看您的血管，请您抬手（取止血带和治疗巾放于病人腕下），扎这根血管可以吗？"

病人："可以。"

护士："输液时间长，您需要去卫生间吗？"

病人："不需要。"

护士："请您稍等，我去准备一下药液。"

病人："好的。"

### 2.护士准备

护士应仪表端庄、服饰整洁、不留长指甲、符合着装要求。

### 3.用物准备

（1）治疗盘：皮肤消毒液（安尔碘）、无菌干棉签（一次性）、0.9%氯化钠溶液（250 mL、100 mL 塑料袋）、输液器（单头）、输液瓶贴。

（2）医嘱单、执行单、输液记录卡、止血带、治疗巾、垫巾、输液贴。

（3）治疗车、洗手液、锐器盒、医疗垃圾桶、生活垃圾桶。

（4）输液架。

### 4. 洗手、戴口罩

护士取适量洗手液（约黄豆大小），洗手顺序：内→外→夹→弓→大→立→腕（每个步骤均进行 5 次，用力适中）。

### 5. 检查药液

护士应根据医嘱两人核对标签：核对床号、姓名、药名、浓度、剂量、用法、时间、失效期。核对所备药物的药名、浓度、剂量。检查药物瓶口有无松动、瓶身有无裂痕（塑料包装药物检查包装及拉环是否完好）。检查药液有无浑浊、沉淀、絮状物、有无变色。将输液标签倒贴在输液瓶上。

### 6. 加药

用开瓶器启开输液瓶铝盖中心部分，常规消毒瓶塞至铝盖下端瓶颈部。检查药液情况，按医嘱加入药液，填写加药时间及操作者全名在输液标签上（加药过程由另一名护士核对）套上瓶套，再次消毒瓶塞。打开输液器包装，将输液管和通气管针头同时插入瓶塞直至针头根部（输液管仍保留在包装袋中）。再次核对医嘱。

### 7. 准备

携用物至病人床旁，核对床号姓名，检查床头卡和腕带。协助病人取舒适体位，铺垫巾，放置止血带，选择血管，调节输液架位置和高度。再次洗手，核对执行单，备输液贴。挂输液瓶。将穿刺针的针柄夹于两手指之间，倒置茂菲滴管，并挤压滴管使输液瓶内的液体流出。当茂菲滴管内液面到达滴管的 1/2 ～ 2/3 时，迅速转正滴管，打开调节器，使液体缓慢下降，排气至针头上方，不使药液流出。将输液管悬挂于输液架上，并准备输液贴。全程保证输液装置无菌。

护士："您好，请告诉我您的床号和姓名。"

病人："5 床王刚。"

护士："王先生，要输液了，您这样躺着舒服吗？"

病人："舒服。"

护士："让我看看您的血管，请您抬手（取止血带和治疗巾放于病人腕下），扎这根血管可以吗？"

病人："可以。"

### 8. 消毒

按常规消毒穿刺部位皮肤，消毒直径大于 5 cm，在穿刺点上方 6 cm 处扎止血带，再次消毒，待干。

护士："先生，我现在帮你消毒，会有点凉。"

病人："好的。"

护士："帮您扎止血带。"

病人："好的。"

护士："再帮您消毒一次。"

病人："好的。"

护士："请再说一下您的床号和姓名。"

病人："好的，5 床王刚。"

护士："准备扎针了，请握拳。"

病人："好的。"

### 9. 穿刺

护士进针前再次核对。排气至少量药液滴出，检查输液管内无气泡。取下护针帽，嘱病人握拳，进针，见回血，将针头与皮肤平行再进入少许。松止血带、嘱病人松拳、打开调节器。输入顺畅后用输液贴固定。全程保证穿刺处皮肤及穿刺针头无菌。

### 10. 调节滴速、再次核对、安置卧位

根据病人年龄、病情和药物性质调节滴速（一般成人 40 ～ 60 滴 /min，儿童 20 ～ 40 滴 /min），并报告。再次核对，填写输液观察卡（时间、滴速、签名）悬挂于输液架上。告知病人注意事项。

护士："王先生，请您再告了诉我一下您的姓名好吗？"

病人："王刚。"

护士："液体已经为您输上了，这样躺着舒服吗？"

病人："舒服。"

护士："请您及家人不要自行调节滴速。"

病人："好的。"

护士："您的穿刺肢体不要过度活动。"

病人："好的。"

护士："如果你有任何不适或其他需要，请您随时按床旁的呼叫器，我也会定时巡视病房，谢谢您的配合，请您好好休息。"

病人："好的。"

### 11. 整理

整理用物，洗手，记录。

### 12. 拔针、核对

确认全部液体输入完毕后，携用物至病人床旁，核对床号姓名。轻揭输液贴，关闭调节器开关、快速拔针，轻压穿刺点。

解释语如下。

护士："您好，王先生，今天的液体已经全部输完，现在我为您拔针。"

病人："好的。"

护士："请告诉我一下您的床号姓名。"

病人："5 床王刚。"

护士："好了，请您继续按压针眼直至不出血。"

病人："好的。"

护士："您现在还有其他需要吗？"

病人："没有了。"

护士："请您好好休息。谢谢您的配合。"

13. 整理用物

清理床单位、医疗垃圾分类处理。

视频：输液
故障实操

### 知识拓展—课程素养 ▶▶▶

　　林巧稚，中国现代妇产科学的主要开拓者、奠基人之一。一生从事妇产科学，并有显著成绩。虽然一生没有结婚，却亲自接生了 50 000 多个婴儿，被尊称为"万婴之母""生命天使"。

　　林巧稚的一生，对我国卫生事业，特别是妇产科学领域做出了重大贡献，其高尚的精神一直激励着我们当代每个人，尤其是她对知识和技术的渴望、对真理的追求和理解、对人们的善良、同情和关爱，以及用毕生力量改善人与社会健康的智慧，已经成为医学界乃至全民族的精神营养。

### ▮▮ 相关知识

#### 常压下液体滴完一般不会导致空气进入

　　大家都知道静脉进了空气，那可能引起"空气栓塞"。"空气栓塞"是要命的。因此，经常会出现这个场景："护士！护士！液体输完了！再不快点，空气就输进去了！"尤其是当只有一个护士值班时。但是，液体输完了真的会进空气吗？其实静脉要进空气还真是不太容易。这是因为静脉压。一般来说，静脉里面是有一定压力的，因为有压力，静脉才会充盈。只有位置明显高于心脏水平的部位，静脉才有可能是负压（负压的时候，血管就塌陷了，若把手举过头顶，在手上的静脉开个口子，插根空管子，只有这种情况下，血管里才容易进空气）。通常我们输液的位置都在手臂上，摆的体位都采取坐位或者平卧位，保持这种体位，静脉始终是保持充盈状态，只要输液的静脉是充盈状态，就不可能进空气。液体输完了，由于外面没有了压力，静脉的压力占了优势，输液管里会回血，是不太可能进空气的。所以，以后遇到这种情况，不用那么着急上火，只需通知护士就行了。

### ⌕ 课后习题

1. 静脉输液时，最常用的静脉是（　　　　）。

　　A. 肘正中静脉　　　　　　　　　　B. 贵要静脉

　　C. 下肢静脉　　　　　　　　　　　D. 手背静脉

　　E. 头静脉

2. 一次性静脉输液钢针穿刺处的皮肤消毒范围为 (　　　)。

    A. 直径不小于 5 cm　　　　　　　　　　B. 直径不小于 8 cm

    C. 直径不小于 12 cm　　　　　　　　　　D. 直径不小于 20 cm

    E. 直径不小于 22 cm

3. 静脉输液穿刺角度是 (　　　)。

    A. 10°～15°　　　　　　　　　　　　　B. 30°～40°

    C. 5°　　　　　　　　　　　　　　　　D. 15°～30°

    E. 35°～45°

4. 静脉输液引起发热反应的常见原因是输入液体 (　　　)。

    A. 量过多　　　　　　　　　　　　　　B. 速度过快

    C. 温度过低　　　　　　　　　　　　　D. 时间过长

    E. 制剂不纯

5. 保护静脉，应遵守的原则是 (　　　)。

    A. 一般先从四肢远端小静脉开始　　　　B. 首选下肢静脉

    C. 远心端到近心端　　　　　　　　　　D. 首选头静脉

    E. 首选粗大明显的静脉

6. 成人调节输液速度为 (　　　) 滴 /min。

    A. 20～30　　　　　　　　　　　　　　B. 40～60

    C. 50～60　　　　　　　　　　　　　　D. 55～65

    E. 65～75

7. 输液速度可适当加快的情况是 (　　　)。

    A. 严重脱水、血容量不足、心肺功能良好者

    B. 输入升压药物

    C. 静脉补钾

    D. 风湿性心脏病

    E. 1 岁幼儿

8. 输液时发现溶液不滴，挤压输液管有阻力，松手时无回血，可确定为针头堵塞，应采取的处理方式是 (　　　)。

    A. 拔针，重新穿刺　　　　　　　　　　B. 调整输液针头

    C. 用 0.9% 氯化钠溶液脉冲式冲管　　　　D. 用手挤压胶管

    E. 输液局部热敷

9. 茂菲氏滴管内液面自行下降的原因是 (　　　)。

    A. 茂菲氏滴管有裂缝　　　　　　　　　B. 输液管管径粗

    C. 病人肢体位置不当　　　　　　　　　D. 输液速度过快

    E. 压力过大

10. 一病人在输液过程中出现咳嗽、咳粉红色泡沫样痰，呼吸急促，大汗淋漓。此病人可能出现了的情况是（　　）。

A. 发热反应
B. 过敏反应
C. 心脏负荷过重的反应
D. 空气栓塞
E. 细菌污染反应

# 任务十八

## 静脉输血

知识目标：掌握静脉输血概念、目的、原则。

能力目标：能够熟练掌握静脉输血操作流程。

素质目标：合理运用所学静脉输血相关知识，能完成安全正确静脉输血操作，保证输血安全。

### 临床情境

**案例**

李某，男，36岁，既往有贫血史，3天前，自觉浑身无力、气短，血常规结果显示：Hb 58 g/L。查体口唇、睑结膜苍白。遵医嘱静脉输血2单位。

**工作任务**

1. 能够掌握输血前应做哪些试验检查。

2. 在操作中能够正确实施输血操作，掌握输血相关安全知识。

3. 能对输血反应进行观察及应急处理。

# 一、应用护理程序为病人制订护理方案

## （一）基础知识

### 1. 概念

静脉输血是将全血或成分血如血浆、红细胞、白细胞或血小板等通过静脉输入体内的方法。

### 2. 目的

（1）补充血容量。

（2）纠正贫血。

（3）补充血浆蛋白。

（4）补充各种凝血因子和血小板。

（5）补充抗体、补体等血液成分。

（6）排除有害物质。

### 3. 原则

（1）输血前必须做血型鉴定及交叉配血试验。

（2）无论是输全血还是成分血，均应选用同型血输注。

（3）病人如果需要再次输血，则必须重新做交叉配血试验，已排除机体已产生抗体的情况。

血型：根据红细胞所含的凝集原不同，将人类的血液分为若干类型，与临床关系最密切的是ABO血型和RH血型系统

- ABO血型：按照红细胞膜上凝集原不同将血液分为A、B、O、AB四种血型
- RH血型：医学上通常将红细胞膜上含有D抗原的称为RH阳性，缺乏D抗原的称为RH阴性

### 4. 血型鉴定

（1）ABO 血型鉴定：利用红细胞凝集试验，通过正（细胞试验）、反（血清试验）定型可以准确鉴定 ABO 血型。

| 血型 | 与抗 A 血清的反应（凝集） | 抗 B 血清 |
| --- | --- | --- |
| A | + | - |
| B | - | + |
| AB | + | - |
| O | - | + |

（2）RH 血型鉴定：RH 血型主要是用抗 D 血清来鉴定。

### 5. 交叉配血试验

为了确保输血安全，输血前除做血型鉴定外，还必须做交叉配血试验，在 ABO 血型

系统相同的人之间也不例外。

| 人员 | 直接交叉配血试验 | 间接交叉配血试验 |
|------|------------------|------------------|
| 供血者 | 红细胞 | 血清 |
| 受血者 | 血清 | 红细胞 |

（二）与静脉输血相关护理诊断

与静脉输血相关护理诊断 —— 活动无耐力

（三）应用护理程序为病人制订护理计划

| 开始日期 | 时间 | 护理诊断 | 预期目标 | 护理措施 | 签名 | 评价 | | |
|---------|------|---------|---------|---------|------|------|---|---|
| | | | | | | 日期/时间 | 结果 | 签名 |
| 10.20 | 8：00 | 活动无耐力：与贫血有关 | 1周内改善病人无力、气短等症状 | 1. 在日常生活中，避免剧烈运动和过度劳累，保持充足的休息和睡眠。<br>2. 应多食含铁、维生素 $B_{12}$ 和叶酸的食物，如瘦肉、鱼类 | 刘× | 10.27<br>8：00 | 目标完全实现 | 刘× |

（四）标准化沟通模式（SBAR）

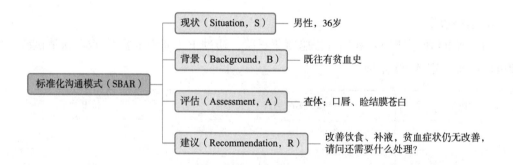

标准化沟通模式（SBAR）
- 现状（Situation，S）—— 男性，36岁
- 背景（Background，B）—— 既往有贫血史
- 评估（Assessment，A）—— 查体：口唇、睑结膜苍白
- 建议（Recommendation，R）—— 改善饮食、补液，贫血症状仍无改善，请问还需要什么处理？

## 二、护理措施实施阶段——静脉输血护理技术操作评分标准及流程

（一）静脉输血护理技术操作规程及考核标准

**1. 输血前准备**

（1）病人知情同意。对于需输血治疗的病人，医生必须先向病人或家属说明输同种异

体血的不良反应和经血传播疾病的可能性。病人或家属在充分了解输血的潜在危害后，有拒绝输血的权利。如果同意输血，必须填写"输血治疗同意书"，由病人或家属、医生分别签字后方可施行输血治疗。无家属签字的无自主意识病人的紧急输血，应报医院职能部门或主管领导同意、备案并记入病历。未成年者，可由父母或指定监护人签字。

**2. 备血**

根据医嘱认真填写输血申请单，并抽取病人静脉血标本 2 mL，将血标本和输血申请单一起送血库做血型鉴定和交叉配血试验。采血时禁止同时采集两个病人的血标本，以免发生混淆。

**3. 取血**

根据输血医嘱，护士凭取血单到血库取血，和血库人员共同认真查对病人的姓名、性别、年龄、住院号、病室 / 门急诊、床号、血型、血液有效期、配血试验结果以及保存血的外观。核对完毕，护士在取血单上签字后方可提血。

血液自血库取出后，勿剧烈振荡，以免红细胞破坏而引起溶血。库存血不能加温，以免血浆蛋白凝固变性而引起不良反应。若为库存血，需在室温下放置 15 ～ 20 min 后再输入。

**4. 输血前核对**

输血前，需与另一个护士再次进行核对，确定无误并检查血液无凝块后方可输血。

**5. 静脉输血技术操作规程及评价标准**

| 项目 | | 操作规程及评价标准 | 分值（分） | 扣分（分） | 备注 |
|---|---|---|---|---|---|
| 操作前准备（15分） | 护士素质 | 护士着装整齐，仪表端庄，不染指甲（1分） | 1 | | |
| | 评估指导 | 查看医嘱 /PDA，核查"床头卡"信息无误后，采用"询问式"及"PDA 腕带扫描"两种方法确认病人身份（1分）<br>评估病情、治疗情况（1分）；了解病人血型、输血史及不良反应史，首次输血者告知病人血型（1分）；评估心理状态及对输血相关知识的了解程度（1分）；向病人及家属讲解和指导输血的目的、方法、注意事项及配合要点（1分）；评估病人穿刺部位皮肤、血管状况及肢体活动度（1分）。嘱病人如厕（1分） | 7 | | |
| | 护士准备 | 洗手（1分），戴口罩（1分） | 2 | | |
| | 用物准备 | 操作台上：医嘱 /PDA、同型血液、输血科发血记录单、一次性输血器、0.9% 氯化钠注射液、输液签、输血签、碘伏棉签<br>治疗车上层：速手消、治疗盘（输液贴、止血带、碘伏棉签、5 mL 注射器、抗过敏药（按医嘱备用）、瓶口贴、砂轮、手套）、脉枕、治疗巾、弯盘、小擦布<br>治疗车下层：医用垃圾桶、生活垃圾桶、锐器盒、双层黄色的垃圾袋（装血袋）、剪刀（缺一件扣 0.5 分，共 5 分） | 5 | | |

| 项目 | 操作规程及评价标准 | 分值（分） | 扣分（分） | 备注 |
|---|---|---|---|---|
| 按医嘱备药备血（15分） | 1. 双人核对医嘱/PDA、输血签，与另一名护士一起检查核对血袋标签与输血科发血记录单的各项内容，口述（0.5分/项，共3分）：检查血液有效期、血液质量（血液无变色、浑浊、无血凝块、气泡和其他异常物质）、输血装置是否完好；核对病区、床号、姓名、性别、年龄、住院号、血袋号、血型、交叉配血试验结果、血的种类和血量；查看输血签，确认医嘱与血袋标注血型相符（1分），在输血签和输血科发血记录单上均双签名后将输血签倒贴于血袋上（1分），将血袋及输血科发血记录单放在治疗车上（1分）<br><br>2. 双人共同核对医嘱/PDA、输液签，无误后在输液签上双签名（1分），按医嘱备药（1分），带包装的去除外包装即可，无包装的擦净瓶身（1分），检查药液并口述（1分）：××药物，×毫升，有效期至×年×月×日，瓶口无松动，瓶体无裂隙，对光检查溶液无浑浊沉淀变色。将输液签倒贴于瓶身无标签侧、签名记录开启时间（1分），去除瓶盖中心部分，检查碘伏棉签有效期，消毒瓶口（1分）<br><br>3. 检查输血器（1分），打开输血器一端，手不触及包装袋内部，将输血器插瓶针插入输液瓶塞至根部（1分）<br><br>4. 将准备好的输液瓶、医嘱/PDA放在治疗车上，检查输液贴，推车至病房，治疗车位置摆放合理（1分） | 15 | | |
| 静脉输血（40分） | 1. 再次确认病人身份：核查"床头卡"信息无误后，采用"询问式"及"PDA腕带扫描"两种方法确认病人身份（1分）<br><br>2. 协助病人取舒适卧位，调节输液架高度与角度（1分）<br><br>3. 再次用PDA扫描病人腕带（进入当前病人界面）→扫描输液签二维码→再次扫描腕带（进入将要静脉输液的药物界面）→设置输液速度→点击执行（1分）<br><br>4. 挂输液瓶，取下输血器包装袋置于治疗盘上，倒置茂菲滴管使输液瓶内的液体流出。当茂菲滴管内的液面达到滴管的1/2～2/3满时，迅速转正滴管，打开调节器使液平面缓慢下降，直至排尽导管和针头内的空气（2分）。将输液管末端放入输血器包装袋内，置于治疗盘中（1分）<br><br>5. 垫脉枕及治疗巾（1分），在穿刺点上方6～8cm处扎止血带，选择穿刺血管，松开止血带（1分）<br><br>6. 以穿刺点为中心，棉签与皮肤呈45°角，常规消毒注射部位皮肤，消毒范围直径≥5cm，待干（1分），准备输液贴，置于治疗盘内（1分），二次消毒，待干（1分）<br><br>7. 再次核对（有效询问，确认医嘱/PDA输液信息与输液瓶标签信息一致）（1分）<br><br>8. 再次扎止血带，不污染无菌区（1分）<br><br>9. 将头皮针帽拔下置于上层弯盘内，再次排气，关闭调节器（1分），检查输液管内无气泡（1分），嘱握拳，以15°～30°穿刺，见回血后将针头与皮肤平行再进入少许（1分），嘱病人松拳（1分）、松止血带（1分）、打开调节器（1分），观察液体滴入是否流畅（1分），静脉穿刺成功后，输液贴固定针柄，固定针眼部位，将针头附近的输液管环绕后固定（1分）。看表调节滴速（1分）<br><br>10. 再次核对医嘱（1分），撤脉枕、治疗巾、止血带，整理用物（1分），检查输液通畅（1分）（遵医嘱给予抗过敏药物）<br><br>11. 取血袋再次双人查对（十对）（1分）<br><br>12. PDA扫描病人腕带（进入当前病人界面）→扫描输血签二维码→再次扫描腕带（进入将要输入的血液）→设置输血速度→点击执行（1分）<br><br>13. 以手腕旋转将血袋内的血液轻轻摇匀（1分）<br><br>14. 打开储血袋封口，常规消毒血袋的输血接口（1分） | 40 | | |

续表

| 项目 | 操作规程及评价标准 | 分值（分） | 扣分（分） | 备注 |
|---|---|---|---|---|
| 静脉输血（40分） | 15. 戴手套（1分），将输血器的插瓶针从 0.9% 氯化钠注射液瓶上拔下，插入血袋的输血接口（1分），挂血袋（1分）<br>16. 脱手套（1分），看表调节滴速（1分）<br>17. 口述（1分）：调节输血速度不要超过 20 滴/min，观察 15 min 无反应后，根据病情、年龄及输注血液制品的成分调节滴速，成人一般 40～60 滴/min，儿童酌减。再次核对（1分），瓶口贴封闭 0.9% 氯化钠注射液瓶口（1分）<br>18. 告知病人注意事项（1分）：不要擅自调节滴速；注意保护穿刺部位，防止针头脱出；如果在输血过程中感到胸闷、呼吸困难、皮肤瘙痒、寒战发热、腰背酸痛，及时呼叫护士，给予对症处理<br>19. 洗手，摘口罩（1分），打开 PDA 记录临床输血护理记录单（1分） | 40 | | |
| 停止输血（15分） | 1. 病人输血结束/查看停止输血医嘱，入病房（1分）<br>2. 检查"床头卡"信息无误后，采取"询问式"及"PDA 腕带扫描"两种方法确认病人身份，与病人沟通取得配合（1分）<br>3. 洗手，戴口罩（1分）<br>4. 取下瓶口贴，消毒 0.9% 氯化钠注射液瓶口，戴手套（1分）<br>5. 取下血袋，拔除输血器、插入 0.9% 氯化钠注射液瓶（1分），再次将输液瓶挂至点滴架上，将血袋弃至双层黄色垃圾袋中（1分），脱手套（1分），血液已输净，拔针（1分），嘱病人按压穿刺部位（1分），协助病人取舒适卧位（1分），整理床单位（1分）<br>6. 清理用物，处理正确（1分）<br>7. 口述（1分）：输血袋用后及时送回输血科保存，24 h 无不良反应按医疗废物处理<br>8. 洗手，摘口罩（1分），PDA 记录（1分） | 15 | | |
| 注意事项（5分） | 口述注意事项（5分）<br>1. 在取血和输血过程中，要严格执行无菌操作及查对制度。输血前一定要由两名护士根据需查对的项目再次进行查对，避免差错事故的发生<br>2. 输血前后及两袋血之间需要滴注少量 0.9% 氯化钠溶液，以防发生不良反应<br>3. 血液内不可随意加入其他药品，如钙剂/酸性及碱性药品、高渗性或低渗液体，以防血液凝集或溶解<br>4. 输血过程中，一定要加强巡视，观察有无输血反应的征象，并询问病人有无任何不适反应。一旦出现输血反应，应立即停止输血并按输血反应进行处理<br>5. 严格掌握输血速度，对年老体弱、严重贫血、心衰病人应谨慎，滴速宜慢<br>6. 对急症输血或大量输血病人可进行加压输血，输血时可直接挤压血袋、卷压血袋或应用加压输血器等加压输血时，护士须在床旁守护，输血完毕时及时拔针，避免发生空气栓塞反应<br>7. 输完的血袋送回输血科保留 24 小时，以备病人在输血后发生输血反应时检查分析原因<br>8. 输血开始到结束期间，认真填写输血护理记录单 | 5 | | |
| 评价（10分） | 1. 操作熟练（2分），步骤正确（2分）<br>2. 沟通合理有效（2分）<br>3. 遵循无菌原则（2分），遵循查对制度（2分） | 10 | | |

## （二）依据临床情境为病人进行静脉输血——操作流程

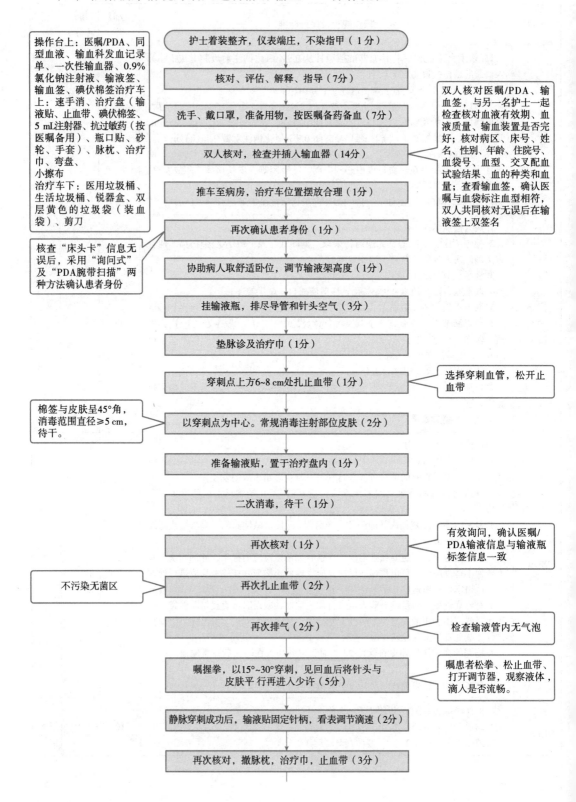

操作台上：医嘱/PDA、同型血液、输血科发血记录单、一次性输血器、0.9%氯化钠注射液、输液签、输血签、碘伏棉签治疗车上：速手消、治疗盘（输液贴、止血带、碘伏棉签、5 mL注射器、抗过敏药（按医嘱备用）、瓶口贴、砂轮、手套）、脉枕、治疗巾、弯盘、小擦布
治疗车下：医用垃圾桶、生活垃圾桶、锐器盒、双层黄色的垃圾袋（装血袋）、剪刀

护士着装整齐，仪表端庄，不染指甲（1分）

核对、评估、解释、指导（7分）

洗手、戴口罩，准备用物，按医嘱备药备血（7分）

双人核对，检查并插入输血器（14分）

双人核对医嘱/PDA、输血签，与另一名护士一起检查核对血液有效期、血液质量、输血装置是否完好；核对病区、床号、姓名、性别、年龄、住院号、血袋号、血型、交叉配血试验结果、血的种类和血量；查看输血签，确认医嘱与血袋标注血型相符，双人共同核对无误后在输液签上双签名

推车至病房，治疗车位置摆放合理（1分）

核查"床头卡"信息无误后，采用"询问式"及"PDA腕带扫描"两种方法确认患者身份

再次确认患者身份（1分）

协助病人取舒适卧位，调节输液架高度（1分）

挂输液瓶，排尽导管和针头空气（3分）

垫脉诊及治疗巾（1分）

穿刺点上方6~8 cm处扎止血带（1分）

选择穿刺血管，松开止血带

棉签与皮肤呈45°角，消毒范围直径≥5 cm，待干。

以穿刺点为中心。常规消毒注射部位皮肤（2分）

准备输液贴，置于治疗盘内（1分）

二次消毒，待干（1分）

再次核对（1分）

有效询问，确认医嘱/PDA输液信息与输液瓶标签信息一致

不污染无菌区

再次扎止血带（2分）

再次排气（2分）

检查输液管内无气泡

嘱握拳，以15°~30°穿刺，见回血后将针头与皮肤平 行再进入少许（5分）

嘱患者松拳、松止血带、打开调节器，观察液体，滴入是否流畅。

静脉穿刺成功后，输液贴固定针柄，看表调节滴速（2分）

再次核对，撤脉枕，治疗巾，止血带（3分）

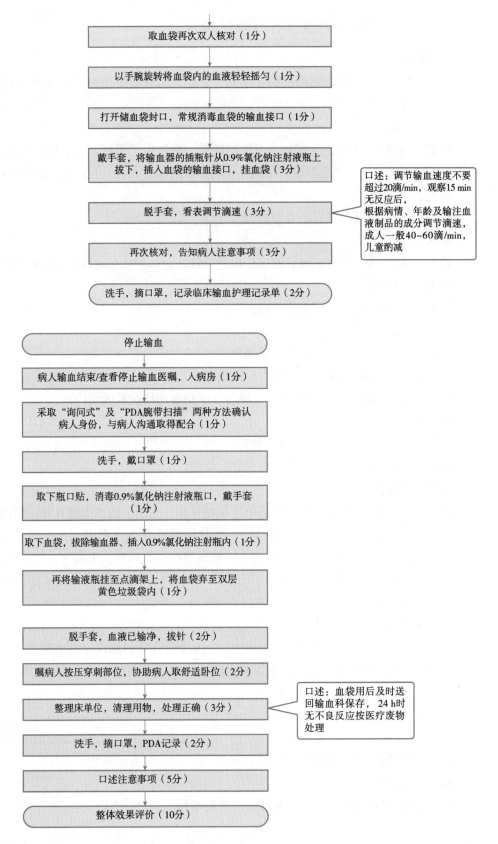

取血袋再次双人核对（1分）

以手腕旋转将血袋内的血液轻轻摇匀（1分）

打开储血袋封口，常规消毒血袋的输血接口（1分）

戴手套，将输血器的插瓶针从0.9%氯化钠注射液瓶上拔下，插入血袋的输血接口，挂血袋（3分）

口述：调节输血速度不要超过20滴/min，观察15 min无反应后，根据病情、年龄及输注血液制品的成分调节滴速，成人一般40~60滴/min，儿童酌减

脱手套，看表调节滴速（3分）

再次核对，告知病人注意事项（3分）

洗手，摘口罩，记录临床输血护理记录单（2分）

停止输血

病人输血结束/查看停止输血医嘱，入病房（1分）

采取"询问式"及"PDA腕带扫描"两种方法确认病人身份，与病人沟通取得配合（1分）

洗手，戴口罩（1分）

取下瓶口贴，消毒0.9%氯化钠注射液瓶口，戴手套（1分）

取下血袋，拔除输血器、插入0.9%氯化钠注射瓶内（1分）

再将输液瓶挂至点滴架上，将血袋弃至双层黄色垃圾袋内（1分）

脱手套，血液已输净，拔针（2分）

嘱病人按压穿刺部位，协助病人取舒适卧位（2分）

整理床单位，清理用物，处理正确（3分）

口述：血袋用后及时送回输血科保存，24 h时无不良反应按医疗废物处理

洗手，摘口罩，PDA记录（2分）

口述注意事项（5分）

整体效果评价（10分）

### 三、静脉输血操作与病人沟通口述

**1. 评估病人**

护士："您好，我是您的责任护士小刘，您今天所有的治疗和护理均由我来完成，请告诉我您的姓名好吗？"

病人："李强。"

护士："好的，请先让我核对一下你的腕带。李先生，您好，为了纠正您的贫血，我将遵医嘱要给你输注2单位浓缩红细胞，请问您以前输过血吗？有什么不良反应吗？"

病人："没有。"

护士："请你复述一下你的血型好吗？"

病人："O型。"

护士："我先看一下你的血管情况；血管弹性好，一会就在这边给您穿刺可以吗？"

病人："可以。"

护士："请问你现在需要大小便吗？"

病人："不需要。"

护士："好的，我去准备用物，您稍等。"

经评估，病人贫血貌，体温正常，无输血反应，可配合。评估周围环境：安静、整洁、明亮，适宜操作。已开启的碘伏、棉签、手消毒液均在有效期内，

**2. 准备**

携治疗车及病历至床旁进行双人核对。

护士："请您再帮我核对一下病人信息：李强。"

病人："对的。"

护士："李先生，您这样躺着舒适吗？在输血前，先为您输注少量0.9%氯化钠溶液。"

备胶布，核对执行单检查药液：0.9%氯化钠溶液在有效期内，无沉淀，无絮状物，开启瓶盖清毒瓶口，将液体挂于输液架上，输血器在有效期内，无漏气，打开输血器，连接，关闭调节器，插入瓶塞至根部，打开调节器，排气；排出液体3～5 mL至弯盘，对光检查输血器内无气泡。

**3. 输血操作**

护士："李先生，现在我要给您穿刺了。"选择适宜穿刺部位（置治疗巾、扎止血带）松止血带、0.75%碘伏螺旋式消毒皮肤直径大于5 cm，穿刺部位上方扎止血带，再次消毒皮肤（范围小于第一次），待干。

再次排气，再次核对。

护士："李先生，现在要给您穿刺针了，穿刺稍微有点痛，请您不要紧张，请您握拳。"

护士："请问你叫什么名字？"

病人："李强。"

护士："您现在感觉怎么样？有什么不舒服吗？"

病人："没有。"

两人再次"三查十对"准确无误后签名。

护士："李先生，我要给您输血了，请您再次复述一下您的血型。"

病人："O 型。"

再次核对（双人核对医嘱单、发血单、储血袋上的各项信息），核对无误，双人签全名。

护士："李先生，操作已完成，输血手臂请不要过度活动，以免造成渗出，滴速我已为您调好，请不要自行调节：输血大约需要 2 h，您这样舒服吗？呼叫器给您放在枕边，在输血过程中如有不适，请及时按铃，我也会随时来看您的，谢谢您的配合。"

### 4. 停止输血

输血结束，再次核对，在输血袋上注明输血结束时间并签全名，在输血记录单上注明结束时间，消毒 0.9% 氯化钠溶液瓶盖，把血袋上的针头拔出，插入 0.9% 氯化钠溶液中，继续滴入少量 0.9% 氯化钠溶液，使输血器内血液全部输入体内。

护士："李先生，现在要为您拔针了，请您按压穿刺点至不出血。"

### 5. 整理床单位，清理物品

整理床单位，整理物品，垃圾分类处置，并正确处置输血袋和锐器。输血袋用后放入双层黄色垃圾袋内送输血科低温保存 24 h，针头放入锐器盒。

按七步洗手法洗手，记录（在输血观察单上记录输血结束时间，输血袋处置表上填写输血袋处置时间）。

操作完毕。

## 知识拓展—课程素养 ▶▶▶

为了纪念发现 ABO 血型系统的诺贝尔奖获得者卡尔·兰德斯坦纳，每年的 6 月 14 日被定为"世界献血者日"。

宋蕙飙，血型为 RH 阴性血，就是俗称的"熊猫血"。这是一种稀有血型，汉族出现的比例仅是 0.3%。而拥有这种血并且愿意用这种血去救助他人的意义就社会来说是幸运的，宋蕙飙用大爱谱写了这一特殊的幸运。

"无偿献血是我一生的荣耀"这朴实的言语道出了一颗善良的心，正是这朴实无华的一颗爱心使得宋蕙飙一次次地走进市中心血站。累计献血 6 000 mL，这个数字震撼了我们，他的举动延续了八条生命，他的血液不仅流淌出了自己的精彩生活，也妆点出了他人的美好未来。

他用无私和爱心美丽着这个社会，用大爱浇灌着朵朵绚烂的生命之花。

**课后习题**

1. 病人王某，男，因车祸内脏破裂大出血而进行急诊手术治疗。在输血10 min时，病人突然感到头部胀痛，并出现恶心，呕吐，腰背部剧痛。护士首先应（　　）。

    A. 测量血压、脉搏、呼吸

    B. 通知医生和家属，安慰病人

    C. 控制感染，纠正水电解质紊乱

    D. 双侧腰封闭或肾区热敷，控制腰痛

    E. 停止输血，给病人吸氧并保留余血

2. 输血过程中应（　　），观察并记录病人的（　　），以及时发现输血反应（　　）。

    A. 记录生命体征，疼痛部位　　　　　　B. 巡视病人一次，生命体征

    C. 多次巡视，生命体征　　　　　　　　D. 多次巡视，意识状态

    E. 多次巡视，尿量

3. 最严重的输血反应是（　　）。

    A. 发热反应　　　　　　　　　　　　　B. 过敏反应

    C. 溶血反应　　　　　　　　　　　　　D. 体温过低

    E. 与大量输血有关的反应

4. 输血2 000 mL，应补10%葡萄糖酸钙（　　）mL。

    A. 5　　　　　　　　　　　　　　　　 B. 10

    C. 15　　　　　　　　　　　　　　　　D. 20

    E. 25

5. 输血时病人出现腰背部剧痛，尿呈酱油色，应立即（　　）。

    A. 减慢点滴速度　　　　　　　　　　　B. 取端坐位

    C. 停止输血　　　　　　　　　　　　　D. 加压给氧

    E. 以上都不对

6. 对血液病病人尤为适用的是（　　）。

    A. 库存血　　　　　　　　　　　　　　B. 新鲜血

    C. 血尿　　　　　　　　　　　　　　　D. 成分血

    E. 血浆

7. 输血前后或两袋血之间应选用（　　）溶液静脉滴注。

    A. 10%葡萄糖溶液　　　　　　　　　　B. 5%葡萄糖溶液

    C. 林格氏液　　　　　　　　　　　　　D. 0.9%氯化钠溶液

    E. 注射用水

8. 病人发生溶血反应时，排出的尿液呈酱油色，主要因为尿中含有（　　）。

    A. 胆红素　　　　　　　　　　　　　　B. 淋巴液

    C. 血红蛋白　　　　　　　　　　　　　D. 红细胞

    E. 以上都不对

9.由于异体输血可能发生严重的输血反应，输血时要遵循（　　）的原则，前
（　），严密监测，一旦发生输血反应立即停止输血。

    A.先快后慢，15 min 应快　　　　　　B.先慢后快，15 min 应慢

    C.快速输注，15 min 应输注1/3 血量　　D.先慢后快，20 min 应慢

    E.先慢后快，30 min 应慢

10.如果病人意识清晰，护士在输血前应询问的病人信息包括（　　）。

    A.询问病人的姓名和床号

    B.询问病人的病案号和床号

    C.询问病人的姓名和病案号

    D.询问病人的姓名和血型（如果病人知道）

    E.询问病人的姓名和既往病史

# 任务十九

## 冷、热疗法

**临床情境**

### 案例

王某，女，8岁，因发热、咳嗽、咳痰3天入院，诊断支原体肺炎收入院。6：00测体温38.6℃。遵医嘱给予温水擦浴一次。

### 工作任务

结合临床情境应用护理程序的方法完成该名患儿温水降温操作。

# 一、应用护理程序为病人制订护理方案

## （一）冷、热疗法基础知识

### 1. 影响冷、热疗法效果的因素

影响冷、热疗法效果的因素

方式：冷、热应用方式不同，其效果也不同。水是良好的导体，其传导、浸透、吸热能力比空气强，故湿冷、湿热的效果强于干冷、干热

面积：冷、热疗法的效果与面积大小有关。应用面积大，则效果较强；反之，则较弱。但要注意使用面积越大，病人的耐受性越差

时间：冷、热疗法均有一定的时间要求，在一定的时间范围内其效应可随着时间的增加而增强。如果使用的持续时间过长，会产生断发效应而抵消治疗效应，甚至还可引起不良反应

温度：冷、热应用时的温度与体表的温度相差越大，机体对冷、热刺激的反应越强；反之，则越弱

部位：皮肤冷感受器比热感受器多8~10倍，故浅层皮肤对冷较敏感。其次身体各部皮肤厚薄不同，皮肤较厚的区域如脚底、手心对冷、热的耐受性大，冷、热疗法效果也较差。而躯体的皮肤较薄，对冷、热的敏感性强，冷、热疗法效果也较好

个体差异：个体对冷、热的耐受性不同，反应也不同。年龄、性别、身体状况、居住习惯、肤色等差别会影响冷、热治疗的效应

### 2. 冷疗法基础知识

冷疗法的目的

（1）减轻局部充血，出血。冷疗可使局部血管收缩，毛细血管通透性降低，减轻局部充血；同时冷疗还可使血流减慢、血液的黏稠度增加，有利于血液凝固而控制出血 —— 适用于局部软组织损伤的初期、扁桃体摘除术后、鼻出血等病人

（2）减轻疼痛。冷疗可抑制细胞的活动，减慢神经冲动的传导，降低神经末梢的敏感性而减轻疼痛；同时冷疗使血管收缩，毛细血管的通透性降低，渗出减少，从而减轻由于组织肿胀压迫神经末梢所引起的疼痛 —— 适用于急性损伤初期、牙痛、烫伤等病人

（3）控制炎症扩散。冷疗可使局部血管收缩，血流减少，细胞的新陈代谢和细菌的活力降低，从而限制炎症的扩散 —— 适用于炎症早期的病人

（4）降低体温。冷直接与皮肤接触，通过传导与蒸发的物理作用，使体温降低 —— 适用于高热、中暑等病人

冷疗法的禁忌

（1）血液循环障碍。常见于大面积组织受损、全身微循环障碍、休克、周围血管病变、动脉硬化、糖尿病、神经病变、水肿等病人，因循环不良，组织营养不足，若使用冷疗，进一步使血管收缩，加重血液循环障碍，导致局部组织缺血、缺氧而变性坏死

（2）慢性炎症或深部化脓病灶。因冷疗使局部血流减少，妨碍炎症的吸收

（3）组织损伤、破裂或有开放性伤口处。因冷疗可降低血液循环，增加组织损伤，且影响伤口愈合，尤其是大范围组织损伤，应禁止使用冷疗法

（4）对冷过敏。对冷过敏者使用冷疗法可出现红斑、荨麻疹、关节疼痛、肌肉痉挛等过敏症状

（5）慎用冷疗法的情况。如昏迷、感觉异常、年老体弱者、婴幼儿、关节疼痛、心脏病、哺乳期产妇胀奶等应慎用冷疗法

（6）冷疗的禁忌部位

①枕后、耳廓、阴囊处：用冷易引起冻伤

②心前区：使用冷疗法可导致反射性心率减慢、心房纤颤或心室纤颤及房室传导阻滞

③腹部：使用冷疗法易引起腹泻

④足底：使用冷疗法可导致反射性末梢血管收缩影响散热或引起一过性冠状动脉收缩

## 3. 热疗法基础知识

热疗法的目的

（1）促进炎症的消散和局限。热疗使局部血管扩张，血液循环速度加快，促进组织中毒素的排出；增强机体抵抗力；炎症早期促进渗出物吸收与消散，炎症后期可局限炎症 —— 适用于睑腺炎（麦粒肿），乳腺炎等病人

（2）减轻疼痛。热疗可降低痛觉神经兴奋性，改善血液循环，可减轻疼痛。同时热疗可松弛肌肉，增强结缔组织伸展性，减轻肌肉痉挛、僵硬，关节强直所致的疼痛 —— 适用于腰肌劳损、肾绞痛、胃肠痉挛等病人

（3）减轻深部组织的充血。热疗使皮肤血管扩张，使平时大量呈闭锁状态的动静脉吻合支开放，皮肤血流量增多。由于全身循环血量的重新分布，减轻深部组织的充血

（4）保暖与舒适。热疗扩张血管，促进血液循环，使体温升高，并使病人感到舒适 —— 适用于年老体弱，早产儿、危重、末梢循环不良病人

热疗法的禁忌

（1）未明确诊断的急性腹痛。热疗虽能减轻疼痛，但易掩盖病情真相，有引发腹膜炎的危险

（2）面部危险三角区的感染。该处血管丰富，面部静脉无静脉瓣，且与颅内海绵窦相通，热疗可使血管扩张，血流增多，促进炎症扩散，易造成颅内感染和败血症

（3）各种脏器出血、出血性疾病。热疗可使局部血管扩张，增加脏器的血流量和血管通透性而加重出血。血液凝固障碍的病人，使用热疗会增加出血的倾向

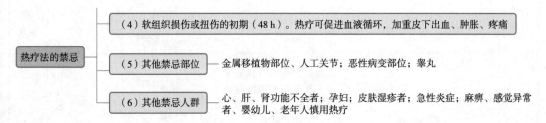

（4）软组织损伤或扭伤的初期（48 h）。热疗可促进血液循环，加重皮下出血、肿胀、疼痛

热疗法的禁忌

（5）其他禁忌部位 —— 金属移植物部位、人工关节；恶性病变部位；睾丸

（6）其他禁忌人群 —— 心、肝、肾功能不全者；孕妇；皮肤湿疹者；急性炎症；麻痹、感觉异常者；婴幼儿、老年人慎用热疗

## （二）冷、热疗法相关护理诊断

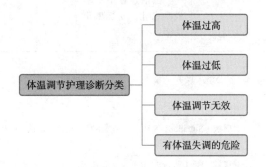

体温调节护理诊断分类
- 体温过高
- 体温过低
- 体温调节无效
- 有体温失调的危险

## （三）应用护理程序为病人制订护理计划

| 开始日期 | 时间 | 护理诊断 | 预期目标 | 护理措施 | 签名 | 评价 | | |
| --- | --- | --- | --- | --- | --- | --- | --- | --- |
| | | | | | | 日期<br>时间 | 结果 | 签名 |
| 11.1 | 6：00 | 体温过高：与肺部感染有关 | 物理降温措施实施后病人体温下降 | 1. 遵医嘱给予物理降温，温水擦浴一次，30 min 后，擦干病人腋下汗液，再次测量病人体温<br>2. 每 4 h 监测病人生命体征一次<br>3. 准确测量并记录病人 24 h 入出量，遵医嘱执行饮水量<br>4. 出汗时随时更换衣服和被服，保持床单清洁干燥。做好皮肤、口腔护理 | 刘 × | 11.1<br>6：40 | 病人体温降至37.4 ℃，目标完全实现 | 刘 × |

续表

| 开始日期 | 时间 | 护理诊断 | 预期目标 | 护理措施 | 签名 | 评价 日期/时间 | 评价 结果 | 评价 签名 |
|---|---|---|---|---|---|---|---|---|
| 11.1 | 8：00 | 舒适度减弱：与温水擦浴有关 | 患者自诉无不适感 | 1. 护理人员在为患儿实施温水擦浴时动作应轻柔<br>2. 注意保暖<br>3. 擦浴后及时为患儿更换干燥的衣服<br>4. 擦浴过程中不断鼓励患儿，安抚患儿情绪 | 刘× | 11.8 10：00 | 目标完全实现 | 刘× |

## （四）标准化沟通模式（SBAR）

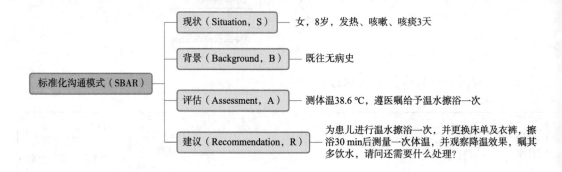

标准化沟通模式（SBAR）

- 现状（Situation，S）—— 女，8岁，发热、咳嗽、咳痰3天
- 背景（Background，B）—— 既往无病史
- 评估（Assessment，A）—— 测体温38.6 ℃，遵医嘱给予温水擦浴一次
- 建议（Recommendation，R）—— 为患儿进行温水擦浴一次，并更换床单及衣裤，擦浴30 min后测量一次体温，并观察降温效果，嘱其多饮水，请问还需要什么处理？

## 二、护理措施实施阶段——冷、热疗法护理技术操作评分标准及流程

### 1. 温水擦浴及乙醇擦浴技术操作规程及评价标准

| 项目 | | 操作规程及评价标准 | 分值（分） | 扣分（分） | 备注 |
|---|---|---|---|---|---|
| 操作前准备（20分） | 护士素质 | 护士着装整齐，仪表端庄（2分） | 2 | | |
| | 评估指导 | 查看医嘱/PDA，核查"床头卡"信息无误后，采用"询问式"及"PDA腕带扫描"两种方法确认病人身份（2分） | 2 | | |
| | | 评估病人的年龄、病情、体温、意识、治疗情况、有无乙醇过敏史、皮肤状况、活动能力、合作程度及心理状态（4分） | 4 | | |
| | | 向病人或家属解释温水拭浴或乙醇拭浴的目的、方法、注意事项及配合要点（4分） | 4 | | |

| 项目 | | 操作规程及评价标准 | 分值（分） | 扣分（分） | 备注 |
|---|---|---|---|---|---|
| 操作前准备（20分） | 护士准备 | 洗手（1分），戴口罩（1分） | 2 | | |
| | 用物准备 | 车上层：PDA、治疗盘、大毛巾、小毛巾、热水袋及套、冰袋及套；脸盆（内盛放 32～34℃ 温水 2/3 满或盛放 30℃ 25%～35% 乙醇 200～300 mL）、速手消（必要时备干净衣裤）（2分）<br>车下层：医用垃圾桶、生活垃圾桶、必要时备便器（2分） | 4 | | |
| | 环境准备 | 室温适宜、关闭门窗、光线充足、环境安静、必要时床帘或屏风遮挡（2分） | 2 | | |
| 操作过程（50分） | | 1. 检查备用物品齐全（1分），推车至病人床旁，摆放位置合理（1分）<br>2. 确认病人身份：核查"床头卡"信息无误后，采用"询问式"及"PDA 腕带扫描"两种方法确认病人身份（2分）<br>3. 协助病人取舒适卧位（1分）<br>4. 松被尾、脱衣松开床尾盖被，协助病人脱去上衣（2分）<br>5. 置冰袋、热水袋<br>冰袋置头部（高热病人降温将冰袋置于前额、头顶部和体表大血管流经处—颈部两侧、腋窝、腹股沟等；扁桃体摘除术后将冰囊置于颈前颌下）时间不超过 30 min（5分）<br>热水袋置足底，不超过 30 min（3分）<br>6. 拭浴：<br>（1）方法：脱去衣裤，大毛巾垫擦拭部位下，小毛巾浸入温水或乙醇中，拧至半干，缠于手上成手套状，以离心方向拭浴，拭浴毕，用大毛巾擦干皮肤（5分）<br>（2）顺序：<br>①双上肢：病人取仰卧位，按顺序擦拭：<br>a. 颈外侧→肩→肩上臂外侧→前臂外侧→手背（4分）<br>b. 侧胸→腋窝→上臂内侧→前臂内侧→手心（4分）<br>②腰背部：病人取侧卧位，从颈下肩部→臀部。<br>擦拭毕穿好上衣（4分）<br>③双下肢：病人取仰卧位，按顺序擦拭：<br>a. 外侧：髂骨→下肢外侧→足背（4分）<br>b. 内侧：腹股沟→下肢内侧→内踝（4分）<br>c. 后侧：臀下→大腿后侧→腘窝→足跟（4分）<br>（3）时间：每侧（四肢、背腰部）3 min，全过程 20 min 以内（2分）<br>7. 观察：病人有无出现寒战、面色苍白、脉搏呼吸异常等情况；放置冰袋部位有无发紫、麻木感；热水袋使用部位有无潮红、疼痛（2分）<br>8. 拭浴毕，取下热水袋，根据需要更换干净衣裤（2分） | 50 | | |
| 整理（6分） | | 1. 交代注意事项，整理病人及床单位协助病人取舒适体位，开窗，拉开床帘或撤去屏风（2分）<br>2. 妥善处理用物，垃圾分类正确（2分）<br>3. 洗手（1分），记录（1分）记录时间、效果、反应（擦拭后 30 min 测量体温，取下头部冰袋，在体温单上记录降温后的体温） | 6 | | |

| 项目 | 操作规程及评价标准 | 分值（分） | 扣分（分） | 备注 |
|---|---|---|---|---|
| 注意事项（19分） | 口述擦拭注意事项（6分）：<br>1. 擦浴过程中，注意观察局部皮肤情况及病人反应<br>2. 心前区、腹部、后颈、足底为拭浴的禁忌部位。婴幼儿及血液病、高热病人禁用乙醇拭浴<br>3. 拭浴时，以拍拭（轻拍）方式进行，避免用摩擦方式，摩擦易生热<br>口述冰袋使用注意事项（6分）：<br>1. 随时观察，检查冰袋内有无漏水，是否夹紧。冰块融化后应及时更换，保持布袋干燥<br>2. 观察用冷部位局部情况，皮肤色泽，防止冻伤。倾听病人主诉，有异常立即停止用冷<br>3. 如为降温，冰袋使用后30 min需测体温，当体温降至39℃以下，应取下冰袋，并在体温单上做好记录<br>口述热水袋使用注意事项（7分）：<br>1. 经常检查热水袋有无破损，热水袋与塞子是否配套，以防漏水<br>2. 炎症部位热敷时，热水袋灌水1/3满，以免压力过大，引起疼痛<br>3. 特殊病人使用热水袋，应再包一块大毛巾或放于两层毯子之间，以防烫伤<br>4. 加强巡视，定期检查局部皮肤情况，必要时床边交班 | 19 | | |
| 评价（5分） | 1. 遵循操作原则和查对制度（1分）<br>2. 操作熟练，步骤正确（1分）<br>3. 沟通合理有效，病人/家属能够知晓护士告知的事项，对服务满意（1分）<br>4. 操作中体现出对病人的人文关怀（2分） | 5 | | |

## 2. 热湿敷技术操作规程及评价标准

| 项目 | | 操作规程及评价标准 | 分值（分） | 扣分（分） | 备注 |
|---|---|---|---|---|---|
| 操作前准备（20分） | 护士素质 | 护士着装整齐，仪表端庄（2分） | 2 | | |
| | 评估指导 | 查看医嘱/PDA，核查"床头卡"信息无误后，采用"询问式"及"PDA腕带扫描"两种方法确认病人身份（2分）<br>评估病人的年龄、病情、治疗情况、皮肤状况、伤口状况、活动能力、合作程度及心理状态（4分）<br>向病人或家属解释热湿敷的目的、方法、注意事项及配合要点（4分） | 10 | | |
| | 护士准备 | 洗手（1分），戴口罩（1分） | 2 | | |
| | 用物准备 | 车上层：PDA、治疗盘、敷布两块，凡士林、纱棉签、一次性治疗巾、棉垫、水温计、手套；热水瓶、脸盆（内盛放热水），速手消。（必要时备大毛巾、热水袋、换药用物）（2分）<br>车下层：医用垃圾桶、生活垃圾桶（2分） | 4 | | |
| | 环境准备 | 室温适宜、关闭门窗、光线充足、环境安静、必要时床帘或屏风遮挡（2分） | 2 | | |

续表

| 项目 | 操作规程及评价标准 | 分值（分） | 扣分（分） | 备注 |
|---|---|---|---|---|
| 操作过程（54分） | 1. 检查备用物品齐全（2分），推车至病人床旁，摆放位置合理（2分）<br>2. 确认病人身份：核查"床头卡"信息无误后，采用"询问式"及"PDA腕带扫描"两种方法确认病人身份（2分）<br>3. 协助病人取舒适卧位（2分）<br>4. 暴露患处，垫一次性治疗巾于受敷部位下，受敷部位涂凡士林，上盖一层纱布（10分）<br>5. 热湿敷<br>（1）戴上手套，将敷布浸入热水中后拧至半干（水温在50～60℃，拧至不滴水为度，放在手腕内侧试温，以不烫手为宜）（10分）<br>（2）抖开，折叠敷布敷于患处，上盖棉垫<br>（3）每3～5 min更换1次敷布，持续15～20 min（10分）<br>6. 观察，皮肤颜色，全身情况，以防烫伤（10分）<br>7. 敷毕，轻轻拭干热敷部位，脱去手套（6分） | 54 | | |
| 整理（8分） | 1. 交代注意事项，整理病人及床单位协助病人取舒适体位，开窗，拉开床帘或撤去屏风（2分）<br>2. 妥善处理用物，垃圾分类正确（2分）<br>3. 洗手（2分），记录（2分） | 8 | | |
| 注意事项（10分） | 1. 若病人热敷部位不禁忌压力，可用热水袋放置在敷布上再盖以大毛巾，以维持温度（5分）<br>2. 面部热敷者，应间隔30 min后方可外出，以防感冒（5分） | 10 | | |
| 评价（8分） | 1. 遵循操作原则和查对制度（2分）<br>2. 操作熟练，步骤正确（2分）<br>3. 沟通合理有效，病人/家属能够知晓护士告知的事项，对服务满意（2分）<br>4. 操作中体现出对病人的人文关怀（2分） | 8 | | |

### 3. 依据临床情境为病人进行温水擦浴——操作流程

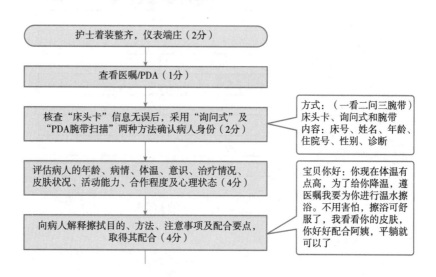

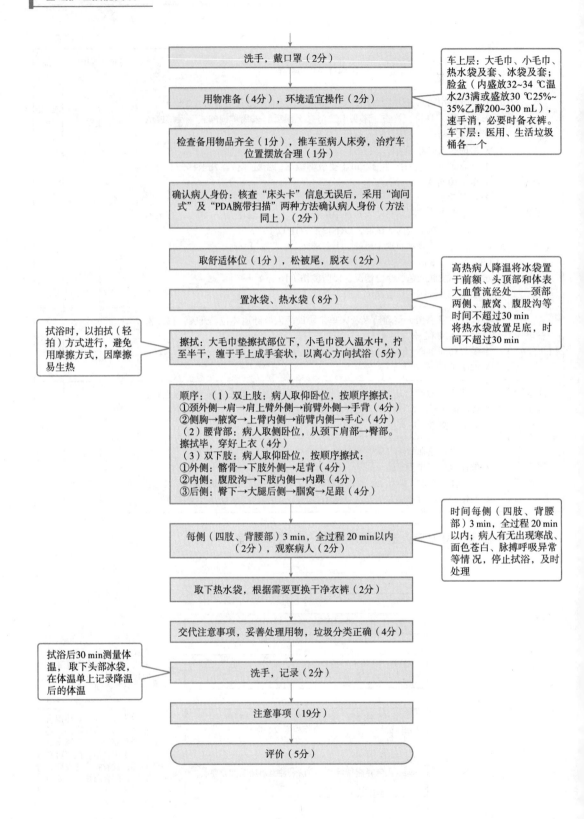

洗手，戴口罩（2分）

用物准备（4分），环境适宜操作（2分）

车上层：大毛巾、小毛巾、热水袋及套、冰袋及套；脸盆（内盛放32~34℃温水2/3满或盛放30℃25%~35%乙醇200~300 mL），速手消，必要时备衣裤。车下层：医用、生活垃圾桶各一个

检查备用物品齐全（1分），推车至病人床旁，治疗车位置摆放合理（1分）

确认病人身份：核查"床头卡"信息无误后，采用"询问式"及"PDA腕带扫描"两种方法确认病人身份（方法同上）（2分）

取舒适体位（1分），松被尾，脱衣（2分）

置冰袋、热水袋（8分）

高热病人降温将冰袋置于前额、头顶部和体表大血管流经处——颈部两侧、腋窝、腹股沟等时间不超过30 min 将热水袋放置足底，时间不超过30 min

拭浴时，以拍拭（轻拍）方式进行，避免用摩擦方式，因摩擦易生热

擦拭：大毛巾垫擦拭部位下，小毛巾浸入温水中，拧至半干，缠于手上成手套状，以离心方向拭浴（5分）

顺序：（1）双上肢：病人取仰卧位，按顺序擦拭：
①颈外侧→肩→肩上臂外侧→前臂外侧→手背（4分）
②侧胸→腋窝→上臂内侧→前臂内侧→手心（4分）
（2）腰背部：病人取侧卧位，从颈下肩部→臀部。擦拭毕，穿好上衣（4分）
（3）双下肢：病人取仰卧位，按顺序擦拭：
①外侧：髂骨→下肢外侧→足背（4分）
②内侧：腹股沟→下肢内侧→内踝（4分）
③后侧：臀下→大腿后侧→腘窝→足跟（4分）

每侧（四肢、背腰部）3 min，全过程20 min以内（2分），观察病人（2分）

时间每侧（四肢、背腰部）3 min，全过程20 min以内；病人有无出现寒战、面色苍白、脉搏呼吸异常等情况，停止拭浴，及时处理

取下热水袋，根据需要更换干净衣裤（2分）

交代注意事项，妥善处理用物，垃圾分类正确（4分）

拭浴后30 min测量体温，取下头部冰袋，在体温单上记录降温后的体温

洗手，记录（2分）

注意事项（19分）

评价（5分）

## 三、温水擦浴操作与病人沟通口述

### 1.核对解释、评估

护士："你好，请问你叫什么名字，我看一下你的腕带。"

病人："王艳。"

护士："宝贝你好，你现在体温有点高，为了给你降温，遵医嘱我要给你进行温水擦浴。不用害怕，擦浴可舒服了，我看看你的皮肤，你好好配合阿姨，平躺就可以了。"

病人："好的，谢谢你。"

### 2.操作前准备

护士："我来协助你脱去外衣。我先给你头部放置一个冰袋，这样能够防止头痛。我再给你足底放置热水袋，促进血管扩张，温度适宜很舒服。"

病人："嗯。"

### 3.拭浴

护士："给你垫一个大毛巾，我们先开始擦上肢，你就躺着配合我就可以了。"

病人："好的。"

护士："有什么不舒服的一定要告诉我。接下来我们侧卧擦拭一下腰背部。"

病人："好的。"

护士："好了，我们可以把衣服先穿好。舒服些了吗？"

病人："舒服多了。"

护士："好的，我们再来擦拭一下下肢，现在我们平躺就行。"

病人："嗯嗯。"

### 4.操作后嘱咐

护士："好的，我们已将擦拭完毕了，给你穿好衣服。没有什么不适吧？"

病人："没有，很好。"

护士："宝贝配合得真好，30 min后我再次给你测量一次体温，根据汗湿衣裤状况，你可以喝温开水1 000 mL，一会儿帮你换一下湿衣裤及床单，防止受凉。有事就按呼叫器，我们会及时来到你身边。再见。"

**知识拓展—课程素养** ▶▶▶

梁益建，医学博士，四川省成都市三医院骨科主任。梁益建多年前学成回国，参与"驼背"手术3 000多例，亲自主刀挽救上千个极重度脊柱畸形病人的生命，成为国内首屈一指的极重度脊柱畸形矫正专家。为了让病人尽快得到治疗，他处处为病人节省费用，还常常为经济困难的病人捐钱，四处化缘。为了给这些贫困病人赢得更稳定的求助渠道，梁益建博士团队从2014年开始与公益基金合作。据不完全统计，目前获得帮助的病人接近200位，金额近500万元。

临床护理操作中有冷、热疗法，但心中不能有冷疗法，只有医护人员的内心有温度，病人才有温暖。

## 课后习题

1. 炎症初期用冷疗的目的是（　　　）。
   A. 解除疼痛
   B. 血管扩张
   C. 促进愈合
   D. 使炎症消散
   E. 血管收缩

2. 为病人进行冷、热疗法时，对温度要求正确的是（　　　）。
   A. 温水擦浴时水温应为 32 ～ 34 ℃
   B. 麻醉未清醒的病人应用热水袋温度为 50 ～ 60 ℃
   C. 温水坐浴时水温应为 50 ～ 60 ℃
   D. 温热敷时水温应为 60 ～ 70 ℃
   E. 局部浸泡时水温应为 50 ℃

3. 为高热病人进行乙醇拭浴时，下列做法不正确的是（　　　）。
   A. 乙醇的浓度为 25% ～ 35%
   B. 置冰袋于病人足下
   C. 拭浴时禁拭前胸、腹部、后颈
   D. 擦浴后半小时测体温
   E. 擦浴中应注意观察病人的全身情况

4. 能用冷疗的部位是（　　　）。
   A. 枕后
   B. 腹部
   C. 腋窝
   D. 心前区
   E. 足底

5. 有关热疗的目的，下列说法正确的是（　　　）。
   A. 促进浅表炎症消退和局限
   B. 抑制炎症扩散
   C. 减轻局部充血或出血
   D. 传导发散体内的热
   E. 提高痛觉神经的兴奋性

6. 关于热水袋的使用说法，下列不正确的是（　　　）。
   A. 承认水温 60 ～ 70 ℃
   B. 昏迷、老年人水温低于 50 ℃
   C. 袋内灌水 1/2 ～ 2/3 满
   D. 排尽袋内空气
   E. 皮肤潮红时，局部涂凡士林继续使用

7. 女性，10 岁，扁桃体切除术后局部有少量出血，为配合止血可在颌下（　　　）。
   A. 放置热水袋
   B. 放置冰囊
   C. 用乙醇纱布湿敷
   D. 进行红外线照射
   E. 用 50% 硫酸镁进行湿热敷

8. 为达到保暖、解痉、镇痛的目的，应选用（　　　）。

   A. 湿热敷                           B. 温水浴

   C. 热水坐浴                       D. 热水袋

   E. 红外线照射

9. 在对高热病人的护理中，下列护理措施不妥的是（　　　）。

   A. 卧床休息                       B. 测体温每 4 h 一次

   C. 鼓励多饮水                   D. 热水袋放在头顶

   E. 每日口腔护理 2～3 次

10. 男性，40 岁，左前臂二度烧伤 5 天，局部创面湿润、疼痛，可在局部进行（　　　）。

   A. 红外线照射，每次 20～30 min      B. 热湿敷，水温 40～60 ℃

   C. 冷湿敷，每次 10～15 min         D. 放置热水袋，水温 60～70 ℃

   E. 放置冰袋，每次 30 min

# 任务二十
## 标本采集

 学 习 要 点

知识目标：掌握标本采集的基本原则；能正确描述血液标本、尿液标本、粪便标本、痰液标本及咽拭子标本采集的目的及注意事项；能正确说出留取 12 h 及 24 h 尿标本常用防腐剂的种类、作用及用法。

能力目标：能熟练进行各种标本的采集，方法正确、操作规范。

素质目标：在实施标本采集过程中，能体现人文关怀，操作中尊重关爱病人、确保病人安全舒适。

## 临床情境 ▷▷▷

### 案例

王某，男，68 岁，因反复咳嗽、咳痰 10 年，加重伴发热、气促 3 天入院。诊断支气管炎收入院，既往有慢性支气管炎病史。今日 8：00 测体温 38.5 ℃，脉搏：104 次 /min，呼吸：25 次 /min，血压：130/80 mmHg。遵医嘱行血常规，动脉血气分析，痰培养辅助检查。

### 工作任务

1. 为该名病人采集各种标本。

2. 掌握标本采集的注意事项。

3. 结合临床情境应用护理程序的方法完成该名病人叩背排痰采集标本操作。

# 一、应用护理程序为病人制订护理方案

## （一）标本采集基础知识

### 1.各种标本采集基础知识

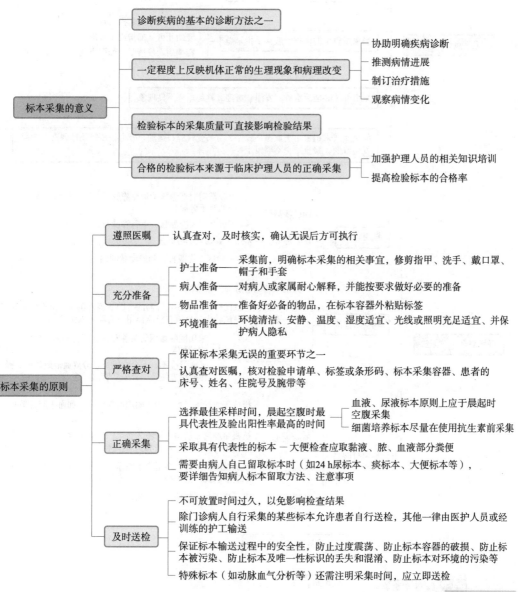

标本采集的意义
- 诊断疾病的基本的诊断方法之一
- 一定程度上反映机体正常的生理现象和病理改变
  - 协助明确疾病诊断
  - 推测病情进展
  - 制订治疗措施
  - 观察病情变化
- 检验标本的采集质量可直接影响检验结果
- 合格的检验标本来源于临床护理人员的正确采集
  - 加强护理人员的相关知识培训
  - 提高检验标本的合格率

标本采集的原则
- 遵照医嘱——认真查对，及时核实，确认无误后方可执行
- 充分准备
  - 护士准备——采集前，明确标本采集的相关事宜，修剪指甲、洗手、戴口罩、帽子和手套
  - 病人准备——对病人或家属耐心解释，并能按要求做好必要的准备
  - 物品准备——准备好必备的物品，在标本容器外粘贴标签
  - 环境准备——环境清洁、安静、温度、湿度适宜、光线或照明充足适宜、并保护病人隐私
- 严格查对
  - 保证标本采集无误的重要环节之一
  - 认真查对医嘱，核对检验申请单、标签或条形码、标本采集容器、患者的床号、姓名、住院号及腕带等
- 正确采集
  - 选择最佳采样时间，晨起空腹时最具代表性及验出阳性率最高的时间
    - 血液、尿液标本原则上应于晨起时空腹采集
    - 细菌培养标本尽量在使用抗生素前采集
  - 采取具有代表性的标本－大便检查应取黏液、脓、血液部分粪便
  - 需要由病人自己留取标本时（如24 h尿标本、痰标本、大便标本等），要详细告知病人标本留取方法、注意事项
- 及时送检
  - 不可放置时间过久，以免影响检查结果
  - 除门诊病人自行采集的某些标本允许患者自行送检，其他一律由医护人员或经训练的护工输送
  - 保证标本输送过程中的安全性，防止过度震荡、防止标本容器的破损、防止标本被污染、防止标本及唯一性标识的丢失和混淆、防止标本对环境的污染等
  - 特殊标本（如动脉血气分析等）还需注明采集时间，应立即送检

视频：标本采集的意义和原则

## 2. 血液标本采集基础知识

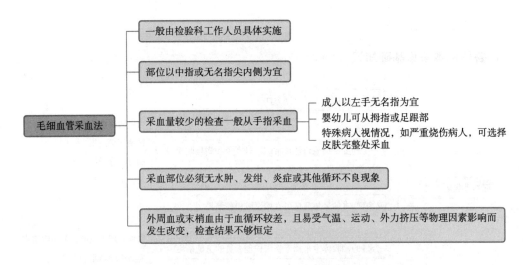

毛细血管采血法

- 一般由检验科工作人员具体实施
- 部位以中指或无名指尖内侧为宜
- 采血量较少的检查一般从手指采血
  - 成人以左手无名指为宜
  - 婴幼儿可从拇指或足跟部
  - 特殊病人视情况，如严重烧伤病人，可选择皮肤完整处采血
- 采血部位必须无水肿、发绀、炎症或其他循环不良现象
- 外周血或末梢血由于血循环较差，且易受气温、运动、外力挤压等物理因素影响而发生改变，检查结果不够恒定

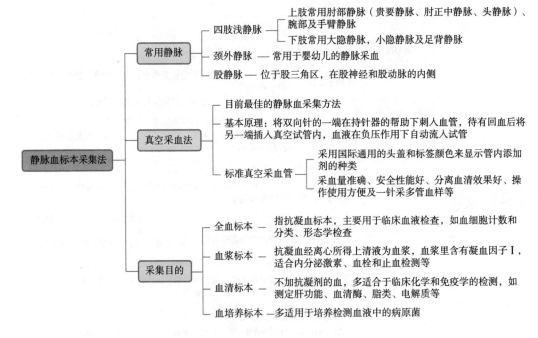

静脉血标本采集法

- 常用静脉
  - 四肢浅静脉
    - 上肢常用肘部静脉（贵要静脉、肘正中静脉、头静脉）、腕部及手臂静脉
    - 下肢常用大隐静脉，小隐静脉及足背静脉
  - 颈外静脉 —— 常用于婴幼儿的静脉采血
  - 股静脉 —— 位于股三角区，在股神经和股动脉的内侧
- 真空采血法
  - 目前最佳的静脉血采集方法
  - 基本原理：将双向针的一端在持针器的帮助下刺入血管，待有回血后将另一端插入真空试管内，血液在负压作用下自动流入试管
  - 标准真空采血管
    - 采用国际通用的头盖和标签颜色来显示管内添加剂的种类
    - 采血量准确、安全性能好、分离血清效果好、操作使用方便及一针采多管血样等
- 采集目的
  - 全血标本 —— 指抗凝血标本，主要用于临床血液检查，如血细胞计数和分类、形态学检查
  - 血浆标本 —— 抗凝血经离心所得上清液为血浆，血浆里含有凝血因子Ⅰ，适合内分泌激素、血栓和止血检测等
  - 血清标本 —— 不加抗凝剂的血，多适合于临床化学和免疫学的检测，如测定肝功能、血清酶、脂类、电解质等
  - 血培养标本 —— 多适用于培养检测血液中的病原菌

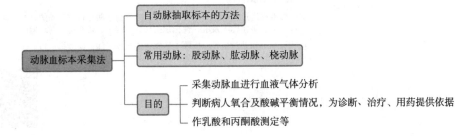

动脉血标本采集法

- 自动脉抽取标本的方法
- 常用动脉：股动脉、肱动脉、桡动脉
- 目的
  - 采集动脉血进行血液气体分析
  - 判断病人氧合及酸碱平衡情况，为诊断、治疗、用药提供依据
  - 作乳酸和丙酮酸测定等

## 3. 尿液标本采集基础知识

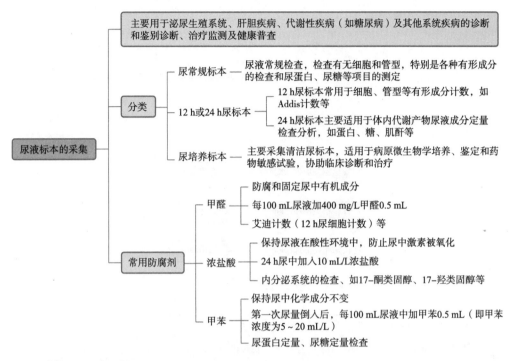

尿液标本的采集

主要用于泌尿生殖系统、肝胆疾病、代谢性疾病（如糖尿病）及其他系统疾病的诊断和鉴别诊断、治疗监测及健康普查

分类
- 尿常规标本 —— 尿液常规检查，检查有无细胞和管型，特别是各种有形成分的检查和尿蛋白、尿糖等项目的测定
- 12 h或24 h尿标本
  - 12 h尿标本常用于细胞、管型等有形成分计数，如Addis计数等
  - 24 h尿标本主要适用于体内代谢产物尿液成分定量检查分析，如蛋白、糖、肌酐等
- 尿培养标本 —— 主要采集清洁尿标本，适用于病原微生物学培养、鉴定和药物敏感试验，协助临床诊断和治疗

常用防腐剂
- 甲醛
  - 防腐和固定尿中有机成分
  - 每100 mL尿液加400 mg/L甲醛0.5 mL
  - 艾迪计数（12 h尿细胞计数）等
- 浓盐酸
  - 保持尿液在酸性环境中，防止尿中激素被氧化
  - 24 h尿中加入10 mL/L浓盐酸
  - 内分泌系统的检查，如17-酮类固醇、17-羟类固醇等
- 甲苯
  - 保持尿中化学成分不变
  - 第一次尿量倒入后，每100 mL尿液中加甲苯0.5 mL（即甲苯浓度为5～20 mL/L）
  - 尿蛋白定量、尿糖定量检查

## 4. 粪便标本采集基础知识

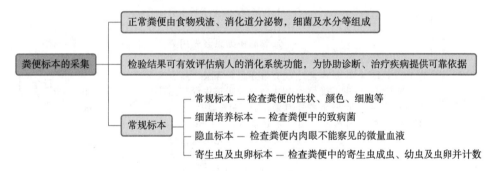

粪便标本的采集

- 正常粪便由食物残渣、消化道分泌物，细菌及水分等组成
- 检验结果可有效评估病人的消化系统功能，为协助诊断、治疗疾病提供可靠依据
- 常规标本
  - 常规标本 —— 检查粪便的性状、颜色、细胞等
  - 细菌培养标本 —— 检查粪便中的致病菌
  - 隐血标本 —— 检查粪便内肉眼不能察见的微量血液
  - 寄生虫及虫卵标本 —— 检查粪便中的寄生虫成虫、幼虫及虫卵并计数

## 5. 痰液标本采集基础知识

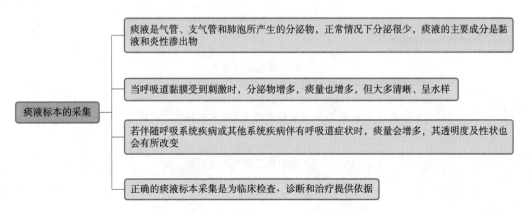

痰液标本的采集

- 痰液是气管、支气管和肺泡所产生的分泌物，正常情况下分泌很少，痰液的主要成分是黏液和炎性渗出物
- 当呼吸道黏膜受到刺激时，分泌物增多，痰量也增多，但大多清晰、呈水样
- 若伴随呼吸系统疾病或其他系统疾病伴有呼吸道症状时，痰量会增多，其透明度及性状也会有所改变
- 正确的痰液标本采集是为临床检查、诊断和治疗提供依据

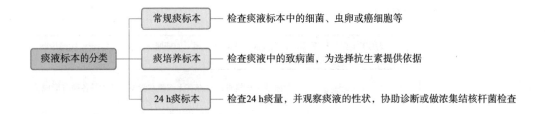

（二）与标本采集相关护理诊断

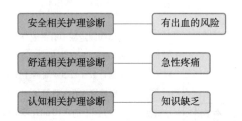

（三）应用护理程序为患者制订护理计划

| 开始日期 | 时间 | 护理诊断 | 预期目标 | 护理措施 | 签名 | 评价 | | |
| --- | --- | --- | --- | --- | --- | --- | --- | --- |
| | | | | | | 日期时间 | 结果 | 签名 |
| 10.30 | 6：00 | 1.知识缺乏：与掌握痰培养标本留取方法有关 | 患者能够正确留取痰培养标本 | 1. 留取晨起痰培养标本前一日应告知患者做好准备<br>2. 晨起协助患者先用朵贝尔溶液再用冷开水漱口<br>3. 指导患者深吸气后再用力咳出呼吸道内深部的痰液，于无菌容器中<br>4. 痰量不少于 1 mL<br>5. 采用多样化的宣教形式，如宣传册、视频、动画等，向患者及家属详细讲解痰液标本采集正确方法 | 刘 × | 10.30 7：00 | 目标完全实现 | 刘 × |
| 10.30 | 8：00 | 2.有出血的风险：与采集血标本有创操作有关 | 采集血标本后穿刺点没有血肿，淤青 | 1. 尽量选择粗、直、弹性较好的静脉进行采血，避免反复穿刺对血管壁的损伤<br>2. 采血前应仔细评估患者的血管条件、凝血功能等，对凝血功能异常的患者应特别注意观察采血后的出血情况<br>3. 采血完毕后，指导患者或家属正确按压采血部位，按压时间 5～10 min，按压方法应正确 | 刘 × | 10.30 8：20am | 目标完全实现 | 刘 × |

续表

| 开始日期 | 时间 | 护理诊断 | 预期目标 | 护理措施 | 签名 | 评价 | | |
|---|---|---|---|---|---|---|---|---|
| | | | | | | 日期/时间 | 结果 | 签名 |
| 10.30 | 8:00 | 3.急性疼痛：与动脉采集血标本操作有关 | 患者在标本采集过程没有明显的疼痛感 | 1.在采血前与患者解释采血的目的、过程和可能的不适感，缓解患者的紧张情绪<br>2.对于疼痛敏感的患者，可使用局部麻醉剂或冷敷来减轻疼痛感<br>3.选择合适采血器具，确保不会造成额外的疼痛<br>4.采血过程中鼓励使用肌肉松弛法；指导深呼吸 | 刘× | 10.30<br>8:20am | 目标完全实现 | 刘× |

## （四）标准化沟通模式（SBAR）

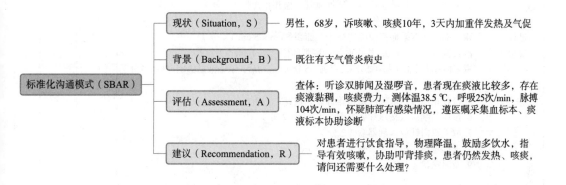

标准化沟通模式（SBAR）

- 现状（Situation，S）——男性，68岁，诉咳嗽、咳痰10年，3天内加重伴发热及气促
- 背景（Background，B）——既往有支气管炎病史
- 评估（Assessment，A）——查体：听诊双肺闻及湿啰音，患者现在痰液比较多，存在痰液黏稠，咳痰费力，测体温38.5 ℃，呼吸25次/min，脉搏104次/min，怀疑肺部有感染情况，遵医嘱采集血标本、痰液标本协助诊断
- 建议（Recommendation，R）——对患者进行饮食指导，物理降温，鼓励多饮水，指导有效咳嗽，协助叩背排痰，患者仍然发热、咳痰，请问还需要什么处理？

# 二、护理措施实施阶段——标本采集技术操作评分标准及流程

## 1.静脉血标本采集技术操作规程及评价标准

| 项目 | | 操作规程及评价标准 | 分值（分） | 扣分（分） | 备注 |
|---|---|---|---|---|---|
| 操作前准备（25分） | 护士素质 | 护士着装整齐，仪表端庄（2分） | 2 | | |
| | 评估指导 | 1.查看医嘱/PDA，化验单及条码签，选择正确（纵向，黑色条码向下）试管合理粘贴条码签；核查"床头卡"信息无误后，采用"询问式"及"PDA腕带扫描"两种方法确认病人身份（4分）<br>2.评估病人年龄、病情、意识、治疗情况、肢体活动能力（2分）<br>3.向病人解释采血目的及配合事项，是否需要特殊准备，取得病人配合（4分）<br>4.评估病人是否有生理因素影响采血，评估血管情况及皮肤（4分） | 14 | | |

| 项目 | 操作规程及评价标准 | | 分值（分） | 扣分（分） | 备注 |
|---|---|---|---|---|---|
| 操作前准备（25分） | 护士准备 | 洗手（1分），戴口罩（2分） | 3 | | |
| | 用物准备 | 车上层：速手消、医嘱、化验单、（记录本）、碘伏棉签、采血针、采血管、条码签、脉枕、治疗巾、止血带、输液贴<br>车下层：医疗垃圾桶、生活垃圾桶、利器盒（4分） | 4 | | |
| | 环境准备 | 室温适宜、光线充足、环境安静（2分） | 2 | | |
| 操作过程（52分） | 1. 检查核对：核对医嘱、化验单及条码签，选择正确（纵向，黑色条码向下）试管合理粘贴条码签（2分），检查备用物品齐全、完好（2分）<br>推车至病人床旁，摆放位置合理（2分）<br>2. 确认病人身份：核查"床头卡"信息无误后，采用"询问式"及"PDA腕带扫描"两种方法确认病人身份（4分）<br>3. 协助病人取舒适卧位，露出手臂（2分）<br>4. 采集血标本：扎止血带，选择血管，松开止血带（3分）<br>垫脉枕、治疗巾（3分）<br>碘伏棉签消毒采血部位两遍待干，面积5 cm×5 cm（4分）<br>准备输液贴（2分），扎止血带，穿刺部位上方6 cm（2分）<br>取采血针去除保护帽（2分），穿刺（5分），成功后，取输液贴固定针柄（4分）<br>将采血针刺入采血管，采血足量（4分）<br>5. 松开止血带，取输液贴覆盖针眼，拔针（2分）<br>6. 按压：嘱病人按压穿刺处至少5 min（2分）<br>7. 取下双向针放入利器盒（2分）<br>8. 摇标本再次核对（医嘱及化验单）（2分）<br>9. 及时送检（3分） | | 52 | | |
| 整理（8分） | 1. 交代注意事项，整理病人及床单位协助病人取舒适体位（2分）<br>2. 妥善处理用物，垃圾分类正确（2分）<br>3. 洗手（2分），记录（2分） | | 8 | | |
| 注意事项（10分） | 1. 在安静状态下采集血标本（2分）<br>2. 若病人正在进行输液治疗，应从非输液侧肢体采集（2分）<br>3. 同时采集多种标本时，根据采血管说明书要求依次采集血标本（2分）<br>4. 采血时尽可能缩短止血带的结扎时间（2分）<br>5. 标本采集后避免震荡尽快送检（2分） | | 10 | | |
| 评价（5分） | 1. 遵循操作原则和查对制度（1分）<br>2. 操作熟练，步骤正确（1分）<br>3. 沟通合理有效，病人/家属能够知晓护士告知的事项，对服务满意（1分）<br>4. 操作中体现出对病人的人文关怀（2分） | | 5 | | |

## 2.动脉血标本采集技术操作规程及评价标准

| 项目 | | 操作规程及评价标准 | 分值（分） | 扣分（分） | 备注 |
|---|---|---|---|---|---|
| 准备（24分） | 护士素质 | 护士着装整齐，仪表端庄（2分） | 2 | | |
| | 评估指导 | 1.查看医嘱/PDA，核对采血贴与检验单上的姓名、床号、住院号、检验项目；核查"床头卡"信息无误后，采用"询问式"及"PDA腕带扫描"两种方法确认病人身份（4分）<br>2.评估病人年龄、病情、意识、治疗情况，心理状态及合作程度（2分）<br>3.向病人解释动脉采血目的及配合事项，取得病人配合（3分）<br>4.评估病人穿刺部位皮肤及动脉搏动情况（2分） | 11 | | |
| | 护士准备 | 洗手（1分），戴口罩（2分） | 3 | | |
| | 用物准备 | 车上层：治疗盘、碘伏棉签、干棉签、无菌手套、无菌纱布、弯盘、一次性动脉采血针、医嘱单、检验单、采血贴、治疗巾、脉枕、速手消<br>车下层：两个污物桶、锐器盒（共6分） | 6 | | |
| | 环境准备 | 室温适宜、光线充足、环境安静（2分） | 2 | | |
| 操作过程（56分） | | 1.检查用物：核对采血贴与检验单上的姓名、床号、住院号、检验项目（2分），推车至病人床旁，摆放位置合理（2分）<br>2.确认病人身份：核查"床头卡"信息无误后，采用"询问式"及"PDA腕带扫描"两种方法确认病人身份（2分）<br>3.协助病人取舒适体位（2分）<br>4.指导病人抽取血液时尽量放松，平静呼吸，避免影响血气分析结果（2分）<br>5.选择穿刺部位（采血部位：桡动脉、肱动脉、足背动脉、股动脉。最好选择桡动脉）（5分）<br>6.采血：垫脉枕和一次性治疗巾（2分），消毒注射部位，直径至少8 cm（3分）<br>再次核对，检查血气针包装无破损、无过期（3分），将血气针预设到1 mL处（3分）<br>固定注射器与针头衔接处，至于弯盘内（2分）<br>戴手套或消毒左手示指和中指，在已消毒的范围内摸到欲穿刺动脉的搏动最明显处，固定于两指间（5分）<br>右手持注射器在两指间与股动脉垂直或与桡动脉走向成40°刺入动脉，动脉血会自动顶入血气针内（5分）<br>7.拔针后立即将针尖斜面刺入橡皮塞或专用凝胶针帽隔绝空气（4分）<br>8.将血气针用两手轻轻揉搓，使血液与肝素充分混合均匀（5分）<br>9.再次核对粘上采血贴，至于弯盘中，（4分）<br>10.立即送检（3分）<br>11.按压：病人穿刺部位纵向按压10 min（2分） | 56 | | |
| 整理（9分） | | 1.交代病人注意事项（告知病人正确按压穿刺点，并保持穿刺点清洁、干燥）。协助病人取舒适卧位，整理用物及床单位（2分）<br>2.妥善处理用物，垃圾分类正确，取下手套（3分）<br>3.洗手（2分），记录（2分） | 9 | | |

| 项目 | 操作规程及评价标准 | 分值（分） | 扣分（分） | 备注 |
|---|---|---|---|---|
| 注意事项（6分） | 1. 消毒面积应较静脉穿刺大，严格执行无菌操作技术，预防感染（1分）<br>2. 病人穿刺部位应当压迫止血至不出血为止（1分）<br>3. 若病人饮热水、洗澡、运动，需休息30 min后再取血，避免影响检查结果（1分）<br>4. 做血气分析时注射器内勿有空气（1分）<br>5. 标本应当立即送检，以免影响结果（1分）<br>6. 有出血倾向的病人慎用（1分） | 6 | | |
| 评价（5分） | 1. 遵循操作原则和查对制度（1分）<br>2. 操作熟练，步骤正确（1分）<br>3. 沟通合理有效，病人/家属能够知晓护士告知的事项，对服务满意（1分）<br>4. 操作中体现出对病人的人文关怀（2分） | 5 | | |

### 3. 痰标本采集技术操作规程及评价标准

| 项目 | | 操作规程及评价标准 | 分值（分） | 扣分（分） | 备注 |
|---|---|---|---|---|---|
| 准备（25分） | 护士素质 | 护士着装整齐，仪表端庄（2分） | 2 | | |
| | 评估指导 | 1. 查看医嘱/PDA，核查"床头卡"信息无误后，采用"询问式"及"PDA腕带扫描"两种方法确认病人身份（4分）<br>2. 评估病人年龄、病情、意识、治疗情况，心理状态及合作程度，评估口腔黏膜和咽部有无异常（2分）<br>3. 向病人解释采集标本的目的，取得病人配合（2分）<br>4. 告知病人留取痰液前要先漱口，然后深吸气，用力咳出第一口痰，留于容器内。告知病人不可将唾液、漱口水、鼻涕等混入痰中（5分） | 13 | | |
| | 护士准备 | 洗手（1分），戴口罩（2分） | 3 | | |
| | 用物准备 | 车上层：洗手液（1分）车下层：生活垃圾桶、医疗垃圾桶（1分）<br>治疗台上：病人能自行留痰者：标本容器（痰培养标本备无菌容器及漱口溶液200 mL，24 h痰标本备广口集痰器）、化验条码（1分）<br>病人无法咳痰或不合作：集痰器、化验条码，吸痰用物（吸引器、吸痰管）、0.9%氯化钠溶液、手套。痰培养标本须备无菌用物（2分） | 5 | | |
| | 环境准备 | 室温适宜、光线充足、环境安静（2分） | 2 | | |
| 操作过程（56分） | 采集能配合病人 | 1. 查对医嘱、检查用物：转抄至标本采集本上并签名，核对化验条码（3分）<br>（1）检查标本容器，容器应无破损，贴上化验条码（3分）<br>（2）检查无菌溶液（检查液体有效期、瓶体无裂痕、瓶口无松动、液体无浑浊、沉淀及变色）（3分），检查吸痰用物（1分），再次核对（1分）<br>（3）将准备好用物放在治疗车上、推至病人床旁（2分），治疗车摆放位置合理（2分） | 36 | | |

续表

| 项目 | | 操作规程及评价标准 | 分值（分） | 扣分（分） | 备注 |
|---|---|---|---|---|---|
| 操作过程（56分） | 采集能配合病人 | 2.确认病人身份：核查"床头卡"信息无误后，采用"询问式"及"PDA腕带扫描"两种方法确认病人身份（4分）<br>3.协助病人取舒适体位（3分）<br>4.指导：嘱病人漱口（4分）<br>5.采集：深吸气，用力咳出第一口痰（5分）<br>盛于标本容器内，立即送检（5分） | 36 | | |
| | 采集不能配合病人 | 1.戴无菌手套（3分）<br>2.将集痰器分别连接于吸引器和吸痰管（4分）<br>3.按吸痰法将痰吸入集痰器内（4分）<br>4.正确留取标本（2分）<br>5.脱无菌手套（2分）<br>6.注明标本留取时间，及时送检（3分）<br>7.根据需要给予漱口或口腔护理（2分） | 20 | | |
| 整理（8分） | | 1.交代注意事项，整理病人及床单位协助病人取舒适体位（2分）<br>2.妥善处理用物，垃圾分类正确（2分）<br>3.洗手（2分），记录（2分） | 8 | | |
| 注意事项（6分） | | 1.护士在采集过程中要注意根据检查项目选择正确的容器（2分）<br>2.病人做痰培养及癌细胞检查时，应及时送检（2分）<br>3.留取24h痰液时，要注明起止时间（2分） | 6 | | |
| 评价（5分） | | 1.遵循操作原则和查对制度（1分）<br>2.操作熟练，步骤正确（1分）<br>3.沟通合理有效，病人/家属能够知晓护士告知的事项，对服务满意（1分）<br>4.操作中体现出对病人的人文关怀（2分） | 5 | | |

## 4. 咽拭子采集技术操作规程及评价标准

| 项目 | | 操作规程及评价标准 | 分值（分） | 扣分（分） | 备注 |
|---|---|---|---|---|---|
| 操作前准备（20分） | 护士素质 | 护士着装整齐，仪表端庄（2分） | 2 | | |
| | 评估指导 | 1.查看医嘱/PDA，核查"床头卡"信息无误后，采用"询问式"及"PDA腕带扫描"两种方法确认病人身份（3分）<br>2.评估病人年龄、病情、意识、治疗情况，心理状态及合作程度（2分）<br>3.向病人解释采集标本的目的，取得病人配合（2分）<br>4.评估口腔黏膜和咽部有无异常（2分） | 9 | | |
| | 护士准备 | 洗手（1分），戴口罩（2分） | 3 | | |
| | 用物准备 | 车上层：治疗盘，咽拭子培养管、一次性压舌板、手电筒、酒精灯、火柴（2分）<br>车下层：医疗垃圾桶、生活垃圾桶（2分） | 4 | | |
| | 环境准备 | 室温适宜、光线充足、环境安静（2分） | 2 | | |

续表

| 项目 | 操作规程及评价标准 | 分值（分） | 扣分（分） | 备注 |
|---|---|---|---|---|
| 操作过程（57分） | 1. 查对医嘱、检查用物：转抄至标本采集本上并签名，核对化验条码（3分）<br>检查咽拭子管的有效期并贴上化验条码（2分）<br>检查压舌板的有效期（2分）<br>手电筒亮度（2分）<br>检查酒精灯、火柴是否可用（3分）<br>推至病房，治疗车摆放位置合理（3分）<br>2. 确认病人身份：核查"床头卡"信息无误后，采用"询问式"及"PDA腕带扫描"两种方法确认病人身份（4分）<br>3. 协助病人取舒适体位（3分）<br>4. 指导病人清水漱口（3分）<br>5. 采集操作：持手电筒检查病人口腔黏膜及咽部情况（3分）<br>点燃酒精灯（3分）<br>嘱病人张口发"啊"音，暴露咽喉（必要时使用压舌板）（3分）<br>取出培养管中的拭子（3分）<br>轻柔、迅速地擦拭两腭弓、咽及扁桃体上的分泌物（10分）<br>在酒精灯火焰上部消毒试管口（4分）<br>拭子插入试管中，折去手接触部位拭子，塞紧瓶塞（3分）<br>6. 注明标本留取时间，及时送检（3分） | 57 | | |
| 整理（8分） | 交代注意事项，整理病人及床单位协助病人取舒适体位（2分）<br>妥善处理用物，垃圾分类正确（2分）<br>洗手（2分），记录（2分） | 8 | | |
| 注意事项（10分） | 1. 操作中，应注意瓶口消毒，保持容器消毒（2分）<br>2. 用抗菌药物治疗前采集标本（2分）<br>3. 避免交叉感染（2分）<br>4. 注意无菌长棉签不要触及其他部位，防止污染标本，影响检验结果（2分）<br>5. 避免在进食后2 h内留取标本，以防呕吐（2分） | 10 | | |
| 评价（5分） | 1. 遵循操作原则和查对制度（1分）<br>2. 操作熟练，步骤正确（1分）<br>3. 沟通合理有效，病人/家属能够知晓护士告知的事项，对服务满意（1分）<br>4. 操作中体现出对病人的人文关怀（2分） | 5 | | |

## 5. 依据临床情境为病人进行静脉血标本采集——操作流程

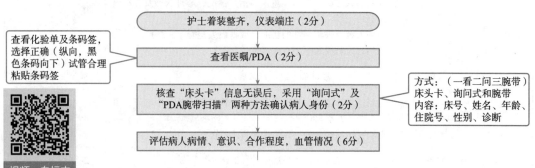

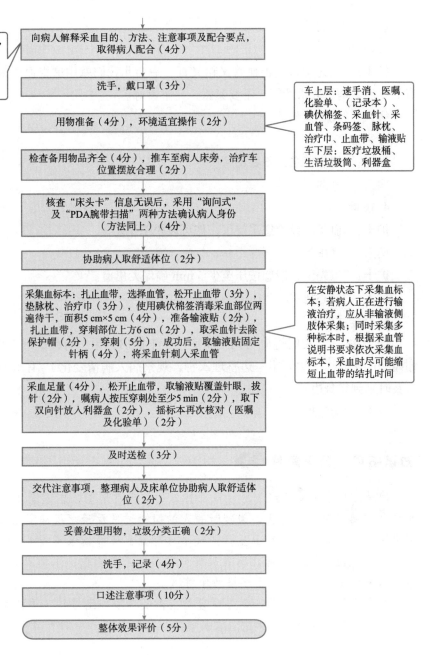

先生您好：为了明确诊断，遵医嘱为采集静脉血，检查一下血常规情况。我看一下您的皮肤和血管。请您平躺，准备给您采血

向病人解释采血目的、方法、注意事项及配合要点，取得病人配合（4分）

洗手，戴口罩（3分）

用物准备（4分），环境适宜操作（2分）

车上层：速手消、医嘱、化验单、（记录本）、碘伏棉签、采血针、采血管、条码签、脉枕、治疗巾、止血带、输液贴
车下层：医疗垃圾桶、生活垃圾筒、利器盒

检查备用物品齐全（4分），推车至病人床旁，治疗车位置摆放合理（2分）

核查"床头卡"信息无误后，采用"询问式"及"PDA腕带扫描"两种方法确认病人身份（方法同上）（4分）

协助病人取舒适体位（2分）

采集血标本：扎止血带，选择血管，松开止血带（3分），垫脉枕、治疗巾（3分），使用碘伏棉签消毒采血部位两遍待干，面积5 cm×5 cm（4分），准备输液贴（2分），扎止血带，穿刺部位上方6 cm（2分），取采血针去除保护帽（2分），穿刺（5分），成功后，取输液贴固定针柄（4分），将采血针刺入采血管

在安静状态下采集血标本；若病人正在进行输液治疗，应从非输液侧肢体采集；同时采集多种标本时，根据采血管说明书要求依次采集血标本，采血时尽可能缩短止血带的结扎时间

采血足量（4分），松开止血带，取输液贴覆盖针眼，拔针（2分），嘱病人按压穿刺处至少5 min（2分），取下双向针放入利器盒（2分），摇标本再次核对（医嘱及化验单）（2分）

及时送检（3分）

交代注意事项，整理病人及床单位协助病人取舒适体位（2分）

妥善处理用物，垃圾分类正确（2分）

洗手，记录（4分）

口述注意事项（10分）

整体效果评价（5分）

## 三、静脉血标本采集技术操作与病人沟通口述

### 1. 核对解释、评估

护士："您好，请问您叫什么名字，我看一下您的腕带（一看二问三腕带）。"

病人："王东。"

护士："为了进一步明确诊断，遵医嘱我准备为采集血常规进行化验检查。我看一下您的皮肤和血管情况。请您平躺，一会准备给您采血。"

病人："好的。"

**2. 准备**

护士："王先生，这根血管又粗又直，一会儿我们就用这根血管采血，扎针时候稍微有一点疼，请您放松情绪，不要紧张，一下就好。"

病人："我不紧张。"

**3. 采血**

护士："请您握拳，不要动。"

病人："好的。"

**4. 拔针**

护士："血我已经给您采好了，您可以松拳了。"

病人："真快呀！"

护士："王先生，请您按压至少 5 min 确保无出血。"

病人："放心吧。"

**5. 操作后嘱咐**

护士："一会我们将血送到化验室，下午能出结果，有什么问题医生会过来找您的。谢谢您的配合（一边嘱咐一边整理衣物，观察病人病情变化）。有事请您按呼叫器，我们会及时来到您身边。"

病人："谢谢护士。"

**知识拓展—课程素养** ▶▶▶

　　静脉血标本采集是经静脉抽取血标本的临床常用基础护理操作技术，血标本结果可反映身体功能及异常变化，为判断病人的病情进展及治疗疾病提供重要参考。2020 年，国家卫生健康委员会发布卫生行业标准《静脉血液标本采集指南》（WS/T 661—2020），规范了各级医疗机构静脉血标本采集前准备、采集操作、采集后处理等临床操作实践，对静脉采血质量提升具有重要推动作用。

　　在操作过程中，护理人员应该遵循指南及各项规定流程，严格执行查对制度、无菌原则等，保持慎独精神，做到人文关怀。

**? 课后习题**

　　1. 静脉采血时，以下处理不妥的是（　　　　）。

　　　A. 在抽血时要询问病人感受

　　　B. 当病人出汗、面色苍白时，应立即停止抽血

　　　C. 操作失败，应取得病人谅解，再进行操作

　　　D. 抽血检验肝功能时应空腹采血

　　　E. 正在输液时可以利用原有的输液针头采血

2.血气分析时，标本的采集处理中，以下做法错误的是（　　　　）。

A.采集动脉血　　　　　　　　　　B.以肝素抗凝

C.立即送检　　　　　　　　　　　D.不需与空气隔绝

E.抽血后将针头刺入胶塞摇匀血液

3.同时抽取多项血标本时，应将血液最先注入（　　　　）。

A.抗凝管　　　　　　　　　　　　B.干燥管

C.血培养管　　　　　　　　　　　D.随意注入一管

E.生化管

4.检查粪便中的寄生虫卵应（　　　　）。

A.取中间部位的粪便　　　　　　　B.取边缘部位的粪便

C.取不同部位的粪便　　　　　　　D.随机取少许粪便

E.留取全部粪便

5.测尿蛋白定量时防腐剂加（　　　　）。

A.甲醛　　　　　　　　　　　　　B.浓盐酸

C.甲苯　　　　　　　　　　　　　D.浓硝酸

E.95%乙醇

6.采集咽拭子的时间不宜安排在（　　　　）。

A.清晨　　　　　　　　　　　　　B.9：00

C.餐后2 h内　　　　　　　　　　D.16：00

E.睡前

7.尿培养标本时接取中段尿的量是（　　　　）mL。

A.1～5　　　　　　　　　　　　　B.5～10

C.10～15　　　　　　　　　　　　D.15～20

E.20～25

8.病人女，34岁，感染性心内膜炎，医嘱抽血做血培养，护士采集培养标本时，正确的做法是（　　　　）。

A.容器中加防腐剂　　　　　　　　B.必须空腹取标本

C.采用清洁干燥试管　　　　　　　D.在血药浓度最低时采集标本

E.已用抗生素的病人，不可采集标本

9.采集痰培养可用的漱口液是（　　　　）。

A.0.1%醋酸溶液　　　　　　　　　B.0.9%氯化钠溶液

C.1%呋喃西林溶液　　　　　　　　D.朵贝尔溶液

E.1%～3%硼酸溶液

10.病人，男，54岁，因消化性溃疡入院。护士为其采集粪便隐血标本，病人可进的饮食是（　　　　）。

A.红烧肉　　　　　　　　　　　　B.白菜豆腐汤

C.炒菠菜　　　　　　　　　　　　D.猪肝

E.鸭血粉丝

# 任务二十一

## 心肺复苏技术

**临床情境** ▶▶▶

### 案例

刘某，女，54岁，"2 h 前误服敌敌畏 50 mL 左右"急诊就诊。病人神志不清，双瞳孔针尖大小，烦躁不安，面色苍白，口唇呈紫色，T 36.7 ℃，P 98 次/min，R 24 次/min，BP131/85 mmHg，呼吸急促，双肺呼吸音粗。护士遵医嘱立即给予洗胃。在胃灌洗过程中，病人突然丧失意识，自主呼吸消失，脉搏、血压测不到。护士立即拔除胃管，对病人进行心肺复苏术。抢救 5 min 后病人心跳和自主呼吸恢复。

### 工作任务

1. 能准确实施病人意识、周围大动脉搏动、自主呼吸判断操作。

2. 能正确实施单人徒手心肺复苏有效性操作。

3. 结合临床情境应用护理程序的方法完成该名病人心肺复苏术操作。

视频：心肺复苏

# 一、应用护理程序为病人制订护理方案

## （一）心肺复苏术基础知识

### 1.概念

心肺复苏（Cardiopulmonary Resuscitation，CPR）是对于外伤、疾病、中毒、意外低温、淹溺和电击等各种原因，导致呼吸停止、心搏骤停，必须紧急采取重建和促进心脏、呼吸有效功能恢复的一系列措施。

基础生命支持技术（Basic Life Support，BLS）又称为现场急救，是指在事发的现场，对病人实施及时、有效的初步救护，是指专业或非专业人员进行徒手抢救。

### 2.心搏、呼吸停止的原因

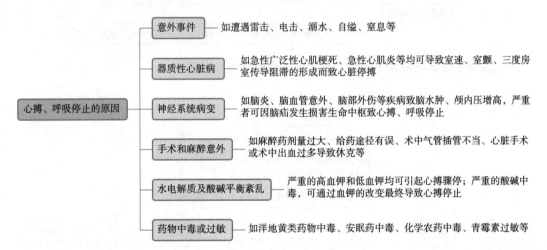

### 3.心搏、呼吸停止的临床表现

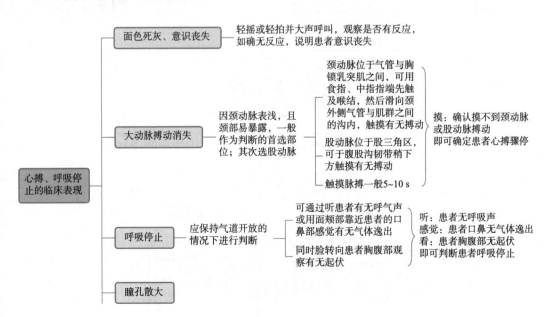

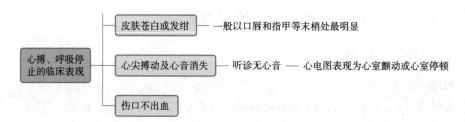

注：值得强调的是，心搏骤停时虽可出现上述多种临床表现，但其中以意识丧失和大动脉搏动消失这两项最为重要，故仅凭这两项即可做出心搏骤停的判断，并立即开始实施基础生命支持（BLS）技术。

### 4. 心肺复苏术目的

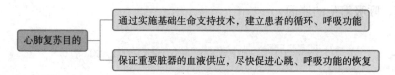

### 5. 基础生命支持技术（BLS）成人心搏骤停抢救流程图

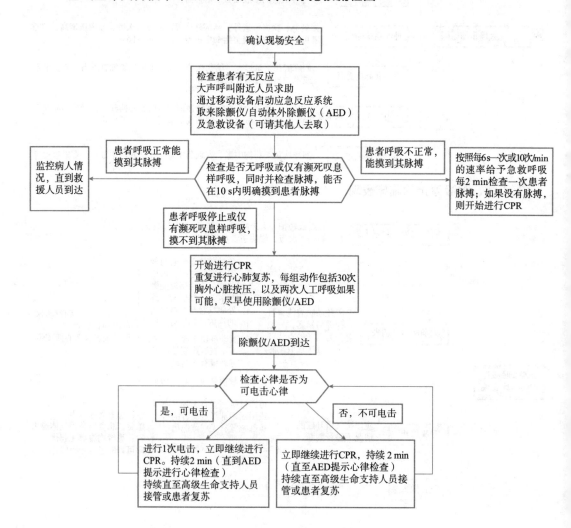

## （二）与心搏、呼吸骤停相关护理诊断

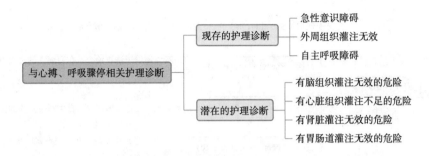

## （三）应用护理程序为病人制订护理计划

| 开始日期 | 时间 | 护理诊断 | 预期目标 | 护理措施 | 签名 | 评价 | | |
|---|---|---|---|---|---|---|---|---|
| | | | | | | 日期 时间 | 结果 | 签名 |
| 11.2 | 8：00 | 急性意识障碍：与心搏骤停有关 | 心肺复苏术实施后病人意识障碍程度改善 | 1. 正确判断病人意识是否丧失，轻拍病人双肩，并在病人耳边大声呼唤<br>2. 正确判断病人意识障碍程度分级<br>3. 病人无反应，立即判断病人颈动脉搏动及自主呼吸是否存在 | 刘× | 11.2 8：05 | 心肺复苏术实施后病人意识恢复 | 刘× |
| 11.2 | 8：00 | 外周组织灌注无效：与心搏骤停有关 | 心肺复苏术实施中、后可触及病人颈动脉（大动脉）搏动 | 1. 立即正确判断颈动脉（大动脉）有无搏动<br>2. 同时将面颊靠近病人口鼻部听有无呼吸声，感觉口鼻处有无气体逸出，看病人胸腹部有无起伏<br>3. 判断 5～10 s<br>4. 颈动脉无搏动、无呼吸或仅有喘息，立即启动应急反应系统，呼叫其他人帮忙<br>4. 立即启动心肺复苏术 | 刘× | 11.2 8：05 | 心肺复苏术实施后，病人颈动脉（大动脉）搏动恢复 | 刘× |
| 11.2 | 8：00 | 自主呼吸障碍：与心脏骤停、呼吸停止有关 | 心肺复苏术实施后，病人自主呼吸恢复 | 1. 开放气道，实施有效的人工呼吸措施<br>2. 密切观察病人自主呼吸恢复情况<br>3. 高流量面罩氧气吸入 | 刘× | 11.2 8：05 | 心肺复苏术实施后，病人自主呼吸恢复 | 刘× |

## （四）标准化沟通模式（SBAR）

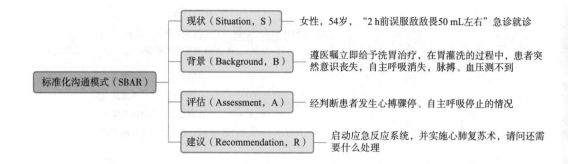

## 二、护理措施实施阶段——单人徒手心肺复苏术操作评分标准及流程

### 1.单人徒手心肺复苏术操作规程及评价标准

| 项目 | | 操作规程及评价标准 | 分值（分） | 扣分（分） | 备注 |
|---|---|---|---|---|---|
| 操作前准备（6分） | 护士素质 | 护士着装整齐，仪表端庄（2分） | 2 | | |
| | 用物准备 | 院内施救物品准备：治疗车上：治疗盘、治疗盘内放血压计、听诊器、手电筒、纱布2块，必要时备一木板、脚踏凳（缺一件扣0.5分，共4分）（院外施救纱布2块） | 4 | | |
| 操作过程（84分） | 判断并呼救 | 1. 口述："有人突然晕倒""确认环境安全"（2分）<br>2. 拍打病人两肩，同时在左右耳畔分别大声呼叫病人："同志，您怎么了？"观察病人有无反应（3分）<br>3. 触摸颈动脉同时判断呼吸：右手中指和示指于气管正中旁开2指处（手指与身体纵轴垂直）判断颈动脉是否搏动，操作者脸贴近病人口鼻、眼睛斜视观察胸廓有无起伏判断呼吸，计数1001→1002→1003→1004→1005→1006→1007（5分）<br>4. 口述："病人无颈动脉搏动，无自主呼吸"（2分）<br>5. 呼救：（院外）请求帮助，"请周围人拨打120"，或（院内）"来人抢救"取得除颤仪（AED），推抢救车（3分）<br>6. 记录抢救开始时间（2分）<br>7. 摆放复苏体位，去枕、平卧，软床背部垫木板（2分）<br>8. 解开衣扣，充分暴露前胸部，松开腰带（2分） | 21 | | |
| | 胸外按压人工呼吸交替进行5个循环 | 9. 行胸外心脏按压：右手示指划两乳头连线，于中点处确定按压位置（2分）<br>10. 两手掌根部重叠置于胸骨下半部分，左手指抬起不触及胸壁（3分）<br>11. 双肘关节伸直，利用身体重量有节律地连续垂直按压30次（5分）<br>12. 按压时间与放松时间为1：1（2分），速率100～120次/min（17～20次/10秒）（2分），胸骨下陷5～6 cm（2分）按压后使胸廓充分回弹（2分）<br>13. 将病人头部偏向操作者一侧，取纱布缠于右手指，左手按压下颌助其张口，清除口鼻腔分泌物，如有活动性义齿取出（2分） | 53 | | |

续表

| 项目 | | 操作规程及评价标准 | 分值（分） | 扣分（分） | 备注 |
|---|---|---|---|---|---|
| 操作过程（84分） | 胸外按压人工呼吸交替进行5个循环 | 14. 仰头提颏法开放气道：左手小鱼际置于前额发迹处，右手示指、中指置于病人下颌骨下方，左手轻压使头后仰，右手上抬，将颏部向前上抬起，使病人下颌角和耳垂连线与地面垂直（成人），将气道打开并固定气道，注意不要压到喉部（3分）<br>15. 左手继续固定气道（2分），右手取纱布遮盖口唇露出鼻孔（1分）<br>16. 右手继续抵住下颌骨下方，右手拇指扒开口唇，平静吸气后，术者口唇包绕密封病人口周（1分），左手以拇指、示指捏住鼻翼（1分），进行口对口人工呼吸2次（3分）<br>17. 吸呼比为1∶1（2分），时间约为2 s（2分），吹气量以明显看到胸廓起伏为原则，胸廓抬起后松开捏鼻的手指，观察胸廓回落情况，再进行下一次人工呼吸（2分），胸外按压与人工呼吸交替进行共5个循环（5分）<br>18. 口述（2分）：每5个循环后判断一次，直至病人恢复或高级生命支持人员及仪器设备到达或医生诊断临床死亡<br>19. 判断颈动脉搏动及自主呼吸（方法同前）（2分）："能触及周围大动脉搏动；自主呼吸已经恢复；颜面、口唇、甲床、皮肤色泽转为红润"（2分），用手电检查瞳孔："散大的瞳孔已缩小"（2分）；监护仪显示"上肢收缩压在60 mmHg以上，心电图波形有改善"（2分）<br>20. 看表记下抢救结束时间（1分） | 53 | | |
| | 整理安抚病人 | 21. 恢复气道（2分），垫枕，去除木板；整理衣裤（2分）<br>22. 整理床铺、整理用物、给予安慰（2分）<br>23. 洗手（2分），记录（2分） | 10 | | |
| 注意事项（4分） | | 口述注意事项（4分）<br>1. 人工呼吸时送气量不宜过大，以免引起病人胃部胀气<br>2. 如有颈部损伤可采取托颌法开放气道<br>3. 胸外按压时，要确保足够的频率及深度，尽可能不中断胸外按压，每次胸外按压后要让胸廓充分的回弹，以保证心脏得到充分的血液回流<br>4. 胸外按压时，肩、肘、腕在一条直线上，并与病人身体长轴垂直，按压时，手掌掌根不能离开胸壁 | 4 | | |
| 评价（6分） | | 1. 操作熟练，步骤正确，沟通合理有效（2分）<br>2. 遵循急救原则，具备急救意识（2分）<br>3. 完成操作时间：5 min（超出30 s扣1分，共2分） | 6 | | |

## 2. 依据临床情境为病人进行单人徒手心肺复苏术——操作流程

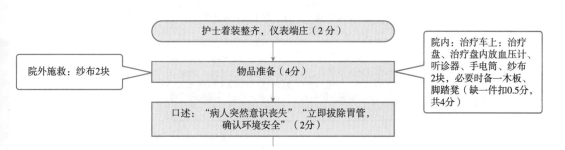

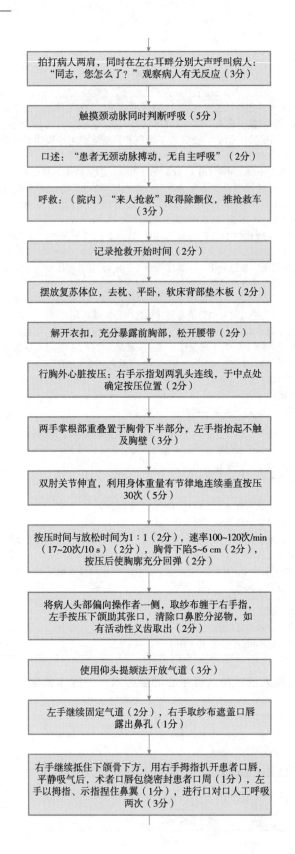

拍打病人两肩，同时在左右耳畔分别大声呼叫病人："同志，您怎么了？" 观察病人有无反应（3分）

触摸颈动脉同时判断呼吸（5分）

口述："患者无颈动脉搏动，无自主呼吸"（2分）

呼救：（院内）"来人抢救" 取得除颤仪，推抢救车（3分）

记录抢救开始时间（2分）

摆放复苏体位，去枕、平卧，软床背部垫木板（2分）

解开衣扣，充分暴露前胸部，松开腰带（2分）

行胸外心脏按压：右手示指划两乳头连线，于中点处确定按压位置（2分）

两手掌根部重叠置于胸骨下半部分，左手指抬起不触及胸壁（3分）

双肘关节伸直，利用身体重量有节律地连续垂直按压30次（5分）

按压时间与放松时间为1∶1（2分），速率100~120次/min（17~20次/10 s）（2分），胸骨下陷5~6 cm（2分），按压后使胸廓充分回弹（2分）

将病人头部偏向操作者一侧，取纱布缠于右手指，左手按压下颌助其张口，清除口鼻腔分泌物，如有活动性义齿取出（2分）

使用仰头提颏法开放气道（3分）

左手继续固定气道（2分），右手取纱布遮盖口唇露出鼻孔（1分）

右手继续抵住下颌骨下方，用右手拇指扒开患者口唇，平静吸气后，术者口唇包绕密封患者口周（1分），左手以拇指、示指捏住鼻翼（1分），进行口对口人工呼吸两次（3分）

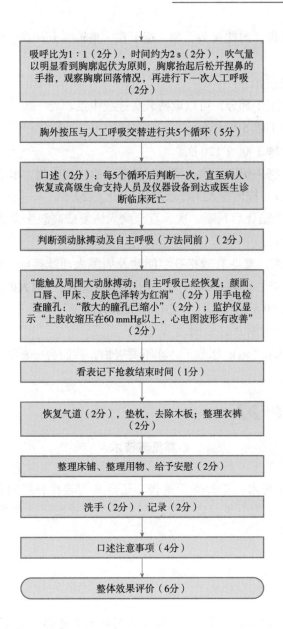

吸呼比为1∶1（2分），时间约为2 s（2分），吹气量以明显看到胸廓起伏为原则，胸廓抬起后松开捏鼻的手指，观察胸廓回落情况，再进行下一次人工呼吸（2分）

胸外按压与人工呼吸交替进行共5个循环（5分）

口述（2分）：每5个循环后判断一次，直至病人恢复或高级生命支持人员及仪器设备到达或医生诊断临床死亡

判断颈动脉搏动及自主呼吸（方法同前）（2分）

"能触及周围大动脉搏动；自主呼吸已经恢复；颜面、口唇、甲床、皮肤色泽转为红润"（2分）用手电检查瞳孔："散大的瞳孔已缩小"（2分）；监护仪显示"上肢收缩压在60 mmHg以上，心电图波形有改善"（2分）

看表记下抢救结束时间（1分）

恢复气道（2分），垫枕，去除木板；整理衣裤（2分）

整理床铺、整理用物、给予安慰（2分）

洗手（2分），记录（2分）

口述注意事项（4分）

整体效果评价（6分）

## 三、心肺复苏术语言沟通

（1）口述："有人突然晕倒""确认环境安全"。

（2）拍打病人两肩，同时在左右耳畔分别大声呼叫病人："同志，您怎么了？"观察病人有无反应。

（3）触摸颈动脉同时判断呼吸：摸、看、听、感觉，计数，从"1001至1007"。

（4）口述："病人无颈动脉搏动，无自主呼吸"。

（5）呼救：（院外）请求帮助，"请周围人（指定一人）拨打120"，或（院内）"××护士，立即通知医生，来人抢救"取得除颤仪或自动体外除颤仪（AED），推抢救车。

（6）记录抢救开始时间"×× 时 ×× 分"。

（7）硬板床，仰卧位，去枕，头、颈、躯干在一条轴线上，双手放于身体两侧，身体无扭曲。

（8）非口述，知识点如下：

①按压部位：胸骨下半部分，可以取两乳头连线中点。

②按压深度：胸骨下陷 5～6 cm。

③按压频率：每分钟 100～120 次。

（9）颈部无损伤，将头偏向一次，清除口鼻腔分泌物或异物，取下活动性义齿。

（10）非口述知识点：按压与人工呼吸之比：30：2。

（11）口述：每5个循环后判断一次，直至病人恢复或高级生命支持人员及仪器设备到达或医生诊断临床死亡。

（12）判断复苏效果：复苏有效指征"能触及周围大动脉搏动；自主呼吸已经恢复；颜面、口唇、甲床、皮肤色泽转为红润"；用手电检查瞳孔："散大的瞳孔已缩小"；监护仪显示"上肢收缩压在 60 mmHg 以上，心电图波形有改善"。

（13）记录抢救结束时间"××时××分"。

（14）意识恢复病人："×× 您醒了，你不要害怕，我们会一直陪伴您。"

### 知识拓展—课程素养 ▶▶▶

#### 心肺复苏技术

心肺复苏技术经历了漫长的发展历程，从最初的人工呼吸和胸外按压，到现在机械心肺复苏技术等多样化技术，不断更新迭代，已经成为治疗猝死的最为有效手段之一。心肺复苏技术（CPR）虽然不能治愈疾病，但能够在关键时刻挽救病人生命，具有重要的人道主义和社会价值。

### 课后习题

1. 心搏骤停出现大动脉搏动消失，一般作为判断的首选部位是（　　　）。

    A. 桡动脉　　　　　　　　　　　B. 颞动脉

    C. 颈动脉　　　　　　　　　　　D. 股动脉

    E. 足背动脉

2. 胸外心脏按压的频率为（　　　）次 /min。

    A. 60～100　　　　　　　　　　B. 60～80

    C. 80～110　　　　　　　　　　D. 100～120

    E. 80～100

3. 对突发呼吸、心搏骤停的病人实施心肺复苏时，下列做法不正确的是（　　　　）。

　　A. 首先确认现场是否安全

　　B. 应该在 10 s 内完成大动脉搏动检查

　　C. 检查病人没有呼吸且无脉搏即刻开始人工呼吸

　　D. 实施胸外心脏按压的频率是 100 ～ 120 次 /min

　　E. 人工呼吸的频率是每 5 ～ 6 s 1 次呼吸

4. 胸外心脏按压时，成人按压的深度是（　　　　）cm。

　　A. 2 ～ 3　　　　　　　　　　　　　　B. 3 ～ 4

　　C. 5 ～ 6　　　　　　　　　　　　　　D. 7 ～ 8

　　E. 胸部前后径的 1/3

5. 单人实施心肺复苏，胸外心脏按压与人工呼吸的比是（　　　　）。

　　A. 10 ∶ 1　　　　　　　　　　　　　B. 15 ∶ 1

　　C. 30 ∶ 1　　　　　　　　　　　　　D. 15 ∶ 2

　　E. 30 ∶ 2

6. 心搏、呼吸停止的临床表现中仅凭（　　　　）这两项，即可以判断病人出现心搏骤停，需要立即开始心肺复苏术（　　　　）。

　　A. 意识丧失、大动脉搏动消失　　　　　B. 呼吸停止、伤口不出血

　　C. 瞳孔散大、皮肤苍白或发绀　　　　　D. 意识丧失、伤口不出血

　　E. 呼吸停止、皮肤苍白或发绀

7. 对无颈部损伤心搏骤停成人进行口对口吹气前应将病人的气道打开，下颌角、耳垂与地面成（　　　　）。

　　A. 60°　　　　　　　　　　　　　　　B. 120°

　　C. 90°　　　　　　　　　　　　　　　D. 75°

　　E. 30°

8. 心肺复苏时急救者在电击除颤后应（　　　　）。

　　A. 立即检查心跳或脉搏

　　B. 先行胸外心脏按压，在 5 组（或者约 2 min）心肺复苏后再进行大动脉搏动检查

　　C. 立即进行心电图检查

　　D. 调节好除颤仪，准备第二次除颤

　　E. 立即进行自主呼吸判断

9. 成人心搏骤停的病人人工呼吸前，开放气道的方法不包括（　　　　）。

　　A. 仰额提颌法　　　　　　　　　　　　B. 仰额抬颈法

　　C. 托颌法　　　　　　　　　　　　　　D. 双手抬颌法

　　E. 仰额抬颌法

10. 判断口对口人工呼吸法是否有效，首先观察（　　　　）。

　　A. 口唇发绀是否改善　　　　　　　　　B. 瞳孔是否缩小

　　C. 病人胸廓是否起伏　　　　　　　　　D. 剑突下隆起

　　E. 皮肤颜色改变

# 任务二十二
## 吸氧法

**临床情境** ▶▶▶

**案例**

吴某，女，72 岁，呼吸费力、胸闷 3 年有余，近一周时间病情加重前来就诊，自诉胸闷，呼吸困难，咳嗽，痰液黏稠。既往有慢性呼吸衰竭病史。查体：T 36.5 ℃，R 32 次 /min，P124 次 /min，BP 90/60 mmHg（T 代表体温；P 代表脉搏；R 代表呼吸；BP 代表血压）；动脉血气分析结果：$PaO_2$55 mmHg，$PaCO_2$60 mmHg，$SaO_2$80%。入院时诊断：Ⅱ 型呼吸衰竭。

**工作任务**

1. 能够改善病人呼吸困难情况。

2. 能够正确进行氧疗。

视频：氧气
吸入疗法

# 一、应用护理程序为病人制订护理方案

## 1. 吸氧法基础知识

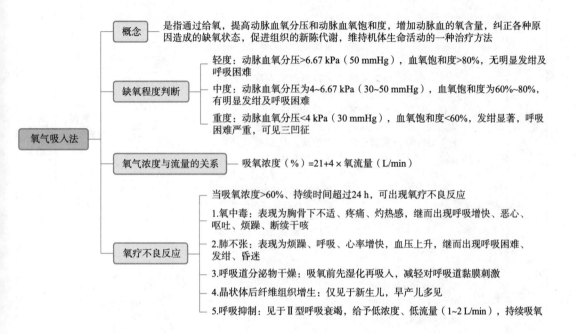

氧气吸入法

- 概念：是指通过给氧，提高动脉血氧分压和动脉血氧饱和度，增加动脉血的氧含量，纠正各种原因造成的缺氧状态，促进组织的新陈代谢，维持机体生命活动的一种治疗方法
- 缺氧程度判断
  - 轻度：动脉血氧分压>6.67 kPa（50 mmHg），血氧饱和度>80%，无明显发绀及呼吸困难
  - 中度：动脉血氧分压为4~6.67 kPa（30~50 mmHg），血氧饱和度为60%~80%，有明显发绀及呼吸困难
  - 重度：动脉血氧分压<4 kPa（30 mmHg），血氧饱和度<60%，发绀显著，呼吸困难严重，可见三凹征
- 氧气浓度与流量的关系：吸氧浓度（%）=21+4×氧流量（L/min）
- 氧疗不良反应：当吸氧浓度>60%、持续时间超过24 h，可出现氧疗不良反应
  1. 氧中毒：表现为胸骨下不适、疼痛、灼热感，继而出现呼吸增快、恶心、呕吐、烦躁、断续干咳
  2. 肺不张：表现为烦躁、呼吸、心率增快，血压上升，继而出现呼吸困难、发绀、昏迷
  3. 呼吸道分泌物干燥：吸氧前先湿化再吸入，减轻对呼吸道黏膜刺激
  4. 晶状体后纤维组织增生：仅见于新生儿，早产儿多见
  5. 呼吸抑制：见于Ⅱ型呼吸衰竭，给予低浓度、低流量（1~2 L/min），持续吸氧

## 2. 与吸氧法相关护理诊断

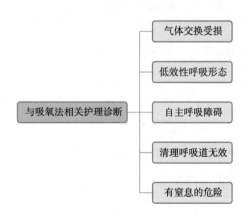

与吸氧法相关护理诊断
- 气体交换受损
- 低效性呼吸形态
- 自主呼吸障碍
- 清理呼吸道无效
- 有窒息的危险

### 3. 应用护理程序为病人制订护理计划

| 开始日期 | 时间 | 护理诊断 | 预期目标 | 护理措施 | 签名 | 评价 | | |
|---|---|---|---|---|---|---|---|---|
| | | | | | | 日期/时间 | 结果 | 签名 |
| 11.2 | 8:00 | 气体交换受损:与气道阻塞,通气不足有关 | 3天内病人呼吸困难减轻,缺氧症状得到改善 | 1. 遵医嘱给予病人鼻导管低浓度、低流量(2L/min)持续给氧 2. 协助病人取半坐卧位,减少自理活动和不必要操作 3. 指导病人进行缩唇式呼吸,增加有效通气量,改善通气功能 4. 给予心理支持,密切关注病人动脉血气分析结果,提供病情动态信息 | 刘× | 11.5 8:00 | 呼吸困难缓解,目标实现 | 刘× |
| 11.2 | 8:00 | 清理呼吸道无效:与呼吸道分泌物黏稠有关 | 一周内病人痰液稀薄,容易咳出;痰量减少甚至消失 | 1. 遵医嘱给予病人雾化吸入,稀释痰液 2. 指导并协助病人进行有效咳嗽、咳痰 3. 每日饮水1 500 mL以上,适当增加维生素和蛋白质摄入 4. 保持室内空气新鲜,温湿度适宜 | 刘× | 11.9 8:00 | 目标完全实现 | 刘× |
| 11.2 | 8:00 | 舒适度减弱:与吸氧引起鼻咽部黏膜干燥有关 | 患者自诉吸氧时鼻咽部干燥感减轻 | 1. 湿化瓶中加入的无菌蒸馏水湿化氧气 2. 每日使用湿棉签为患者湿润鼻腔 3. 病情允许增加每日饮水量,湿化呼吸道 | 刘× | 11.9 8:00 | 目标完全实现 | 刘× |

### 4. 标准化沟通模式(SBAR)

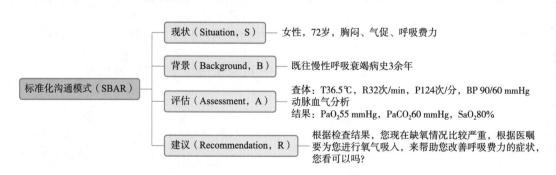

## 二、护理措施实施阶段——吸氧法护理技术操作评分标准及流程

### 1.氧气吸入法操作规程及评价标准

| 项目 | | 操作规程及评价标准 | 分值（分） | 扣分（分） | 备注 |
|---|---|---|---|---|---|
| 准备（20分） | 护士准备 | 查看医嘱（1分），衣帽整洁，修剪指甲，取下手表、饰物，洗手，戴口罩（4分） | 5 | | |
| | 用物准备 | 治疗车上层：速手消、吸氧记录本、棉签罐、无菌纱布、吸氧用物1套（按需备鼻塞式、面罩式）、中心供氧装置备氧气流量表和湿化瓶（如为氧气筒吸氧则另备扳手、氧气压力表）、治疗碗1个、灭菌注射用水1瓶、湿化瓶标签、无菌剪刀、碘伏棉签治疗车下层：医用垃圾桶、生活垃圾桶等（缺一件扣0.5分，共6分） | 6 | | |
| | 评估指导 | 1.查看医嘱/PDA（1分），核查"床头卡"信息无误后，采用"询问式"及"PDA腕带扫描"两种方法确认病人身份（2分）2.根据病人年龄、病情、意识、呼吸状况、合作程度及缺氧程度（2分）向病人及家属解释吸氧的目的，用氧时注意事项，取得合作（2分）3.根据病人病情调整舒适卧位，评估鼻腔状况（有无鼻息肉、鼻中隔偏曲或分泌物阻塞等）、通畅程度（2分） | 9 | | |
| 操作过程（56分） | 氧气吸入法操作过程（50分） | 检查用物备湿化瓶：1.检查用物（已备物品齐全、无过期、无破损）（1分）2.打开湿化瓶（1分）3.检查灭菌注射用水、有效期、瓶口无松动、瓶体无裂痕、液体对光反射无浑浊沉淀（2分）4.碘伏棉签消毒灭菌注射用水待剪开部位，待干（1分），取无菌剪刀在灭菌注射用水消毒处剪一大小适宜的开口（1分）5.倒少量灭菌注射用水冲洗开口后，取适量灭菌注射用水于湿化瓶内（1/2～2/3）（1分），拧紧湿化瓶（1分），将所有用物放于治疗车上，摆放合理（2分） | 10 | | |
| | | 给氧：1.推车入病房，治疗车位置摆放合理（1分）2.核查"床头卡"信息无误后，采用"询问式"及"PDA腕带扫描"两种方法确认病人身份（2分）3.根据给氧方法用湿棉签清洁一侧或双侧鼻腔（2分）4.将流量表和湿化瓶安装在中心供氧或氧气筒装置上，安装后向外轻拉氧气表，检查是否连接紧密，检查有无氧气（1分）5.连接吸氧导管（1分）6.打开流量表开关（氧气筒吸氧需先打开总开关，再开流量表），7.根据医嘱调节氧流量（2分）8.检查鼻导管是否通畅，用手背试气并口述：鼻导管通畅（2分）9.将鼻导管或鼻塞按要求插入病人鼻孔（口述：如为面罩法，将面罩置于病人口鼻部）（2分）10.调节好导管松紧度，固定（2分）11.协助病人卧位舒适（1分）12.整理床单位（1分），整理用物（1分），再次核对（1分） | 25 | | |

| 项目 | 操作规程及评价标准 | | 分值（分） | 扣分（分） | 备注 |
|---|---|---|---|---|---|
| 操作过程（56分） | 氧气吸入法操作过程（50分） | 13.告知用氧注意事项：不要吸烟，点明火，也不要自行调节氧气流量和摘除鼻导管，如果鼻黏膜干燥、胸闷憋气、头痛、头晕时请与护士联系解决。将呼叫器置病人伸手可及处（2分）<br>14.洗手，摘口罩（1分），看表，记录给氧时间、氧流量、病人反应（1分）<br>15.口述（2分）：观察用氧疗效，有无氧疗副作用发生，用氧期间要观察病人意识状态、心率变化，呼吸困难、发绀症状是否缓解；耳后有无压痕；导管是否通畅；湿化瓶内水是否足量 | 25 | | |
| | | 停氧：<br>1.看停氧医嘱（1分）<br>2.入病房，核查"床头卡"信息无误后，采用"询问式"及"PDA腕带扫描"两种方法确认病人身份，与病人沟通取得合作（2分）<br>3.洗手，戴口罩（1分）<br>4.取下鼻导管（1分），用无菌纱布擦净鼻部（1分）<br>5.关流量表（1分），取下流量表和湿化瓶放于治疗车下层（1分）<br>6.协助病人舒适卧位（1分）<br>7.整理床单位（1分）<br>8.洗手，摘口罩（1分），看表，记录停止吸氧时间及效果（1分）<br>9.一次性用物分类放置（1分）<br>口述注意事项（2分）：<br>1.病人身份识别：至少同时使用两种方式，如姓名、年龄、出生年月、性别、病历号、床号等<br>2.根据医嘱选择氧疗装置<br>3.吸氧过程中如需调节氧流量，应先取下鼻导管，调节好流量后再与病人连接<br>4.持续吸氧的病人，应当保持管道通畅，必要时进行更换<br>5.观察、评估吸氧效果 | 15 | | |
| | 整理用物（6分） | 1.垃圾分类处理正确（2分）<br>2.协助病人盖被、取舒适卧位（2分）<br>3.整理床单位（2分） | 6 | | |
| 注意事项（20分） | | 1.严守操作规程，做好"四防"，即防火、防震、防油、防热；氧气筒置于阴凉处，周围严禁烟火及易燃易爆品，离暖气1 m以上，离火炉5 m以上，筒上应有"严禁烟火"标志；搬运氧气筒时，避免倾斜、撞击，氧气表及螺纹口上勿涂油，勿用带油的手装卸，避免燃烧<br>2.吸氧时，先调好流量再应用；停氧时，先拔导管再关闭各个开关；中途改变流量时，先分离导管与湿化瓶连接处，调好流量再接上<br>3.用氧中，密切观察病人呼吸形式、脉搏、血压、皮肤颜色及血气分析结果，判断缺氧症状有无改善<br>4.氧气筒内氧气不可用尽，压力表指针至5 kg/cm²（0.5 MPa）时，不可再用，防止灰尘进入充气时引起爆炸；对已用空或未用完的氧气筒，分别挂"空"或"满"的标志，避免急救时出错 | 20 | | |

续表

| 项目 | 操作规程及评价标准 | 分值（分） | 扣分（分） | 备注 |
|---|---|---|---|---|
| 注意事项（20分） | 5. 为急性肺水肿的病人吸氧时，湿化瓶内盛放 20%～30% 乙醇溶液，目的降低肺泡内泡沫表面张力，使泡沫破裂、消散，改善肺部气体交换，减轻缺氧症状 | 20 | | |
| 评价（4分） | 1. 正确指导病人（1分）<br>2. 遵循无菌操作原则，操作规范，熟练有序（1分）<br>3. 沟通合理有效，病人/家属能够知晓护士告知的事项，对服务满意（1分）<br>4. 注意保暖，操作中体现出对病人的人文关怀（1分） | 4 | | |

## 2. 氧气吸入法操作流程

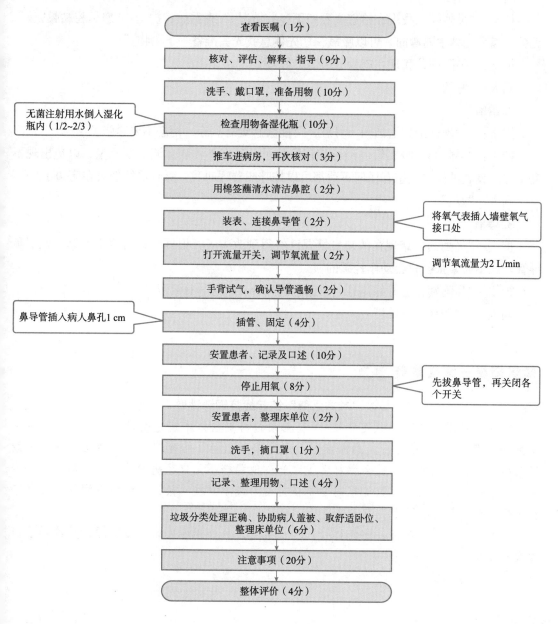

## 三、氧气吸入法操作与病人沟通口述

### 1. 操作前的评估

护士："您好！（核对病人身份信息），请问您叫什么名字？"查看核对床头卡。

病人："吴芳。"

护士："我现在需要扫描一下您腕带上的条形码。"

护士："吴阿姨您好，我是您的责任护士小姜，为了解决您现在的不适，改善您呼吸费力的情况，我要遵医嘱为您进行吸氧。在吸氧过程中，请您和家属不要在病房里吸烟、用火，不要轻易调节氧气流量。您看可以吗？"

病人："可以。"

护士："吴阿姨，我现在给您查看一下鼻腔情况。"查看后，护士："您鼻腔黏膜完好，无鼻息肉、无鼻中隔弯曲，可以吸氧，您先休息我先去准备一下用物。"

护士："吴阿姨，我现在就为您吸氧，好吗？"

病人："好的。"

### 2. 给氧

护士："我现在给您清洁一下鼻腔，可能会感觉有点凉，请您不要紧张。"

护士："吴阿姨，吸氧管已经给您连接好了，请您不要随意调节氧流量，以免出现不良反应。吸氧过程中，您有任何不适都可以按呼叫器呼叫我，呼吸器给您放在床边了！"

病人："好。"

### 3. 停氧

护士："吴阿姨，您现在的缺氧情况已经得到改善了，根据医嘱需停止吸氧，取下鼻导管。您不要紧张，我会动作轻柔的。"

护士："吴阿姨，您好好休息，感谢您的配合，祝您早日康复。"

病人："谢谢你，小姜。"

### 知识拓展—课程素养 ▶▶▶

#### 以"渐冻之躯"铸起战疫铜墙铁壁

武汉金银潭医院院长张定宇说："我必须跑得更快，才能跑赢时间，才能从病毒手里抢回更多病人。"张定宇身患渐冻症，他的双腿已经开始萎缩，但他站立的地方是最坚实的阵地，要为病人、社会燃起希望之光；他阻挡不了自己病情的发展，却用尽全力去把危重病人拉了回来。张定宇的妻子在抗疫一线不幸被感染，而他拖着病体依然坚守在抗疫一线，甚至顾不上去看一眼妻子。

张定宇坚守职业信仰，医者仁心，生命至上，舍小家为大家，用实际行动诠释了何为大爱无疆。

### 课后习题

1. 当吸氧浓度高于（　　　）、持续时间超过 24 h，可出现氧疗不良反应。
   A. 30%
   B. 40%
   C. 50%
   D. 60%
   E. 70%

2. 安全用氧过程中，以下不属于"四防"内容的是（　　　）。
   A. 防火
   B. 防油
   C. 防震
   D. 防热
   E. 防冻

3. 急性肺水肿病人吸氧时，湿化瓶内的乙醇浓度为（　　　）。
   A. 10% ～ 20%
   B. 20% ～ 30%
   C. 30% ～ 40%
   D. 40% ～ 50%
   E. 50% ～ 60%

4. 病人以 3 L/min 的氧流量进行吸氧，病人的吸氧浓度为（　　　）。
   A. 33%
   B. 35%
   C. 37%
   D. 28%
   E. 30%

5. 当病人氧分压为 5.3 kPa，血氧饱和度为 73%，此时病人可表现为（　　　）。
   A. 中度缺氧、无发绀、呼吸困难明显
   B. 轻度缺氧、发绀不明显、呼吸困难不明显
   C. 轻度缺氧、发绀明显、呼吸困难明显
   D. 中度缺氧、发绀明显、呼吸困难明显
   E. 重度缺氧、发绀显著、三四征明显

6. 以下不属于氧疗副作用的是（　　　）。
   A. 氧中毒
   B. 肺不张
   C. 呼吸道分泌物干燥
   D. 晶状体后纤维组织增生
   E. 缺氧

7. 一氧化碳中毒时最好的氧疗措施是（　　　）。
   A. 高流量间歇吸氧
   B. 低流量持续吸氧
   C. 乙醇湿化吸氧
   D. 高压氧舱吸氧
   E. 一般流量吸氧

8. 病人，65岁，慢性支气管炎，双侧鼻导管吸氧后病情好转，停止用氧时首先应（　　　）。
   A. 关闭氧气筒总开关
   B. 关闭氧气流量表
   C. 记录停氧时间
   D. 拔出鼻导管
   E. 取下湿化瓶

9.病人，男性，71岁，在输液过程中出现急性肺水肿的症状，护士给予乙醇湿化吸氧，其目的是（    ）。

    A.湿润呼吸道                    B.稀释痰液

    C.使肺泡内压力增大             D.预防肺部感染

    E.降低肺泡内泡沫的表面张力

10.病人，女性，57岁，肺心病伴呼吸衰竭，表现为呼吸困难，伴有神经精神症状，恰当的给氧方法是（    ）。

    A.乙醇湿化给氧               B.低浓度低流量持续给氧

    C.加压给氧                     D.高浓度高流量持续给氧

    E.低流量间断给氧

## 任务二十三

# 吸痰法

 学 习 要 点

知识目标：掌握吸痰法定义、目的及注意事项；熟悉临床吸痰装置种类、构成及使用原理。

能力目标：能根据病情熟练完成吸痰法。

素质目标：在实施吸痰护理过程中，形成严谨求实、慎独的操作态度，体贴、爱护病人。

## 临床情境

### 案例

王某，男，69 岁，咳嗽、咳痰伴有喘息 15 年，近期病情加重前来就诊。自诉咳嗽加重，气喘，痰液呈黄色，不易咳出。既往有慢性阻塞性肺气肿（COPD）病史。查体：T 38.1 ℃，R 32 次 /min，P 124 次 /min，BP 152/86 mmHg；桶状胸；肺底湿啰音。动脉血气分析结果：$PaO_2$ 45 mmHg，$PaCO_2$ 70 mmHg。入院时诊断：慢性阻塞性肺气肿（COPD）、Ⅱ型呼吸衰竭、肺性脑病。

### 工作任务

1. 采取合适的护理措施缓解病人的症状。

2. 正确进行吸痰操作。

视频：
吸痰法

# 一、应用护理程序为病人制订护理方案

### 1. 吸痰法基础知识

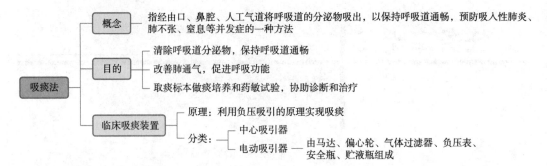

### 2. 与吸痰法相关护理诊断

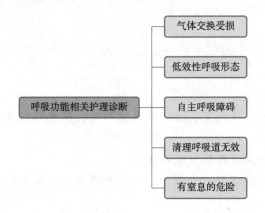

### 3. 应用护理程序为病人制订护理计划

| 开始日期 | 时间 | 护理诊断 | 预期目标 | 护理措施 | 签名 | 评价 | | |
|---|---|---|---|---|---|---|---|---|
| | | | | | | 日期/时间 | 结果 | 签名 |
| 11.2 | 8:00 | 1.清理呼吸道无效:与呼吸道分泌物黏稠、咳嗽无力有关 | 一周内病人痰液稀薄,容易咳出 | 1. 指导病人深呼吸和有效咳嗽<br>2. 遵医嘱给予床旁雾化吸入和湿化吸氧,稀释痰液<br>3. 遵医嘱给予痰液稀释剂,观察药物疗效和副作用<br>4. 遵医嘱对病人进行吸痰操作<br>5. 保持室内空气新鲜,每日通风2次,每次15～20 min<br>6. 观察病人咳喘症状,尤其痰液的性状和量 | 刘× | 11.9<br>6:45 | 目标完全实现 | 刘× |

续表

| 开始日期 | 时间 | 护理诊断 | 预期目标 | 护理措施 | 签名 | 评价 日期／时间 | 评价 结果 | 评价 签名 |
|---|---|---|---|---|---|---|---|---|
| 11.2 | 8：00 | 2.体温过高：与肺部感染有关 | 2天内病人体温降至正常 | 1.每4 h监测病人生命体征一次<br>2.遵医嘱给予物理降温，温水擦浴一次，30 min后，擦干病人腋下汗液，再次测量病人体温<br>3.准确测量并记录病人24 h入出量，遵医嘱执行饮水量<br>4.病人出汗时，随时为其更换衣服和被服，保持其床单清洁、干燥。做好其皮肤、口腔护理 | 刘× | 11.4 8：00 | 目标完全实现 | 刘× |
| 11.2 | 8：00 | 3.焦虑：与痰液不易咳出、担心疾病预后有关 | 3天内病人焦虑情绪缓解 | 1.给予病人心理护理<br>2.指导病人及家属缩唇式呼吸及有效咳痰方法，缓解病人焦虑情绪 | 刘× | 11.5 8：00 | 目标完全实现 | 刘× |

## 4.标准化沟通模式（SBAR）

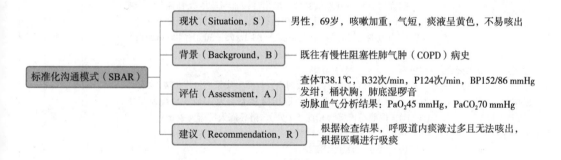

标准化沟通模式（SBAR）
- 现状（Situation，S）——男性，69岁，咳嗽加重，气短，痰液呈黄色，不易咳出
- 背景（Background，B）——既往有慢性阻塞性肺气肿（COPD）病史
- 评估（Assessment，A）——查体T38.1℃，R32次/min，P124次/min，BP152/86 mmHg 发绀；桶状胸；肺底湿啰音 动脉血气分析结果：$PaO_2$45 mmHg，$PaCO_2$70 mmHg
- 建议（Recommendation，R）——根据检查结果，呼吸道内痰液过多且无法咳出，根据医嘱进行吸痰

# 二、护理措施实施阶段——吸痰法护理技术操作评分标准及流程

## 1.吸痰法操作规程及评价标准

| 项目 | | 操作规程及评价标准 | 分值（分） | 扣分（分） | 备注 |
|---|---|---|---|---|---|
| 操作前准备（25分） | 护士准备 | 查看医嘱（2分）衣帽整洁，修剪指甲，取下手表、饰物，洗手，戴口罩（5分） | 5 | | |
| | 用物准备 | 治疗车上层：PDA、电动吸引器或中心吸引器（盛有消毒液）、吸痰管或吸痰包2根、灭菌用水2瓶、纱布、连接管、听诊器、手电筒、薄膜手套、无菌剪刀、碘伏棉签、瓶口贴、病历夹（内有有创操作知情同意书），必要时备玻璃接头、压舌板、开口器、舌钳、电插板等<br>治疗车下层：医用垃圾桶、生活垃圾桶等（缺一件扣0.5分，共5分） | 5 | | |

| 项目 | | 操作规程及评价标准 | 分值（分） | 扣分（分） | 备注 |
|---|---|---|---|---|---|
| 操作前准备（25分） | 评估指导 | 1. 查看医嘱/PDA，核查"床头卡"信息无误后，采用"询问式"及"PDA腕带扫描"两种方法共同确认病人身份（1分）<br>2. 了解病人病情、意识、心理状态、合作程度、氧疗等情况（2分）<br>3. 协助病人翻身叩背或教病人咳嗽方法（5分）<br>4. 听诊确认痰量、痰液黏稠度和部位（2分）<br>5. 清醒病人进行讲解，签知情同意书，取得病人配合（2分）<br>6. 评估病人口腔、鼻腔情况（1分） | 13 | | |
| 操作过程（60分） | 吸痰法操作过程（55分） | 1. 检查用物，推车至病人床旁，治疗车位置摆放合理（3分）<br>2. 采用两种方法确认病人的身份：核查"床头卡"信息无误后，采用"询问式"及"PDA腕带扫描"两种方法共同确认病人身份，即PDA扫描病人腕带（进入当前病人界面）→点击医嘱查看→查看医嘱（3分）<br>3. 协助病人取平卧位，头偏向一侧（2分），将吸入氧浓度适度调高（30～60 s）（2分） | 10 | | |
| | | 吸痰：<br>1. 连接负压吸引器（2分）<br>2. 按无菌方法打开连接管包，取出连接管与负压吸引器连接，调节合适的负压（5分）（反折吸痰连接管，打开开关，转动调节钮至所需压力范围），口述：成人40.0～53.3 kPa（300～400 mmHg），儿童33.0～40.0 kPa（250～300 mmHg），痰液黏稠者可适当增加负压<br>3. 打开吸痰试吸液、冲洗液封口，打开吸痰管外包装前端（2分），取出并戴1只手套（2分），取出吸痰管（无污染）盘绕在手中（3分），根部与连接管相连（2分），指导病人配合（2分）<br>4. 试吸，插管：插管时阻断负压（3分）（动作轻柔敏捷，插管深度符合要求，注意无菌操作）<br>5. 口述插管深度：经口腔10～15 cm，经鼻腔22～25 cm（3分）<br>6. 吸痰：负压状态下，边吸边左右旋转并上提，充分吸净（4分）<br>7. 观察吸出液的色、质、量，气道的通畅情况等（3分）<br>8. 冲净吸痰管及连接管，脱手套包住吸痰管弃于医用垃圾桶中（2分）<br>9. 关闭开关，连接管末端用一次性手套包裹（2分）<br>10. 头摆正，清洁病人的口鼻（2分）<br>11. 肺部听诊（肺尖：锁骨上窝；气管分叉处：胸骨角两侧，平第二肋间隙；肺底：锁骨中线第6肋间），观察吸痰过程中病人的反应（4分）<br>12. 调节氧气至原来流量（2分）<br>13. 协助取舒适卧位（2分） | 45 | | |
| | 整理用物（5分） | 1. 垃圾分类处理正确（1分）<br>2. 协助病人盖被、取舒适卧位（2分）<br>3. 整理床单位（2分） | 5 | | |

续表

| 项目 | 操作规程及评价标准 | 分值（分） | 扣分（分） | 备注 |
|---|---|---|---|---|
| 注意事项（5分） | 1. 昏迷病人可用压舌板助其张口，吸痰方法同清醒病人<br>2. 按照无菌操作原则，插管动作轻柔，敏捷<br>3. 吸痰前后应当给予高流量吸氧，每次吸痰时间不宜超过 15 s，如痰液较多，需要再次吸引，间隔 3～5 min，病人耐受后再进行。一根吸痰管只能使用一次<br>4. 如病人痰稠，可以配合翻身叩背、雾化吸入；病人发生缺氧的症状如发绀、心率下降等症状时，应当立即停止吸痰，休息后再吸<br>5. 观察病人痰液性状、颜色、量 | 5 | | |
| 评价（10分） | 1. 正确指导病人（2分）<br>2. 遵循无菌操作原则，操作规范，熟练有序（4分）<br>3. 沟通合理有效，病人／家属能够知晓护士告知的事项，对服务满意（2分）<br>4. 注意保暖，操作中体现出对病人的人文关怀（2分） | 10 | | |

## 2. 依据临床情境为病人进行吸痰——操作流程

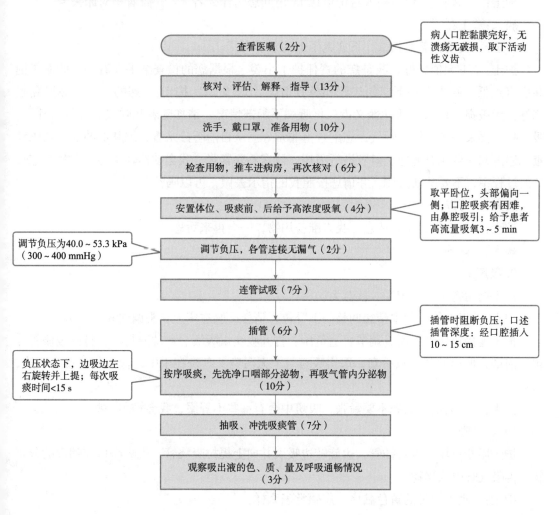

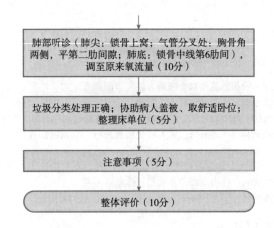

肺部听诊（肺尖：锁骨上窝；气管分叉处：胸骨角两侧，平第二肋间隙；肺底：锁骨中线第6肋间），调至原来氧流量（10分）

垃圾分类处理正确；协助病人盖被、取舒适卧位；整理床单位（5分）

注意事项（5分）

整体评价（10分）

## 三、吸痰操作与病人沟通口述

### 1. 操作前的评估

护士："您好！（核对病人身份信息），请问您叫什么名字？"查看核对床头卡。

病人："王磊。"

护士："我现在需要扫描一下您腕带上的条形码。"

护士："王大伯您好，我是您的责任护士小姜，根据您的检查结果来看，您的血氧饱和度有点低，我先看一下您的口腔和鼻腔情况。"查看后，护士："您的口腔和鼻腔黏膜完好，无破损，请取下活动性义齿；再听一下肺部情况，请您随着我呼吸，吸气、呼气；吸、呼；再来一次吸气、呼气；您配合得非常好。从目前听诊来看，您肺部的痰鸣音比较重，遵医嘱一会儿要为您从口腔进行吸痰。请您不要紧张，我会动作轻柔的，在我为您吸痰的过程中，不要乱动身体，并请您按照我的指示去做，可以吗？"

病人："可以。"

护士："王大伯，您先休息，我去准备用物，一会再来看您。"

病人："好的。"

### 2. 吸痰中

护士携用物至病人床旁，核对无误后。

护士："王大伯，我来帮您调整一下卧位，请您平躺在床上，头偏向我这一边。"

护士连接负压吸引器，调节合适负压；打开吸痰试吸液、冲洗液封口，打开吸痰管外包装前端，取出并戴1只手套，取出吸痰管（无污染）盘绕在手中，根部与连接管相连，试吸。

护士："王大伯，请您不要紧张，吸痰中会有一些不舒服，我会轻柔一些。"

病人："嗯。"

护士阻断负压，进行插管，边旋转边吸引并向上提拉吸痰管，先吸净口腔咽部的分泌物，再吸气管内分泌物。

护士："吸出少量的黄色黏痰，您感觉怎么样？"

病人："舒服点了。"

护士冲净吸痰管及连接管,脱手套包住吸痰管弃于医用垃圾桶中,关闭开关,连接管末端用一次性手套包裹。将病人头部摆正,纱布擦拭口鼻部分泌物,洗手。

### 3. 吸痰结束

护士取听诊器,进行听诊。

护士："大伯,吸痰已经结束了,您刚才配合得非常好,我再来给您听一下肺部的情况,确认一下吸痰后的效果,可以吗?"

病人："可以。"

护士："请您随着我呼吸,吸气、呼气;吸、呼;再来一次吸气、呼气,非常好,目前痰液已经吸出来了,您先休息,我把呼叫器放在您枕边,有事您可以呼叫我,祝您早日康复。"

病人："谢谢你!"

### 知识拓展—课程素养 ▶▶▶

#### 国家有事不退缩

王春霞,中共党员,河南流调队队员,曾经支援沈丘、郑州的疫情防控。此次,再次请缨前往吉林支援。河南医疗队刚刚抵达吉林时,她就接到了母亲突发疾病去世的噩耗,在母亲出殡的日子,王春霞在驻地外的雪地里朝着家乡的方向深深一跪,拜别母亲。

悲痛万分的王春霞看着手机里上一次支援郑州时,临行前母亲回复的话语"国家有事不退缩",一直鼓舞着她毅然留在吉林继续抗疫,这是对母亲最好的告慰。

无数个王春霞们的故事在中华大地接续,他们在抗疫中义无反顾、以汗水和生命相托,奋勇前行。

#### ? 课后习题

1. 应用电动吸引器吸痰时,一般成人负压为(　　　)mmHg。
   A. 200～240
   B. 300～350
   C. 300～400
   D. 400～450
   E. 500～600

2. 为病人吸痰时,每次吸痰时间为(　　　)s。
   A. <10
   B. <15
   C. <20
   D. <25
   E. <35

3. 下列吸痰操作错误的是（　　　）。

    A. 病人头部转向护士一侧

    B. 先开吸引器，再插管

    C. 先吸取口、咽部分泌物，再深入气管吸引

    D. 将吸痰管从深部向上提起，左右旋转吸痰

    E. 若痰液黏稠，可滴入少量 0.9% 氯化钠溶液稀释

4. 插管时，不可有负压的目的（　　　）。

    A. 以免损伤呼吸道黏膜        B. 保证病人舒适

    C. 预防感染        D. 避免缺氧

    E. 减轻疼痛

5. 贮液瓶内液体要及时倾倒，不得超过瓶身的（　　　）。

    A. 1/2        B. 2/3

    C. 3/4        D. 2/5

    E. 1/3

6. 病人，女性，52 岁，喉癌术后行气管切开，痰液较多，吸痰时，需要注意（　　　）。

    A. 无菌操作        B. 动作轻稳

    C. 插管时，关闭负压        D. 每次吸痰时间 <15 s

    E. 一根吸痰管吸净口腔痰液再吸气管内痰液

7. 吸痰前后，给予高流量吸氧的目的是（　　　）。

    A. 避免缺氧        B. 减轻痛苦

    C. 防止黏膜损伤        D. 无菌操作

    E. 使病人舒适

8. 吸痰操作是利用（　　　）原理吸出痰液。

    A. 虹吸        B. 重力作用

    C. 勾股定理        D. 负压

    E. 彼得原理

9. 下列说法错误的是（　　　）。

    A. 吸痰是清洁操作

    B. 吸痰结束后要用盐水冲洗吸痰管

    C. 吸痰用物应每天更换 1～2 次

    D. 气切病人，每进入气管抽吸一次更换导管一根

    E. 吸痰动作轻稳，防止损伤呼吸道黏膜

10. 病人，男性，35 岁，哮喘发作，痰栓阻塞细支气管，大量脓痰不易咳出，心悸乏力，表情淡漠，嗜睡。首要的护理措施为（　　　）。

    A. 高压氧舱治疗        B. 持续低流量吸氧

    C. 体位引流        D. 吸痰

    E. 湿化气道

# 任务二十四

## 过敏性休克护理

 学习要点

知识目标：掌握青霉素过敏反应的原因；掌握青霉素过敏反应的临床表现及青霉素过敏性休克的预防。

能力目标：能及时发现病人发生了过敏性休克并正确实施处理。

素质目标：在处理青霉素过敏性休克病人的过程中，护士应该能快速响应并采取紧急抢救措施，而且在抢救过程中，护士应该与其他医护人员密切合作，以确保病人得到最佳护理。

**临床情境** ▶▶▶

### 案例

王某，女，50岁，因突发严重呼吸困难被送至急诊。病史为1h前口腔术后给予青霉素注射。病人身体全身红斑、瘙痒，皮肤严重水肿，呼吸急促呼吸困难，血压下降休克，心跳加速。急诊医生立即进行抢救，给予肾上腺素、地塞米松、氧气吸入等治疗。经过紧急处理后，病人症状逐渐缓解。在进一步询问病史和过敏史后，确诊为青霉素过敏性休克。

### 工作任务

1. 能够正确识别过敏性休克。

2. 完成过敏性休克抢救过程。

# 一、应用护理程序为病人制订护理方案

## （一）过敏性休克的基础知识

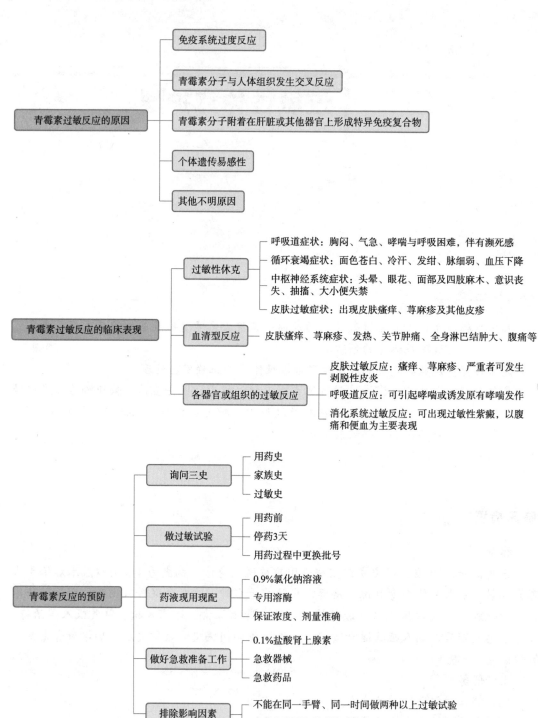

青霉素过敏反应的原因
- 免疫系统过度反应
- 青霉素分子与人体组织发生交叉反应
- 青霉素分子附着在肝脏或其他器官上形成特异免疫复合物
- 个体遗传易感性
- 其他不明原因

青霉素过敏反应的临床表现
- 过敏性休克
  - 呼吸道症状：胸闷、气急、哮喘与呼吸困难，伴有濒死感
  - 循环衰竭症状：面色苍白、冷汗、发绀、脉细弱、血压下降
  - 中枢神经系统症状：头晕、眼花、面部及四肢麻木、意识丧失、抽搐、大小便失禁
  - 皮肤过敏症状：出现皮肤瘙痒、荨麻疹及其他皮疹
- 血清型反应：皮肤瘙痒、荨麻疹、发热、关节肿痛、全身淋巴结肿大、腹痛等
- 各器官或组织的过敏反应
  - 皮肤过敏反应：瘙痒、荨麻疹、严重者可发生剥脱性皮炎
  - 呼吸道反应：可引起哮喘或诱发原有哮喘发作
  - 消化系统过敏反应：可出现过敏性紫癜，以腹痛和便血为主要表现

青霉素反应的预防
- 询问三史
  - 用药史
  - 家族史
  - 过敏史
- 做过敏试验
  - 用药前
  - 停药3天
  - 用药过程中更换批号
- 药液现用现配
  - 0.9%氯化钠溶液
  - 专用溶酶
  - 保证浓度、剂量准确
- 做好急救准备工作
  - 0.1%盐酸肾上腺素
  - 急救器械
  - 急救药品
- 排除影响因素
  - 不能在同一手臂、同一时间做两种以上过敏试验
  - 患者空腹不宜做过敏试验

## （二）与过敏性休克相关护理诊断

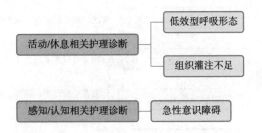

## （三）应用护理程序为患者制订护理计划

| 开始日期 | 时间 | 护理诊断 | 预期目标 | 护理措施 | 签名 | 评价 | | |
|---|---|---|---|---|---|---|---|---|
| | | | | | | 日期/时间 | 结果 | 签名 |
| 10.20 | 8：00 | 1.低效型呼吸形态 | 呼吸困难减轻 | 1.密切关注患者动脉血气分析结果，提供病情动态信息<br>2.严格卧床休息<br>3.遵医嘱给予中流量氧气（4 L/min）吸入 | 刘× | 10.25 8：00 | 目标完全实现 | 刘× |
| 10.20 | 8：00 | 2.组织灌注不足 | 改善组织灌注 | 1.根据医嘱给予患者静脉输液，以补充血容量，促进组织灌注的改善<br>2.协助患者采取中凹卧位，促进静脉回流<br>3.密切监测患者的生命体征、皮肤颜色等变化，以及时评估组织灌注的恢复情况 | 刘× | 10.25 8：00 | 目标完全实现 | 刘× |
| 10.20 | 8：00 | 3.意识障碍 | 意识恢复 | 1.清理呼吸道：确保患者呼吸道通畅，及时清除口腔、鼻腔内的分泌物或呕吐物，防止窒息<br>2.密切观察患者的生命体征变化<br>3.保护患者安全，避免损伤 | 刘× | 10.25 8：00 | 目标完全实现 | 刘× |

## （四）标准化沟通模式（SBAR）

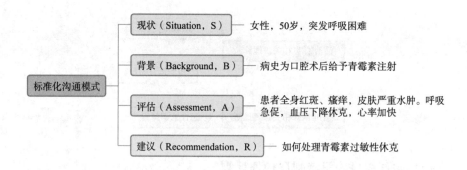

| 标准化沟通模式 | 现状（Situation，S）—— 女性，50岁，突发呼吸困难 |
| 背景（Background，B）—— 病史为口腔术后给予青霉素注射 |
| 评估（Assessment，A）—— 患者全身红斑、瘙痒，皮肤严重水肿。呼吸急促，血压下降休克，心率加快 |
| 建议（Recommendation，R）—— 如何处理青霉素过敏性休克 |

# 二、护理措施实施阶段—过敏性休克处理操作评分标准及流程

## 1.过敏性休克处理的操作规程及评价标准

| 项目 | | 操作规程及评价标准 | 分值（分） | 扣分（分） | 备注 |
|---|---|---|---|---|---|
| 准备（18分） | 环境准备 | 室温适宜、光线充足、环境安静（2分） | 2 | | |
| | 护士准备 | 护士着装整齐，仪表端庄（2分）洗手（2分）戴口罩（2分） | 6 | | |
| | 物品准备 | 车上层：简易呼吸器、气管插管用物、开口器、手电筒、听诊器、吸氧装置、输液用物（2分）<br>车下层：医用垃圾桶、生活垃圾桶（2分） | 4 | | |
| | 评估指导 | 评估病人年龄、病情、意识、治疗情况，心理状态及合作程度（3分）<br>向家属讲解和指导抢救目的、方法、注意事项及配合要点（3分） | 6 | | |
| 抢救操作过程（56分） | | 观察病人：发现病人病情变化；口述："病人全身红斑、瘙痒，皮肤严重水肿，呼吸急促，面色苍白、血压下降，心率加快"病人出现过敏性休克（3分）<br>立即停止输注青霉素：一旦发现病人出现青霉素过敏性休克的症状，必须立即停止输注青霉素，并保留静脉通路，以便后续用药（5分）<br>通知医生：及时、迅速就地抢救同时大声呼叫医生抢救病人，准备抢救车、简易呼吸器等抢救物品（3分）<br>换液：取新的输液器和液体（3分）注意无菌技术操作原则（5分）<br>协助病人取平卧位，给予保暖（3分）<br>心电监护：方法正确（5分）<br>注射首选用药：执行口头医嘱，0.1%盐酸肾上腺素0.5～1 mL皮下注射。口述："如症状不缓解，可每隔30 min皮下或静脉注射0.5 mL，直至脱离危险"（3分）<br>改善呼吸功能：立即给予氧气吸入，改善缺氧症状（3分）<br>口述："无呼吸抑制、喉头水肿"（3分）<br>维护循环功能：口述："血压不回升，可用右旋糖酐以扩充血容量，必要时给予多巴胺、间羟胺等升压药物"；如病人发生心脏骤停，立即进行胸外心脏按压术（5分）<br>纠正酸中毒：遵医嘱给予5%碳酸氢钠纠正酸中毒（4分）<br>抗过敏：肌内注射盐酸异丙嗪50 mg；肌注方法正确（5分）<br>密切观察病情：密切观察病人生命体征、尿量及其他临床变化（3分）<br>详细记录（3分） | 56 | | |

续表

| 项目 | 操作规程及评价标准 | 分值（分） | 扣分（分） | 备注 |
|---|---|---|---|---|
| 整理洗手、（6分） | 1. 交代注意事项，整理病人及床单位，协助病人取舒适体位（2分）<br>2. 妥善处理用物，垃圾分类正确（2分）<br>3. 洗手（2分） | 6 | | |
| 口述注意事项（10分） | 1. 立即停止青霉素的使用，及时开展急救操作（2分）<br>2. 尽快安置病人平躺位，同时将其头部稍微抬高，以促进呼吸顺畅（2分）<br>3. 在医生的指导下，可以给病人口服或注射抗组胺药物，以尽快缓解过敏症状（2分）<br>4. 如果病人出现呼吸困难或过敏性休克，可使用紧急抢救药物如肾上腺素、血管加压素等（2分）<br>5. 在进行抢救的同时，必须密切注意病人的呼吸、心跳、血压等指标，及时调整使用的药物和剂量（2分） | 10 | | |
| 评价（10分） | 1. 操作熟练，步骤正确（2分）沟通合理有效（2分）<br>2. 遵循急救原则（2分），具备急救意识（2分）<br>3. 完成操作时间：5 min（超出30 s扣1分，共2分） | 10 | | |

## 2. 青霉素过敏性休克——操作流程

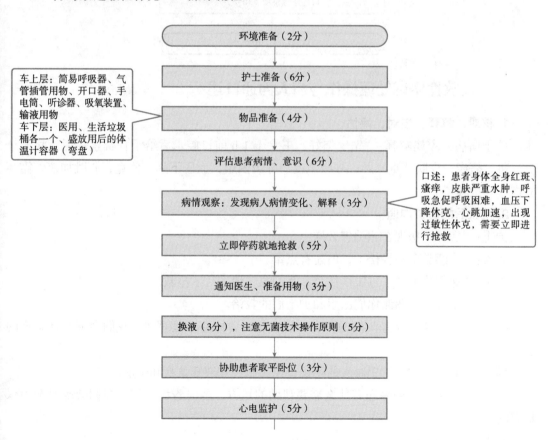

车上层：简易呼吸器、气管插管用物、开口器、手电筒、听诊器、吸氧装置、输液用物
车下层：医用、生活垃圾桶各一个、盛放用后的体温计容器（弯盘）

环境准备（2分）

护士准备（6分）

物品准备（4分）

评估患者病情、意识（6分）

病情观察：发现病人病情变化、解释（3分）

口述：患者身体全身红斑、瘙痒，皮肤严重水肿，呼吸急促呼吸困难，血压下降休克，心跳加速，出现过敏性休克，需要立即进行抢救

立即停药就地抢救（5分）

通知医生、准备用物（3分）

换液（3分），注意无菌技术操作原则（5分）

协助患者取平卧位（3分）

心电监护（5分）

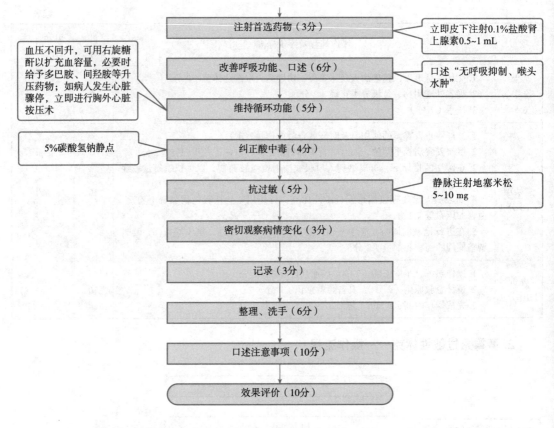

血压不回升，可用右旋糖酐以扩充血容量，必要时给予多巴胺、间羟胺等升压药物；如病人发生心脏骤停，立即进行胸外心脏按压术

5%碳酸氢钠静点

注射首选药物（3分）

立即皮下注射0.1%盐酸肾上腺素0.5~1 mL

改善呼吸功能、口述（6分）

口述"无呼吸抑制、喉头水肿"

维持循环功能（5分）

纠正酸中毒（4分）

抗过敏（5分）

静脉注射地塞米松5~10 mg

密切观察病情变化（3分）

记录（3分）

整理、洗手（6分）

口述注意事项（10分）

效果评价（10分）

## 三、过敏性休克处理操作与病人沟通口述

### 1. 核对、解释、核对、评估

护士向病人家属解释："先生您好：王女士1 h前口腔术后给予青霉素注射。病人全身红斑、瘙痒，皮肤严重水肿，呼吸急促、呼吸困难，血压下降、休克，心跳加速。需要立即进行抢救。"

### 2. 抢救后的医护沟通

护士："您好，您现在感觉怎么样？"

病人："我感觉有些轻松了，但还有点晕。"

护士："您刚才出现了过敏性休克，我们成功地进行了抢救。"

病人："太好了，谢谢你们医生和护士们的救治。"

护士："不用谢，这是我们的职责。现在您需要休息一段时间，我们会继续观察您的病情。"

病人："好的，我会听从医生的建议，按时服药并遵守饮食和生活规律。"

护士："非常好，如果您有什么需要帮助的地方，随时告诉我们。我们会竭尽全力保护您的健康和安全。"

病人："好的，感谢你们的关心和照顾。"

护士："不客气，祝您早日康复！"

### 知识拓展—课程素养 ➤➤➤

青霉素引起的过敏性休克的治疗手段发展历程中，医学界不断探索与革新，力求在第一时间内为患者提供最有效的救治。最初，治疗主要聚焦于基础的生命支持，如即刻停止使用青霉素、确保呼吸道畅通并给予氧气吸入，这些措施为后续的急救奠定了基石。

近年来，综合治疗手段的兴起更是为青霉素过敏性休克的治疗开辟了新的篇章。抗过敏药物、抗炎药物及呼吸支持等多种措施的综合运用，不仅能够有效缓解病人症状、减轻炎症反应，还能更好地保护病人的重要脏器功能，提高治疗效果和生存率。

青霉素引起的过敏性休克治疗手段的发展历程是一个不断探索、不断革新的过程。从基础的生命支持到肾上腺素的应用，再到扩容治疗、升压治疗以及综合治疗手段的完善，每一步都凝聚着医学工作者的智慧和努力。未来，我们有理由相信，随着医学技术的不断进步和医疗理念的持续更新，青霉素过敏性休克的治疗手段将会更加先进、完善。

### ❓ 课后习题

1. 注射青霉素前应询问病人的情况不包括（　　）。

    A. 既往是否使用过青霉素　　　　　　B. 最后一次使用青霉素的时间

    C. 有无其他药物或食物过敏　　　　　D. 是否对海鲜、花粉等过敏

    E. 家属有无青霉素过敏

2. 病人男，38岁。因肺部感染来院，医嘱进行青霉素皮试，皮试3 min后病人突然出现呼吸困难，脉搏细弱，面色苍白，意识丧失。护士应立即采取的措施是（　　）。

    A. 通知家属　　　　　　　　　　　　B. 报告医生

    C. 进行心肺复苏　　　　　　　　　　D. 将病人送入抢救室

    E. 皮下注射盐酸肾上腺素

3. 病人男，35岁。因呼吸道感染咳嗽、发热到医院就诊，医嘱给予青霉素80万U肌内注射，每日2次。护士首先为病人做青霉素皮试，下列操作方法中错误的是（　　）。

    A. 皮试前询问用药史和过敏史　　　　B. 用注射用水稀释皮试液

    C. 皮试液现配现用　　　　　　　　　D. 备好盐酸肾上腺素

    E. 在前臂掌侧下段做皮试

4. 青霉素皮试液0.1 mL含青霉素（　　）。

    A. 10 U　　　　　　　　　　　　　　B. 20 U

    C. 60 U　　　　　　　　　　　　　　D. 100 U

    E. 200 U

5. 青霉素皮试后5 min，病人出现胸闷、气急伴濒危感，面色苍白、出冷汗。病人可能发生了（　　）。

    A. 血清病型反应　　　　　　　　　　B. 呼吸道过敏反应

    C. 青霉素毒性反应　　　　　　　　　D. 皮肤过敏反应

    E. 青霉素过敏性休克

6.青霉素皮试后，病人出现胸闷、气急伴濒危感，面色苍白、出冷汗的表现，首先选用的药物是（　　）。

  A.多巴胺        B.地塞米松

  C.盐酸肾上腺素     D.去甲肾上腺素

  E.异丙肾上腺素

7.如果病人之前接受过青霉素治疗，停药（　　）天以上，必须重新做过敏试验。

  A.1         B.2

  C.3         D.4

  E.5

8.病人，女，55岁，诊断为宫颈癌，需进行子宫切除手术。术前进行青霉素过敏试验，皮试后5 min病人出现胸闷、气急、皮肤瘙痒、面色苍白、脉搏细弱、血压下降、烦躁不安。针对该病人的处理方法，下列方案最佳的是（　　）。

  A.停药、吸氧、保暖、注射地塞米松

  B.停药、平卧、吸氧、注射抗组胺药物

  C.平卧、吸氧、保暖、注射阿拉明

  D.停药、平卧、测血压、注射呼吸兴奋剂

  E.停药、平卧、注射盐酸肾上腺素、保暖、吸氧

9.病人，男，40岁，右小腿丹毒，拟给予青霉素治疗，进行皮肤试验局部呈阳性反应，下列做法不妥的是（　　）。

  A.报告医师，修改治疗方案

  B.告知病人本人，禁用青霉素

  C.严格交班，并写入交班报告

  D.继续使用，准备盐酸肾上腺素抢救

  E.在治疗单、门诊卡、床头卡等地方注明青霉素阳性标记

10.当病人出现下列皮试结果时，可以注射青霉素的是（　　）。

  A.局部红晕直径1 cm以上，无自觉症状

  B.局部红晕直径0.5 cm以上，有胸闷、头晕

  C.局部红晕直径0.5 cm以上，周围有伪足，有痒感

  D.局部红晕直径0.7 cm，无自觉症状

  E.局部红晕直径1 cm，周围有伪足，有痒感

# 任务二十五

## 护理文件书写

知识目标：掌握各类医嘱的处理方法及注意事项；熟悉医疗与护理文件的管理要求；了解液体出入液量记录内容；了解特别护理记录单的记录要求；了解病区交班报告书写要求；区分不同种类医嘱概念。

能力目标：能正确区分并处理不同类型的医嘱；能正确地将住院病历、出院病历排序；熟练地绘制体温单；熟练地书写病区交班报告；熟练地书写特殊护理记录单；能准确记录液体出入量。

素质目标：具有严谨慎独的工作态度、提高责任感。

## 临床情境 ▶▶▶

**案例**

王某，男，45岁，因发热于5月21日18：00收入呼吸内科，给予一级护理。

18：20遵医嘱做头孢他啶皮试。

18：45给予 0.9% NaCl 100 mL+ 头孢他啶 2.0 g 静脉滴入。

18：55病人出现面色苍白，皮肤湿冷，呼吸困难。改为特级护理。

医生立刻嘱护士给予 0.1% 盐酸肾上腺素 1 mL 皮下注射，吸氧，心电监护。

病人家属对治疗质疑，要求封存病历，护士立即补齐抢救记录并按程序封存。

5月22日，8：00病人病情已平稳，改为一级护理。继续观察液体出入量。

**工作任务**

1. 完善特别护理记录单。
2. 完善医嘱单。
3. 完善体温单。
4. 完善交班报告。
5. 完善液体出入量记录单。

# 一、应用护理程序为病人制订护理方案

## （一）护理文件书写基础知识

### 1. 基础知识

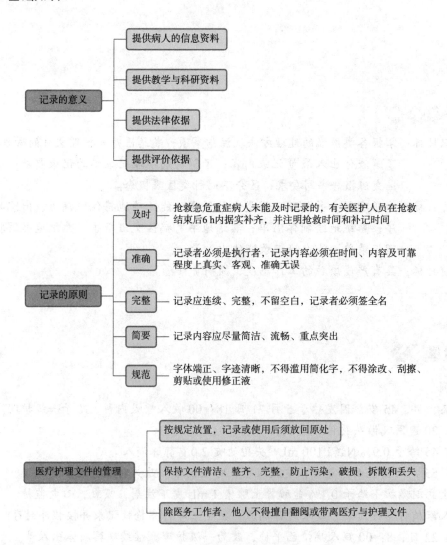

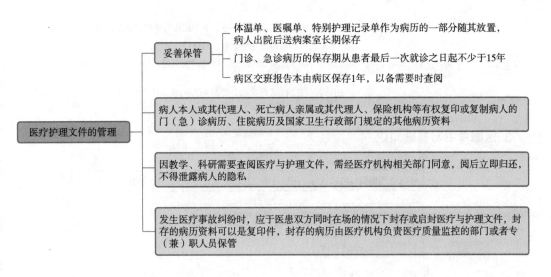

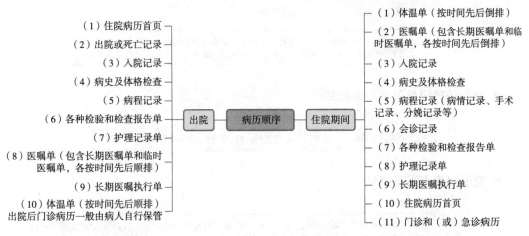

## 2.体温单书写基础知识

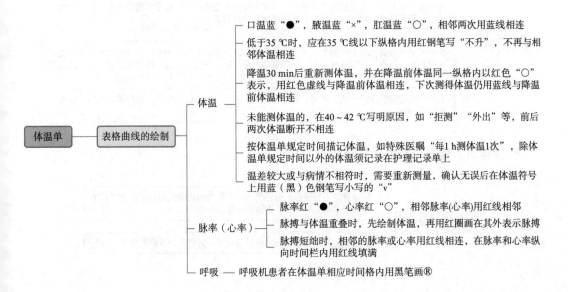

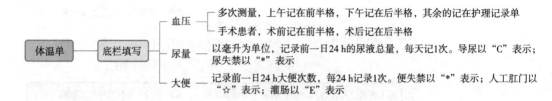

### 3. 医嘱单书写基础知识

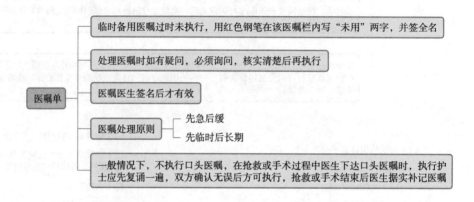

### 4. 特别护理记录单书写基础知识

特别护理记录单 —— 患者出院或死亡后，特别护理记录单应随病历留档保存

### 5. 交班报告书写基础知识

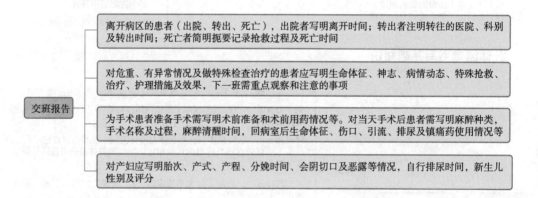

### 6. 液体出入量记录单书写基础知识

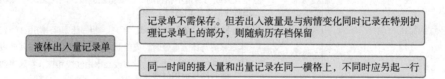

## （二）标准化沟通模式（SBAR）

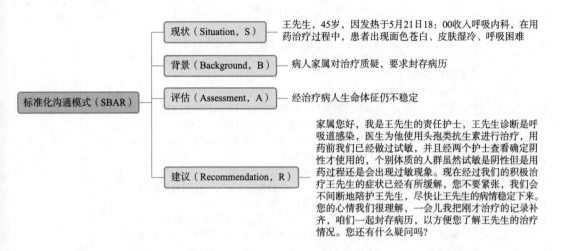

## 二、护理措施实施阶段——护理文件书写技术操作评分标准及流程

### 1. 护理文件书写技术操作规程及评价标准

| 项目 | | 操作规程及评价标准 | 分值（分） | 扣分（分） | 备注 |
|---|---|---|---|---|---|
| 操作前准备（8分） | 护士素质 | 衣帽整洁，修剪指甲，洗手（5分） | 5 | | |
| | 用物准备 | 蓝（黑）色笔、红色笔、体温单、医嘱单、特别护理记录单、交班报告、液体出入量记录单（2分）摆放位置合理（1分） | 3 | | |
| 特别护理记录单的书写（12分） | | 1. 查看抢救记录：双人检查抢救记录，确保准确（2分）<br>2. 完善特别护理记录单（表25-1）：<br>①眉栏及页码用蓝（黑）色钢笔填写（2分）<br>②晨7时至晚7时用蓝（黑）色钢笔，晚7时至晨7时用红钢笔记录（3分）<br>③计量单位写在标题栏内，记录栏内只填写数字（2分）<br>④每12 h和24 h对病人的总入量、总出量、病情等进行小结或总结，不可转抄医生记录（3分） | 12 | | |
| 医嘱单的书写（12分） | | 3. 查看医生医嘱：双人核对医嘱，确保准确（2分）<br>4. 完善医嘱单（表25-2）：<br>①护士执行医嘱后必须写执行时间并签全名（5分）<br>②停止医嘱在日期栏内注明停止日期与时间，并签全名（5分） | 12 | | |
| 体温单的书写（40分） | | 5. 完善体温单（表25-3）：<br>①在体温单40～42℃用红色钢笔纵向填写入院、转入、手术、分娩等，并填具体时间（手术不用写具体时间，转科时间由转入科室填写）（2分）<br>②体温：腋温用蓝"×"表示（2分），相邻体温用蓝线相连（2分），降温 | 14 | | |

| 项目 | 操作规程及评价标准 | 分值（分） | 扣分（分） | 备注 |
|---|---|---|---|---|
| 体温单的书写（40分） | ③ 30 min 后重新测体温，并在降温前体温同一纵格内以红色"○"表示，用红色虚线与降温前体温相连（2分），下次测得的体温仍用蓝线与降温前体温相连（2分）<br>④脉率用红"●"表示（2分），相连脉率用红线相连（2分）<br>⑤呼吸：红色钢笔在相应呼吸栏内以阿拉伯数字表示（2分），免写计量单位，相邻两次错开书写（2分），每页首记从上开始（2分）<br>⑥血压：新入院应记录血压（2分），住院期间根据医嘱记录，记录格式：收缩压/舒张压（mmHg）（2分）<br>⑦疼痛以红色"▲"表示，相邻两次用红色实线相连（2分） | 14 | | |
| | ⑧体重：以千克（kg）为单位。新入院须测量并填写，住院期间根据医嘱。危重或卧床不能测量者，在体重栏注明"卧床"（1分）<br>⑨身高：以厘米（cm）为单位。新入院当日测量并记录（1分）<br>⑩总入量：前一日24 h总入量记录在相应栏内，每天记录一次（2分）。若同时记录出量，则入量为分母、出量为分子方式记录（2分）<br>⑪大便：记录前一日24 h大便次数，每24 h记录1次（2分）。便失禁以"*"表示；人工肛门以"☆"表示；灌肠以"E"表示（2分）<br>⑫尿量：以毫升（mL）为单位，记录前一日24 h的尿液总量，每天记1次（2分）。导尿以"C"表示；尿失禁以"*"表示（2分） | 26 | | |
| 液体出入量记录单的书写（12分） | 6.完善液体出入量记录单（表25-4）：<br>①用蓝（黑）色钢笔填写记录单的眉栏项目，包括病人姓名、科别、病室、床号、住院病历号及页码等（2分）<br>②晨7时到晚7时用蓝（黑）色钢笔、晚7时到次晨7时用红色钢笔记录，出入液量均以毫升（mL）为单位记录（2分）<br>③一般于每日晚7时作12 h的小结1次（2分），用蓝（黑）色钢笔在晚7时记录的下面一格上下各划一横线，将12 h小结的液体出入量记录在划好的格子里（2分）<br>④次晨7时作24 h总结（2分），用红色钢笔在次晨7时记录的下面一格上下各划一横线，将24 h总结的液体出入量记录在划好的格子里（2分） | 12 | | |
| 交班报告的书写（16分） | 7.完善交班报告（表25-5）：<br>①书写内容全面、真实、简明扼要、重点突出（2分）<br>②书写字迹清楚，无涂改（2分）<br>③日间用蓝（黑）钢笔、夜间用红钢笔书写（2分）<br>④眉栏填写用蓝（黑）色钢笔填写眉栏项目，如病区、日期、时间、病人总数，入院、出院、转出、转入、手术、分娩、死亡人数等（2分）<br>⑤书写顺序先写离开病区的病人（出院、转出、死亡），再写进入病区的病人（入院、转入），最后写病区内需重点观察及护理的病人（手术、分娩、危重及有异常情况）（2分）<br>⑥填写时，先写床号、姓名、住院病历号、诊断，再简要记录生命体征、病情、治疗和护理等情况（2分）<br>⑦对新入院、转入、手术、分娩的病人在诊断的下方分别用红色钢笔注明"新""转入""手术""分娩"，危重病人做红笔注明"危"或做红色标记"※"（2分）<br>⑧交班前1 h书写，写完后注明页数并签全名（2分） | 16 | | |

## 表25-1　特别护理记录单

姓名：王××　　　性别：男　　　年龄：45岁　　　科别：呼吸内科　　　床号：15床　　　病案号：005412

| 日期 | 时间 | 生命体征 | | | | | 入量 | | 出量 | | 病情观察及治疗记录 | 护士签名 |
|---|---|---|---|---|---|---|---|---|---|---|---|---|
| | | 体温/℃ | 脉搏/(次·min⁻¹) | 呼吸/(次·min⁻¹) | 血压/mmHg | 血氧饱和度/% | 项目 | mL | 项目 | mL | | |
| 21/5 | 18：55 | 38.0 | 120 | 28 | 89/52 | 86 | | | | | 在输入头孢他啶的过程中，患者出现面色苍白、皮肤湿冷，遵医嘱立即停止输液，改为特级护理 | 李×× |
| | 18：56 | 38.0 | 120 | 28 | 89/52 | 89 | | | | | 遵医嘱给予0.1%盐酸肾上腺素1 mL皮下注射 | 李×× |
| | 18：57 | 38.3 | 126 | 24 | 89/53 | 91 | | | | | 遵医嘱3 L/min吸氧，使用监护仪监测生命体征 | 刘×× |
| | 19：00 | 36.0 | 128 | 28 | 90/58 | 88 | | | | | 意识清楚，面色苍白，皮肤湿冷，喘息 | 李×× |
| | 19：10 | 37.6 | 132 | 12 | 90/60 | 92 | | | | | 面色苍白、皮肤湿冷，喘息有改善 | 李×× |
| | 19：20 | 37.8 | 138 | 26 | 92/58 | 93 | | | | | 遵医嘱给予0.9%NaCl 500 mL+地塞米松5 mg静脉滴入 | 李×× |
| | 20：00 | 37.6 | 112 | 16 | 110/65 | 93 | 水 | 200 | 尿量 | 300 | 面色转红润 | 李×× |
| | 21：00 | 37.3 | 100 | 14 | 123/71 | 95 | | | 痰 | 10 | 咳嗽，咳少量黄痰 | 李×× |
| | 22：00 | 37.0 | 98 | 18 | 132/78 | 96 | | | | | 病人已入睡 | 李×× |
| | 23：00 | 36.8 | 84 | 16 | 123/68 | 98 | | | | | | 李×× |
| 22/5 | 00：00 | 36.5 | 86 | 18 | 132/86 | 98 | | | | | | 李×× |
| | 1：00 | 36.8 | 86 | 16 | 124/78 | 96 | | | | | | 李×× |
| | 2：00 | 36.3 | 82 | 14 | 123/86 | 98 | | | | | | 李×× |

续表

| 日期 | 时间 | 生命体征 | | | | | 入量 | | 出量 | | 病情观察及治疗记录 | 护士签名 |
|---|---|---|---|---|---|---|---|---|---|---|---|---|
| | | 体温/℃ | 脉搏/(次·min⁻¹) | 呼吸/(次·min⁻¹) | 血压/mmHg | 血氧饱和度/% | 项目 | mL | 项目 | mL | | |
| | 3：00 | 36.4 | 82 | 16 | 132/80 | 98 | | | | | | 李×× |
| | 4：00 | 36.8 | 82 | 14 | 135/78 | 97 | | | 痰 | 5 | 咳嗽，咳少量黄痰 | 李×× |
| | 5：00 | 37.0 | 84 | 18 | 132/80 | 98 | 水 | 200 | 尿 | 300 | | 李×× |
| | 6：00 | 36.5 | 86 | 16 | 126/80 | 98 | | | | | | 李×× |
| | 7：00 | 36.4 | 84 | 16 | 118/78 | 99 | | | | | | 李×× |
| 24 h 液体总入量为 900 mL，总出量为 615 mL | | | | | | | | | | | | |
| | 8：00 | 36.4 | 82 | 16 | 125/78 | 99 | | | | | 遵医嘱改为一级护理 | 李×× |
| | | | | | | | | | | | | |
| | | | | | | | | | | | | |
| | | | | | | | | | | | | |
| | | | | | | | | | | | | |
| | | | | | | | | | | | | |

### 表25-2a　长期医嘱单

姓名：王×× 性别：男 年龄：45 岁 科别：呼吸内科 床号：15 床 病案号：005412

| 开始 | | | | | 停止 | | | | |
|---|---|---|---|---|---|---|---|---|---|
| 日期 | 时间 | 医嘱 | 医生签名 | 护士签名 | 日期 | 时间 | 医嘱 | 医生签名 | 护士签名 |
| 21/5 | 18：00 | 一级护理 | 李× | 李×× | 21/5 | 18：55 | 停止 | 李× | 李×× |
| 21/5 | 18：00 | 陪护一人 | 李× | 李×× | | | | | |
| 21/5 | 18：00 | 普通饮食 | 李× | 李×× | | | | | |
| 21/5 | 18：45 | 0.9%NaCl 100 mL 静脉滴入 qd | 李× | 李×× | 21/5 | 18：55 | 停止 | 李× | 李×× |

续表

| 开始 | | | | | 停止 | | | | |
|---|---|---|---|---|---|---|---|---|---|
| 日期 | 时间 | 医嘱 | 医生签名 | 护士签名 | 日期 | 时间 | 医嘱 | 医生签名 | 护士签名 |
| 21/5 | 18：42 | 头孢他啶 2.0 g 静脉滴入 qd | 李× | 李×× | 21/5 | 18：55 | 停止 | 李× | 李×× |
| 21/5 | 18：45 | 特级护理 | 李× | 李×× | 22/5 | 8：00 | 停止 | 李× | 李×× |
| 21/5 | 18：57 | 吸氧 3 L/min | 李× | 李×× | 21/5 | 18：57 | 停止 | 李× | 李×× |
| 21/5 | 18：57 | 心电监测 | 李× | 李×× | 21/5 | 18：57 | 停止 | 李× | 李×× |
| 22/5 | 8：00 | 一级护理 | 李× | 李×× | | | | | |
| | | | | | | | | | |
| | | | | | | | | | |
| | | | | | | | | | |
| | | | | | | | | | |

**表25-2b 临时医嘱单**

姓名：王×× 性别：男 年龄：45 岁 科别：呼吸内科 床号：15 床 病案号：005412

| 开始 | | | | | 停止 | | | | |
|---|---|---|---|---|---|---|---|---|---|
| 日期 | 时间 | 医嘱 | 医生签名 | 护士签名 | 日期 | 时间 | 医嘱 | 医生签名 | 护士签名 |
| 21/5 | 18：10 | 头孢他啶皮试 once | 李× | 李×× | 21/5 | 18：15 | 停止 | 李× | 李×× |
| 21/5 | 18：10 | 0.9%NaCl 100 mL 皮试用 once | 李× | 李×× | 21/5 | 18：15 | 停止 | 李× | 李×× |
| 21/5 | 18：56 | 0.1% 盐酸肾上腺素 1 mL 皮下注射 once | 李× | 李×× | 21/5 | 18：56 | 停止 | 李× | 李×× |
| 21/5 | 19：20 | 0.9%NaCl 500 mL+ 地塞米松 5 mg once | 李× | 李×× | 21/5 | 19：02 | 停止 | 李× | 李×× |
| | | | | | | | | | |
| | | | | | | | | | |

## 表25-3 体温记录单

姓名：王××  性别：男  年龄：45 岁  科别：呼吸内科  床号：15 床  病案号：005412

| 日期 | 2023-05-21 | | 22 | | 23 | | 24 | | 25 | | 26 | | 27 | |
|---|---|---|---|---|---|---|---|---|---|---|---|---|---|---|
| 术后天数 | | | | | | | | | | | | | | |
| 住院天数 | 1 | | 2 | | 3 | | 4 | | 5 | | 6 | | 7 | |
| 时间 | 上午 | 下午 | 上午 | 下午 | 上午 | 下午 | 上午 | 下午 | 上午 | 下午 | 上午 | 下午 | 上午 | 下午 |

脉搏 / 体温刻度：

- 180 / 41°
- 160 / 40°
- 120 / 39°
- 100 / 38°
- 80 / 37°
- 60 / 36°
- 40 / 35°

疼痛数字评分（0~10）分：10 8 6 4 2 0

入院于十八时

| | 2023-05-21 | | 22 | |
|---|---|---|---|---|
| 呼吸/（次·min） | 28 18 | | 14 16 14 | 16 |
| 血压/mmHg | 132/80 | | 126/80 | |
| 体重/kg | 65 | | | |
| 身高/cm | 178 | | | |
| 液体总入量/mL | 900 | | | |
| 液体总出量/mL | 615 | | | |
| 大便次数 | 0 | | | |
| 小便次数 | 2 | | | |
| 尿量/mL | 600 | | | |

## 表25-4　液体出入量记录单

姓名：王××　　　性别：男　　　年龄：45岁　　　科别：呼吸内科　　　床号：15床　　　病案号：005412

| 日期 | 时间 | 入量 | | 出量 | | 签名 |
|---|---|---|---|---|---|---|
| | | 项目 | 量/mL | 项目 | 量/mL | |
| 22/5 | 8：00 | 水＋粥＋包子 | 150 | | | 李×× |
| 22/5 | 9：00 | | | 尿 | 300 | 李×× |
| 22/5 | 11：00 | | | 大便 | 100 | 李×× |
| 22/5 | 11：30 | 米饭＋水 | 100 | | | 李×× |
| 22/5 | 14：00 | | | 尿 | 200 | 李×× |
| 22/5 | 15：00 | 输液量 | 500 | 尿 | 200 | 李×× |
| 22/5 | 17：00 | 米饭 | 150 | | | 李×× |
| 22/5 | 19：00 | 水 | 50 | | | 李×× |
| | | 合计950 | | 合计800 | 尿700 mL便1次 | 李×× |
| 22/5 | 21：00 | 水 | 150 | 尿 | 200 | 李×× |
| 23/5 | 6：00 | | | | | 李×× |
| 23/5 | 7：00 | 水＋粥 | 200 | 尿 | 300 | 李×× |
| | | 合计1 300 | | 合计1 300 | 尿1 200 mL便1次 | 李×× |
| | | | | | | |
| | | | | | | |
| | | | | | | |
| | | | | | | |
| | | | | | | |
| | | | | | | |
| | | | | | | |
| | | | | | | |
| | | | | | | |
| | | | | | | |
| | | | | | | |
| | | | | | | |
| | | | | | | |
| | | | | | | |
| | | | | | | |
| | | | | | | |
| | | | | | | |
| | | | | | | |
| | | | | | | |
| | | | | | | |

## 表25-5　交班报告

2023 年 5 月 21 日

| 班次 | 原有 | 出院 | 转出 | 死亡 | 新入 | 转入 | 特级 | 一级 | 二级 | 三级 | 手术 | 术前 | 分娩 | 现有 | 高风险病人 | 压疮 | 11床 | 特殊交代 | 15床家属对治疗质疑，药液已封存 |
|---|---|---|---|---|---|---|---|---|---|---|---|---|---|---|---|---|---|---|---|
| | | | | | | | | | | | | | | | | 走失 | 25床 | | |
| 白班 | 31 | 2 | | | 1 | | | 1 | 29 | | | | | 30 | | 跌倒 | 13床 30床 | | |
| 前夜班 | 30 | | | | 1 | | 1 | 1 | 29 | | | | | 31 | | | | | |
| 后夜班 | 31 | | | | | 1 | 1 | 1 | 29 | | | | | 31 | | | | | |

| 床号 | 姓名 | 诊断 | 白班情况及重点观察内容 | 前夜班情况及重点观察内容 | 后夜班情况及重点观察内容 |
|---|---|---|---|---|---|
| 5 | XXX | | 14:00 出院 | | |
| 7 | XXX | | 15:00 出院 | | |
| 12 | XXX | 肺炎 新 | T:36.8 ℃　P:72 次/min　R:16 次/min<br>BP:130/80 mmHg<br>因咳嗽、咳痰于 11 时步行收入院<br>既往：健康。入院查体：神志清楚，呼吸均匀，左侧肺底部湿啰音，痰液较多，呈黄色 | | |
| 1 | XXX | COPD ＊ | T:36.3 ℃ P:76 次/min R:20 次/min<br>BP:152/90 mmHg SpO₂:92%<br>患者 13 时呼吸困难，面色苍白，遵医采血气分析，医生分析结果为Ⅱ型呼吸衰竭，遵医嘱持续吸氧 2 L/min，心电监护 | T:36.5 ℃ P:72 次/min R:16 次/min<br>BP:142/91 mmHg SpO₂:93%<br>患者呼吸平稳，入睡 | T:36.8 ℃ P:82 次/min R:22 次/min<br>BP:154/93 mmHg SpO₂:91%<br>夜间睡眠状态较好，今晨起床呼吸急促，通知医生，继续吸氧，无特殊处置 |
| 15 | 王XX | 肺炎 新 ＊ | | T:36.5 ℃ P:86次/min R:18 次/min<br>BP:132/86 mmHg SpO₂:98%<br>因发热于 18 时步行入院，既往健康，入院查体：神志清楚，T:38.5℃，咳嗽，咳痰。18 时 55 分患者在输入头孢他啶过程中出现面色苍白，皮肤湿冷，测生命体征 T: 38.0 ℃ P:120次/min R:28次/min<br>BP: 89/52 mmHg，遵医嘱给予0.1%盐酸肾上腺素皮下注射，吸氧监护，继续补液治疗，加强观察与巡视 | T:36.4 ℃ P:82 次/min R:16 次/min<br>BP:125/78 mmHg　SpO₂:99%<br>患者夜间睡眠较好，夜间液体总入量为900 mL，总出量为615 mL，今晨生命体征在正常范围 |
| 护士签名 | | | 李芳 | 李丹丹 | 刘晓丽 |

## 2.依据临床情境书写护理文件——操作流程

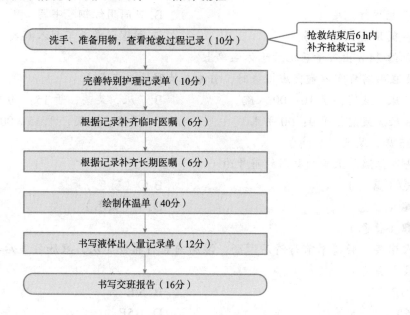

洗手、准备用物，查看抢救过程记录（10分）

抢救结束后6 h内补齐抢救记录

完善特别护理记录单（10分）

根据记录补齐临时医嘱（6分）

根据记录补齐长期医嘱（6分）

绘制体温单（40分）

书写液体出入量记录单（12分）

书写交班报告（16分）

### 知识拓展—课程素养

　　现临床广泛推广智能办公平台系统进行办公，智能无纸化办公响应国家低碳环保理念，既环保又为临床工作提供了方便。

　　智能办公操作系统设置了病人的基本信息，操作端可随时更新医嘱，并在规定时间内提醒工作内容。体温单、液体出入量单等护理文件也可以无纸化进行，为保证记录及时、准确，系统设置记录单只能在要求时间书写，一经保存不可更改，保障了病人的权益。

### 课后习题

　　1.手术后病人需药物止痛，护士对医嘱"哌替啶 5 mg，im，st"有疑问，护士应（　　）。

　　A.凭经验执行　　　　　　　　　　B.与另一护士核对后执行

　　C.征询护士长意见后执行　　　　　D.询问医生，核实医嘱内容

　　E.自行执行，及时询问病人药效

　　2.护士处理医嘱时，应先执行（　　）。

　　A.停止医嘱　　　　　　　　　　　B.临时医嘱

　　C.临时备用医嘱　　　　　　　　　D.长期备用医嘱

　　E.新开的长期医嘱

3.关于特别护理记录单的记录方法，下列正确的是（　　　）。

A.眉栏用红笔填写

B.日间用红钢笔书写

C.夜间用蓝钢笔书写

D.护理记录单不列入病案

E.总结 24 h 出入量后记录于体温单上

4.护士在书写日间病室交班报告时，首先应填写的内容是（　　　）。

A.5床，某某，于10：00入院

B.7床，某某，于15：00转科

C.8床，某某，于9：00手术

D.13床，某某，于15：00出院

E.25床，某某，告病危

5.护士在体温单上绘制肛温的符号为（　　　）。

A.⊙（蓝色）

B.○（蓝色）

C.●（红色）

D.×（蓝色）

E.●（蓝色）

6.病人谢某，肠道术前行清洁灌肠。灌肠前自行排便 1 次，灌肠答案后排便 5 次，正确的记录方法是（　　　）。

A.1/E

B.5/E

C.6/E

D.1/5E

E.1，5/E

7.体温表低于 35 ℃（含 35 ℃）时，为体温不升，在 35 ℃横线下测量时间点顶格用蓝黑墨水笔纵行填写（　　　），不再与前次和下次测得体温相连。

A.下降

B.上升

C.不升

D.不降

E.过低

8.大便以次数为单位，（　　　）表示人工肛门。

A."☆"

B."*"

C."⊙"

D."○"

E."C"

9.导尿以（　　　）表示。

A."☆"

B."*"

C."⊙"

D."○"

E."C"

10.因抢救危急重症病人而未及时书写的记录应由有关人员在（　　　）h 内及时据实补记。

A.10

B.8

C.7

D.6

E.5